Christine Janson

Lust auf Liebe

Christine Janson

Lust auf Liebe

Erotische Phantasien und tantrische Spiele

Mit einem Vorwort von
Margot Anand

Knaur
MensSana

Die Folie des Schutzumschlags sowie die Einschweißfolie
sind PE-Folien und biologisch abbaubar.
Dieses Buch wurde auf chlor- und säurefreiem Papier gedruckt.

Besuchen Sie uns im Internet: www.droemer-knaur.de
Alle Titel aus dem Bereich MensSana finden Sie im Internet unter
www.knaur-mens-sana.de

Originalausgabe

Umschlaggestaltung: ZERO, Werbeagentur
Umschlagfoto: Zefa, Masterfile, Düsseldorf
Satz: Wilhelm Vornehm, München
Druck und Bindung: Ebner & Spiegel, Ulm
Printed in Germany
ISBN 3-426-66673-1

2 4 5 3 1

Inhalt

Vorwort

Der Unterschied zwischen Optimisten und Pessimisten sei, sagen einige Leute, dass bei Ersteren die Tasse immer halb voll ist und bei den anderen halb leer. Im Tantra erfahren wir, dass die Tasse immer am Überfließen ist. Im Tantra erfahren wir, einengende Vorstellungen zu überwinden und alles zu umarmen, was uns Glückseligkeit verschafft. Christine Jansons Buch »Lust auf Liebe« gibt uns dazu zeitgemäße, lebendige und inspirierende Anregungen.

Wenn wir unseren Blick nach außen richten, über die bekannten Bereiche der vorgegebenen sinnlichen Freuden hinaus, dann entdecken wir, dass jeder Augenblick des Lebens erfüllt ist mit Ekstase. Wir müssen uns nur darin üben, unsere Blickrichtung auf die Dinge zu verändern und jede Situation mit einem entspannten Körper, einem offenen Herzen und einem klaren Geist zu durchdringen. »Lust auf Liebe« zeigt uns, wie es geht. Wir erfahren, dass die Möglichkeit zur Ekstase in einem süßen Honigtropfen verborgen ist, in einem ungewöhnlichen Geräusch, in einem Geruch, der mit allen Sinnen wahrgenommen wird, und in den Phantasien und Wünschen, die wir unseren Geliebten kaum mitzuteilen wagen, aber durch die wir uns dem Göttlichen nähern. Im Tantra ist die Tasse überfließend mit Glückseligkeit und allem, was Glückseligkeit verheißt – freudiger Nektar ekstatischen Seins.

Lassen Sie sich nicht von dem gängigen Vorurteil verunsichern, bei Tantra ginge es um zügellose Genusssucht. Tantriker streben nicht danach, ihren Schmerz zu betäuben und vor dem Leben zu flüchten. Tantriker suchen nach Möglichkeiten der Erleuchtung durch bewusst erfahrene sinnliche Erlebnisse. Durch die Achtsamkeit in Bezug auf alle Aspekte unseres heiligen sinnlichen Selbst streben wir nach Bewusstheit. Wir integrieren die sexuellen und spirituellen Komponenten unseres Seins und überwinden damit die einengenden Moralvorstellungen, die wir von unseren Familien und unserer Kultur übernommen haben.

Christine Janson erinnert uns daran, dass Sinnlichkeit auch ein Übungsfeld ist. Wir sollten jede Gelegenheit wahrnehmen, das anzunehmen, was uns Freude bereitet – dies wird uns auch die Tür zum Geistigen öffnen. Es bedarf einer lebenslangen Praxis, um dies zu vervollkommnen.

Die Möglichkeit zur Lust und damit auch zu einem heiligen sinnlichen Erlebnis ist uns jederzeit gegeben, sogar noch mehr als in früher Zeit, als Tantra in Indien entstanden ist. Jede Generation erfindet Tantra für sich neu und vereint darin die seit Jahrtausenden weitergegebenen grundlegenden Wahrheiten erleuchteter Meister.

Nehmen Sie sich Zeit, und schauen Sie sich um. Schätzen Sie die Welt als eine unendliche Quelle der Freude und der unbegrenzten Möglichkeiten für Lust. Lernen Sie, die Freude am Leben zu schmecken, und nehmen Sie einen tiefen Schluck von den Wassern der Erleuchtung. Das ist eine ganz praktische Angelegenheit, und Sie benötigen dazu nichts anderes als das, was Sie bereits in Ihrer unmittelbaren Umgebung vorfinden. Sie können alleine aktiv werden, mit einem Partner oder mit einer Gruppe von Freunden. Es muss kein sexueller Bezug hergestellt werden, Sie benötigen keine Reichtümer, keinen körperlich perfekten Partner. Alles, was Sie brauchen, ist Leidenschaft zum Leben, Bereitschaft zur Verzückung, furchtlose Offenheit zu Ihrem innersten glückseligen Selbst und die Weisheit, lebensbejahende Lust über lebensverneinende Flucht und schmerzbetäubende Verhaltensweisen zu stellen.

Machen Sie sich nichts daraus, wenn andere Ihre Hinwendung zur Lust seltsam oder unorthodox finden. Unsere Gesellschaft ist erfüllt von starkem Misstrauen gegenüber ekstatischen Wesen, denn Tantriker stellen ein starres Machtgefüge in Frage, in der alle Rollen von der Geburt bis zum Tod vorgegeben sind. Die antiekstatische Haltung verhindert bei so vielen Menschen das Geburtsrecht auf Glückseligkeit und ersetzt es mit einem Teufelskreis aus materieller Besessenheit, Angepasstheit, Einschränkung, sexueller Störung, Abhängigkeit, Krankheit, Verrücktheit, Unterdrückung, Gewalt und Krieg.

Tantra ist radikal. Es ist revolutionär. Es wird Sie verändern, wenn Sie seine Weisheit annehmen können. Jeder Mensch, der lernt, die Ekstase und die Glückseligkeit zu umarmen, schließt sich dem Kampf gegen die Unterdrückung seitens der antiekstatischen Haltung an. Glauben Sie nicht, dass Lust etwas Triviales ist – diese mit Achtsamkeit zu kultivieren ist eine enorme Herausforderung. Christine Janson wird Sie Schritt für Schritt darin anleiten.

Im Tantra werden Sie göttlich. Sie sind verantwortlich für sich selbst, Ihren Geliebten, die gesamte Menschheit und den Planeten. Liebe und Lust sind der Weg zu Gesundheit und Heilung. Und wenn Sie diesen Weg beschreiten, dann tun Sie das nicht nur für sich selbst, sondern auch für alle anderen Frauen und Männer auf dieser Welt. Sie überwinden die Grenzen von Geschlecht, Kultur und Religion, indem Sie sich und anderen zugestehen, Freude, Lust und Entzücken erfahren zu dürfen. Es gibt zum jetzigen Zeitpunkt kein Anliegen, das wichtiger wäre.

Genießen Sie sich! Und lassen Sie sich von diesem wundervollen Buch dazu anleiten.

Margot Anand
Autorin von »Tantra oder Die Kunst der sexuellen Ekstase«

Vorspiel

Ich bin im Sternzeichen des Skorpions geboren, und diesem Tierkreiszeichen wird ein Hang zum geistigen Tiefgang nachgesagt, der mit extremer Leidenschaft und einer stark ausgeprägten Sexualität gepaart ist. Dieser scheinbare Widerspruch hat mich dazu verführt, ein Buch zu schreiben, das Spiritualität und sinnliche Lust zu ekstatischer Liebe vereint.

Mein spiritueller Wissensdrang hat mich zu vielen verschiedenen Meistern und Lehrern geführt, und dadurch verlief mein Leben zum Teil recht abenteuerlich. Indien hatte mich schon seit langem in seinen mystischen Bann gezogen, und meinen späteren Ehemann Stan traf ich am Strand von Goa. Wir verbrachten drei Jahre im Ashram von Satya Sai Baba, erforschten die heiligen Stätten am Ganges und heirateten nach indischer Tradition in einem Hanuman-Tempel im Himalaja. (Zum damaligen Zeitpunkt konnte der Arme noch nicht absehen, welche Prüfungen er mit solch einer extremen Skorpionfrau zu bestehen hatte, und ich danke ihm für seinen stets treuen und fürsorglichen Beistand, der durch nichts zu erschüttern ist. Das Universum sorgte immer dafür, dass mir zum richtigen Zeitpunkt Menschen begegneten, die mich in meiner Arbeit unterstützten, und deshalb möchte ich mich an dieser Stelle auch bei meiner besonderen Muse bedanken und bei allen Freunden, die an mich geglaubt haben und mich auf unterschiedliche Weise beim Schreiben inspirierten.)

Weitere Meister, die mein spirituelles Wachstum stark beeinflusst haben, waren Ammachi, eine indische Heilige, die mich mit ihrer mütterlichen Liebe tief berührte, der Dalai Lama, dessen bescheidene Freundlichkeit und Güte mein Herz erwärmten, und Osho, der spirituelle Provokateur, durch den ich erkannt habe, dass die Ekstase unsere wahre Natur ist.

Je mehr ich mich mit dem Ursprung von Tantra auseinander gesetzt habe, desto mehr hat sich für mich ein Verständnis für die

Essenz von Tantra herauskristallisiert. Ich bin zu der Überzeugung gekommen, dass alle Extreme der Lust und der Leidenschaft geistig umgewandelt und somit zu einer tiefen spirituellen Erfahrung werden können. Indische Tantriker haben schon immer nach persönlichen Grenzerfahrungen gesucht und strebten danach, Gegensätze miteinander zu vereinen. Dadurch war es ihnen möglich, eine übergeordnete Seinsebene jenseits der Dualität zu erreichen (im Kapitel »Tantra pur« habe ich die geschichtlichen Hintergründe von Tantra ausführlich dargestellt). Dieses Buch bietet eine kreative Verbindung zwischen der ursprünglichen Essenz von Tantra und spontanem Ausdruck von Lust, Liebe und spielerischer Leichtigkeit.

Die Kapitel dieses Buches sind nach verschiedenen Themen geordnet, und jedes Kapitel besteht aus einer erotischen Phantasie, die Lust auf neue Erfahrungen macht, einem theoretischen Teil, der den spirituellen und ganzheitlichen Aspekt des Themas untersucht, und einem praktischen Übungsteil, der zum kreativen Liebesspiel anregt. Manche Übungen sind besonders für Anfänger geeignet, die sich mit der Thematik bisher noch nicht so sehr auseinander gesetzt haben, während andere Übungen ein wenig tiefer gehen und mehr Erfahrung voraussetzen.

Genießen Sie das Spiel der Liebe, probieren Sie alles aus, was Ihnen Freude bereitet, und entfalten Sie Ihr ekstatisches Potenzial. In der Liebe ist alles erlaubt, was aus reinem Herzen geschieht und allen Beteiligten sinnliches Vergnügen bereitet. Viel Spaß bei der Lust auf Liebe!

Christine Janson

aphrodisiaka

Liebe geht durch den Magen

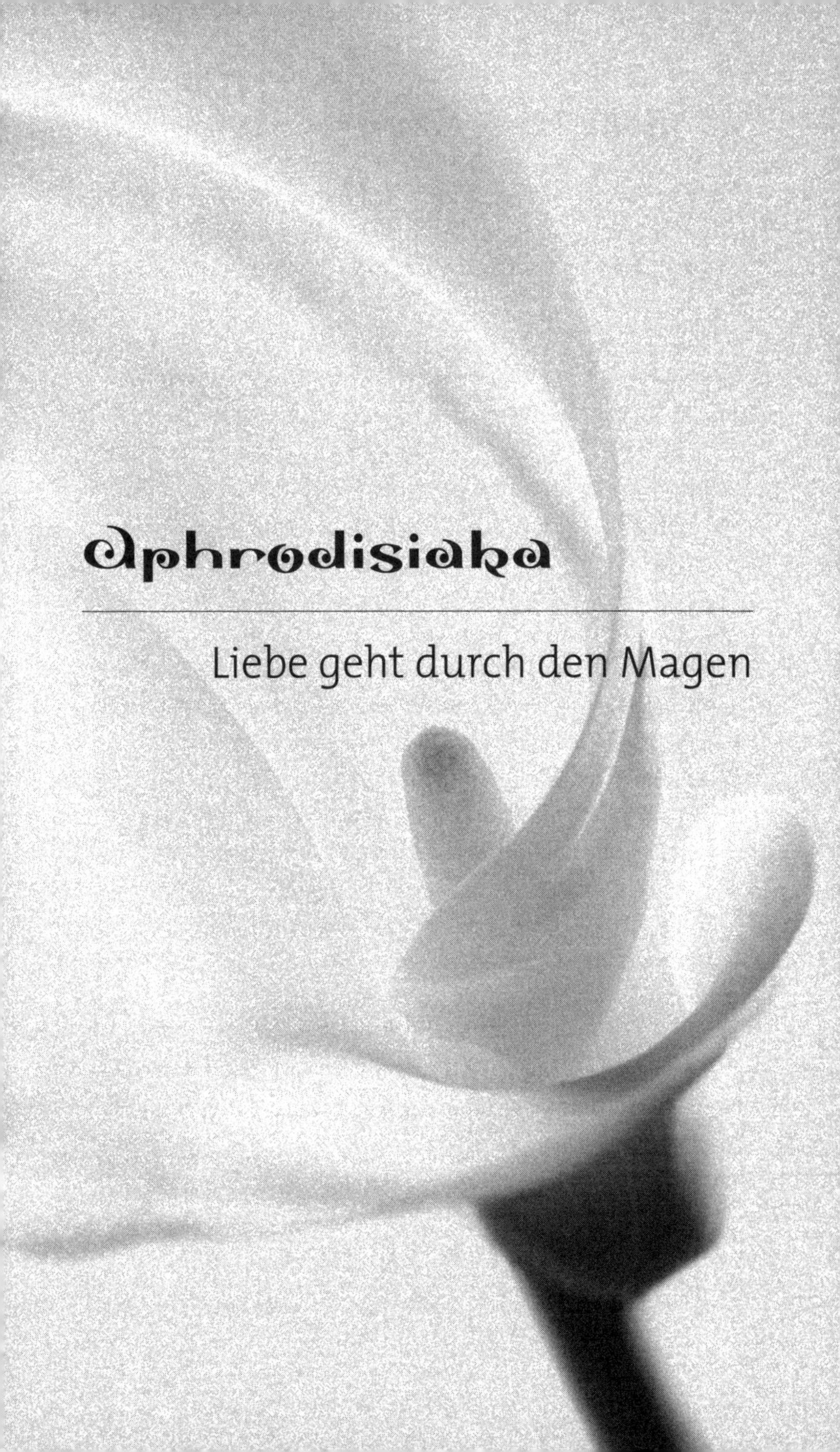

Diät ist aller Laster Anfang

Laster schwelen im Verborgenen, und je mehr man sie versteckt, desto mächtiger werden sie. Und eines Tages, wenn man meint, alles so richtig im Griff zu haben, dann ist ihre Stunde gekommen …

Ulrike hatte sich erfolgreich durch eine dreiwöchige Kartoffeldiät gequält, und zur Feier des Tages erlaubte sie sich deshalb auch ein paar Möhren, Paprika und Zucchini, die sie zu einem spartanischen Mahl verarbeitete. Für Thomas, ihren Mann, war das immer eine recht schwierige Phase in ihrer Beziehung, denn für ihn gab es dann auch nur schmale Kost. Doch der häusliche Friede ging Thomas über alles, und deshalb beschwerte er sich meistens nicht. Heute war ein gemütlicher Fernsehabend geplant.

»Meinst du, ich bin immer noch zu dick?«, fragte Ulrike, nachdem sie sich die letzte Möhrenraspel in den Mund gesteckt, 33-mal darauf herumgekaut und mit einem Schluck natriumarmem Mineralwasser endlich hinuntergespült hatte.

»Nein, natürlich nicht, ich mag dich so, wie du bist, mein Schatz!«, versuchte Thomas beruhigend auf sie einzuwirken. Es gelang ihm, den Ton des Krimis ein wenig lauter zu stellen, in der unsinnigen Hoffnung, Ulrike von diesem heiklen Thema abzulenken. Doch Ulrike kam jetzt erst so richtig in Fahrt und drehte ihm ihre Hinterseite zu:

»Aber meinen Po, wie findest du den? Meinst du, ich sollte noch eine Diät machen? Sag's mir ganz ehrlich, wie du mich findest, ich bin auch bestimmt nicht sauer.« Bei Thomas schrillten allmählich sämtliche Alarmglocken, und er tat so, als habe er ihre letzte Bemerkung nicht gehört. Angestrengt schaute er in den Fernseher, und dort war in diesem Moment eine aufregende junge Frau im Bikini zu sehen, die verdächtigt wurde, ihren alternden Ehemann um die Ecke gebracht zu haben.

»Du hörst mir nie zu, wenn ich mit dir rede, und stattdessen schaust du diese Spargelstange an. Findest du sie attraktiver als mich?« Immer noch tat Thomas so, als wäre der Ton zu laut, um Ulrikes Gekeife zu verstehen. Zum Glück war nun ein anderer Tatverdächtiger ins Bild getreten, ein türkischer Angestellter, der seine jüngste Tochter vor den lüsternen Zugriffen des Chefs bewahren wollte und damit offensichtlich ein plausibles Mordmotiv hatte.

»Mach endlich den Mund auf und stell den verdammten Ton aus. Antworte gefälligst: Welche von uns beiden findest du dünner?«, schrie Ulrike ihn an. Thomas musste sich arg zusammennehmen, um auch weiterhin geduldig zu sein:

»Du weißt doch, ich mag es, wenn Frauen rundlich sind. Wenn es nach mir ginge, könntest du sogar noch ein wenig fülliger sein. Im Bett muss ich einfach was zum Anfassen haben«, versuchte er, reichlich genervt, sich lahm zu rechtfertigen.

»Also willst du damit sagen, dass ich dick bin?«, heulte Ulrike auf. Thomas begann zu schwitzen und nahm einen tiefen Zug von seinem Bier, um seine aufkommende Verärgerung hinunterzuspülen. Zu allem Unglück trat nun das hübsche Türkenmädchen in Erscheinung und trug auch noch einen kurzen Rock, der ihre schlanken Beine vorteilhaft unterstrich. Thomas bemühte sich, nicht so offensichtlich auf den Bildschirm zu starren, um Ulrike nicht noch mehr Anlass zum Streit zu geben, aber es war zu spät.

»Ich werde diese verdammte Flimmerkiste aus dem Fenster werfen. Ich habe es satt, dass du mich nicht mehr attraktiv findest, und immer nur schaust du anderen Frauen und vor allem schlankeren Frauen hinterher!« Letzteres war die reinste Lüge, denn Thomas war meist viel zu beschäftigt mit den Erledigungen, die sie ihm auftrug, um irgendjemandem hinterherzuschauen. Wütend schüttete Ulrike ihm das restliche Bier über den Kopf, schmiss die Fernbedienung in die Ecke und rauschte in Richtung Schlafzimmer ab, wo sie die Tür mit einem lauten Knall hinter sich zu warf. Entsetzt lauschte Thomas ihrem gespenstischen Heulen.

Thomas war ein gutmütiger Mensch, doch nun riss ihm der Geduldsfaden. Er schnappte sich seine Lederjacke und den Autoschlüssel und brüllte zum Abschied gegen die verschlossene Tür:

»Schade, dass ich nicht rauche, sonst würde ich jetzt zum Zigaretten-Kaufen gehen, und du hättest mich das letzte Mal gesehen.« Das meinte Thomas zwar nicht ganz so ernst, aber reichlich geladen war er.

In Henry's Pinte war es rauchig und laut wie jeden Freitagabend, und hier begann Thomas, sich allmählich wieder etwas zu beruhigen. Zuerst gönnte er sich ein großes Hefeweißbier, dann studierte er die Speisekarte und bestellte sich ein Hacksteak mit Rahmsoße und einer doppelten Portion gerösteter Zwiebeln. So etwas Leckeres hatte er schon lange nicht mehr gegessen, denn Ulrike würde solch eine kalorienreiche Mahlzeit noch nicht mal zu Weihnachten kochen. Das Wasser lief ihm förmlich im Mund zusammen bei dem Gedanken an die fettigen Pommes, die er bald verspeisen würde.

Die Bedienung brachte ihm sein zweites Abendessen an diesem Tag, und als sie sich vorbeugte, um den Teller abzustellen, wogten ihre schweren Brüste vor seinem Gesicht. Ihre ausgeschnittene Bluse verschaffte ihm einen tiefen Einblick in das Tal, in dem Milch und Honig fließen. Bereits als Kind hatte Thomas die Geschichte vom Schlaraffenland geliebt und darauf bestanden, sie regelmäßig vor dem Einschlafen vorgelesen zu bekommen. Er erinnerte sich noch sehr genau daran, dass man sich erst durch eine Mauer aus Grießbrei essen musste, um hineinzugelangen. Er erinnerte sich daran, dass aus den Felsen Wein floss, und die Brathähnchen flogen einem in den Mund, wenn man diesen nur mal kurz aufmachte.

Der Speichel lief ihm im Mund zusammen, und Thomas musste sich arg zusammennehmen, um nicht vor diesem wohlgeformten Busen zu sabbern, der sich immer noch vor ihm hin und her bewegte. Die Bedienung rückte noch Salz und Pfeffer zurecht, wischte einige Male mit einem Tuch geschäftig über den Tisch und schenkte ihm ein einladendes Lächeln, bevor sie sich wegdrehte und andere Gäste bediente. Er schaute ihrem wiegenden Gang hinterher, ihren kräftigen Schenkeln, und stellte sich vor, wie es sich anfühlen müsste, wenn er seine Hände auf ihre ausladenden Hüften legen würde. Die Rundung ihres üppigen Pos, der unter dem engen Rock gut zu erkennen war, erregte ihn enorm, und er fühlte, wie sein allerbestes Teil aus einem langen Winterschlaf erwachte und in Aktion treten wollte.

Während Thomas an seinem Hacksteak kaute, überlegte er angestrengt, wie er es anstellen könnte, seine lüsternen Gedanken mit dieser wunderbar sinnlichen Frau auszuleben, die offensichtlich noch keine wertvolle Minute ihres Lebens an eine Kartoffeldiät verschwendet hatte. In diesem Augenblick der verzückten Versenkung schrillte sein Handy, und er verschluckte sich fast an einer gerösteten Zwiebel. Verdammter Mist, das konnte nur Ulrike sein, ging es ihm durch den Kopf. Einen Moment zögerte er noch, ob er wirklich mit ihr sprechen sollte, immerhin hatte sie sich einfach schrecklich aufgeführt, aber er drückte dann doch auf die grüne Empfangstaste.

»Hi, ich bin's, Schatz«, tönte es ihm einschmeichelnd entgegen. »Tut mir echt Leid, dass ich so eklig zu dir war, sind bestimmt meine Hormone, die mir zu schaffen machen. Wo steckst du?«

»Liebling, ich sitze gerade vor einem saftigen Hacksteak und überlege mir, wie ich es anstellen könnte, die Bedienung zu vögeln«, ging es Thomas durch den Kopf. Aber das sagte er natürlich nicht laut. »Ich versuche mich etwas zu entspannen und trink ein Bier bei Henry.«

»Bist du alleine?«, fragte Ulrike misstrauisch und schon wieder leicht eifersüchtig.

»Zu meiner Linken sitzt eine schnuckelige 17-Jährige, zu meiner Rechten eine Puffmutter, und auf dem Tisch tanzt eine halbnackte Stripperin. Mensch Uli, jetzt reiß dich zusammen. Du gehst mir auf die Nerven mit deiner verdammten Eifersucht und deinem neurotischen Schlankheitsfimmel. Ich halt's echt bald nicht mehr aus. Du weißt doch, wie sehr ich dich mag. Also mach uns doch das Leben nicht noch schwerer als es eh schon ist!«

»Du hast ja Recht mein Süßer. Ich habe mich echt bescheuert benommen. Verzeih mir. Bitte! Komm heim, ich vermiss dich und habe totale Lust auf dich, so wie schon lang nicht mehr!« Der letzte Satz ließ Thomas aufhorchen, so verführerisch hatte sich Ulrike schon lange nicht mehr gegeben. Die Bedienung kam gerade, um den Teller wegzuräumen, und wehmütig schaute Thomas ihr nach, als sie mit einem Berg von schmutzigem Geschirr in der Küche verschwand. Nur zu gerne wäre er ihr in das Reich der sinnlichen Genüsse gefolgt, hätte sie auf den Küchentisch gelegt und ihr festes Hinterteil wie ein Schnitzel in Paniermehl gerollt, sie mit tropfenden Tomatenscheiben garniert und ihr seine harte Salatgurke in den Mund geschoben. Inmitten dieser sinnlichen Düfte von gebratenem Speck und Schmorbraten hätte er sich an ihrem Schinken gelabt und eine gesalzene Ladung seines Saftes in sie verströmt.

Seine absonderlichen Gelüste erschreckten den eher ordnungsliebenden und ruhigen Thomas ein wenig, doch der Gedanke an diese Küchenorgie inspirierte ihn zum kreativsten Einfall seines bisherigen Sexlebens.

»Also, geht in Ordnung, ich komme nach Hause. Aber nur wenn du versprichst, den Rest der Nacht den Mund zu halten und ich mit dir machen darf, was ich will.«

Ulrike holte tief Luft, das war ja ein ganz neuer Zug an ihrem Mann, so kannte sie ihn gar nicht. Aber sie wusste auch, dass ihr keine andere Wahl blieb und dass ihr Einverständnis die einzige Möglichkeit war, Thomas zu besänftigen. Sie reagierte auf feinste Schwingungen, und es war ihr nicht entgangen, dass Thomas einen Augenblick lang gezögert hatte, als sie ihn fragte, wo er im Moment sei. Aber irgendwie fand sie die Vorstellung, dass ihr sonst so schüchterner Ehemann auf einmal so resolut wurde und sich *offensichtlich etwas Ungewöhnliches für den Rest der Nacht ausgedacht hatte, auch erregend.*

Thomas musste noch einige Besorgungen machen, um auch die richtigen Zutaten für seine lustvolle Phantasie zur Hand zu haben. Es war schon nach 10 Uhr, doch am Bahnhof gab es einen Laden, der bis Mitternacht geöffnet hatte. Schwer bepackt mit Einkaufstüten kam Thomas nach Hause. Reumütig eilte Ulrike ihm entgegen und gab ihm einen Kuss, als er sie versöhnlich in den Arm nahm.

»Du bist schon eine komische Nudel«, flüsterte er ihr ins Ohr. »Ich will dich heute Abend so nehmen, wie du dir das im Traum nicht vorstellen kannst. Du wirst dich wundern! Und keine Widerreden, sonst verschwinde ich für den Rest der Nacht, das kannst du mir glauben!«

Bevor Ulrike sich noch über den mysteriösen Inhalt der Einkaufstüten wundern konnte, hatte Thomas sie ins Schlafzimmer getragen und begann, ihre Bluse zu öffnen. Genüsslich betrachtete er ihren vollen Busen und rieb seine Nasenspitze spielerisch an ihren Brustwarzen, die sich ihm erfreut entgegenstreckten. Seine Hände glitten über ihren abgemagerten Bauch, der vor Hunger zu rumoren begann. Er öffnete langsam den Reißverschluss ihres Rockes, warf ihn achtlos auf den Boden, und wie ein lauernder Wolf streifte er mit seinen Zähnen ihr champagnerfarbenes Spitzenhöschen nach unten, das Ulrike in aller Eile noch in ihrer »Geheimschublade für besondere Anlässe« gefunden hatte.

Völlig nackt und ungeschützt lag sie vor ihm auf dem Bett, hingebungsvoll wartete sie darauf, was als Nächstes kommen würde. Das war ein recht neues Gefühl für Ulrike, die es sonst eher gewohnt war, dass andere sich ihren Vorstellungen zu fügen hatten. Auch Thomas genoss es offensichtlich, dass er zur Abwechslung einmal der Herr im Haus war, und begann aufgeregt damit, den Inhalt seiner Tüten nach und nach auszupacken. Als Erstes schraubte er das Glas mit Erdnussbutter auf, tunkte seinen Zeigefinger hinein und begann, damit ein Herz auf den Bauch seiner Frau zu malen. Ulrike blieb vor Schreck der Mund offen stehen. Noch nie hatte sie es gewagt, sich solch einen fetten Belag aufs Brot zu schmieren, geschweige denn auf ihren Körper.

»Hey, was machst du da?! Alleine vom Hinsehen werd ich ja schon dick, du weißt doch, dass ich nichts Süßes esse.«

»Halt den Mund, und lass mich machen! Das hab ich dir doch gesagt. Und du musst ja auch nichts essen. Du bist jetzt mein Nachtisch, und darauf hab ich tierische Lust.« Ungeduldig riss er den Verschluss der Mousse au Chocolat auf und verteilte den Inhalt mit beiden Händen großzügig auf Ulrikes Brüsten.

»Mmmh, jetzt noch einen Klecks Vanilleeis oben drauf, das wird lecker«, freute sich Thomas und dekorierte die unter der Schokolade verborgenen Brustwarzen seiner Frau mit einer Kugel Eis. Darüber legte er zwei feuerrote Kirschen. Dann klatschte er in die Hände und freute sich wie ein Honigkuchenpferd über sein erotisches Kunstwerk.

»Mensch, siehst du süß aus«, gluckste er und verzierte die Umrisse von Ulrikes rosa Muschel mit Schlagsahne aus der Sprühflasche. Allmählich geriet Thomas in Fahrt, versenkte eine Mangoscheibe in Ulrikes Sahnespalte und ließ die samtige Frucht auf seiner Zunge zergehen.

»Irgendetwas fehlt noch«, dachte er laut vor sich hin, und dann tröpfelte er zur Krönung seines Nachtisches noch ein wenig Amaretto über Ulrikes Brust.

»Mmmhh, wie hab ich Hunger auf dich, mein Sahnepüppchen«, raunte er und machte sich über seinen Nachtisch her. Das Eis verlief bereits mit der Mousse au Chocolat, und genüsslich leckte er die klebrigen Brüste und saugte die Kirsche in seinen Mund. In hohem Bogen spuckte er den Kern über das Bett, das bereits erste Spuren der Schlacht am Dessertbüffet aufwies. Thomas riss sich die Kleider vom Leib, versenkte sein Haupt zwischen Ulrikes Schenkel und tauchte seine Zunge tief in ihre sahnige Frucht. Gierig schlürfte er den süßen Nektar, und Ulrikes wohliges Stöhnen war nicht mehr zu

überhören. Bald wohl würden die Nachbarn wieder mit dem Besen klopfen, dachte Thomas, und der Gedanke vermehrte seine Lust.

Ulrike fühlte sich hin und her gerissen, einerseits war sie empört über den klebrigen Matsch auf ihrem Körper, andererseits fühlte sie sich über diese Ungehörigkeit auch seltsam erregt. Da sie eigentlich eine absolute Schwäche für Schokolade hatte, lief ihr beim Bild ihrer cremigen Brüste das Wasser im Mund zusammen. Viel zu lange hatte sie sich diesen sinnlichen Genuss nicht mehr gegönnt.

»Magst du mal lecken?«, lachte Thomas und hielt ihr seinen in Schokoladensoße getunkten Ständer unter die Nase. Da waren Ulrikes sämtliche Widerstände gebrochen, gierig lutschte sie an seinem verzuckerten Stab und saugte ihn immer tiefer und fester.

»Mensch Uli, du bringst mich zum Wahnsinn, pass auf ... O Gott, bist du scharf!«

Mit geschlossenen Augen versuchte Ulrike, nach den Weintrauben zu greifen, die sie zwischen ihren klebrigen Brüsten rollte und Thomas in den Mund steckte. Kichernd verteilte sie einen Becher Vanillepudding auf dem Bauch ihres Mannes, streute eine Portion Kokosraspeln darüber und dekorierte den Nabel mit bunten Smarties. Dann versenkte sie wollüstig ihr Gesicht in der Puddingmasse und schleckte mit der Zunge jeden Millimeter seines Körpers sauber. Sie vergaß sich im Rausch der süßen Lust. Sie hatte keine Erinnerung mehr daran, wie viele hinterhältige Kalorien in einem Becher Vanillepudding versteckt sind oder wie viele Stunden sie Joggen müsste, um einen Löffel Sahne abzutrainieren. Sie vergaß auch die strengen Ermahnungen von Schwester Erika im Mädchenpensionat, die den heranwachsenden Mädchen erklärte, wie wichtig es sei, weibliche Rundungen zu verbergen, und dass das Feuer der Leidenschaft ein teuflisches Verlangen sei. Ulrikes hemmungslose Lust und Sinnlichkeit war stärker als alle Scham. Ihr Liebesgeruch vermischte sich mit der süßen Schwere des Kakaos, dem Vanillearoma und dem Duft der Mango. Er durchströmte wie ein betörendes Par-

fum den Raum und brachte sie an den Rand des Wahnsinns. Der Orgasmus, dem sich die Liebenden irgendwann in den frühen Morgenstunden lautstark hingaben, blieb den Nachbarn noch lange in Erinnerung.

Von der Lust am Essen
Aphrodisierende Speisen und Gewürze

Aphrodisiaka sind Nahrungsmittel, Gewürze und Pflanzen, die eine anregende Wirkung auf das Liebesleben haben sollen. Sie sind benannt nach der griechischen Göttin Aphrodite, die aus dem Schaum des Meeres geboren wurde und deren Sinnlichkeit und Schönheit für Aufruhr im Olymp sorgten. Sie gilt als die Liebesgöttin schlechthin und verkörpert den Aspekt von sinnlicher Liebe und Lebenslust, der in uns allen steckt.

Es ist eine altbekannte Tatsache, dass Liebe durch den Magen geht. Gaumenfreuden und Erotik sind eng miteinander verknüpft, und sicherlich haben Sie schon mal jemanden »zum Fressen gern« gehabt oder wollten den Liebespartner »vernaschen«. Bereits die Bibel berichtet von der verführerischen Wirkung bestimmter Früchte, und Adam konnte dem verbotenen Apfel nicht widerstehen, mit dem ihn die lüsterne Eva in die Sündenfalle lockte. Besonders exzentrisch liebte es Salvador Dalí. Von ihm wurde erzählt, dass er mit Vorliebe seiner angebeteten Gala ein Püree aus Kartoffeln und Hering in die Kniekehlen strich, und in einigen seiner Gemälde vereinigen sich phallisch anmutende Baguettes mit Spiegeleiern.

Manchen Nahrungsmitteln und Gewürzen wird eine sexuell anregende Wirkung zugeschrieben, oft aber ist es einfach auch der Seltenheitswert einer Speise, der eine besondere psychologische Wirkung hat, denn damit kann man dem Liebespartner die besonders hohe Wertschätzung zeigen. Zu Casanovas Zeiten waren dies beispielsweise Kartoffeln, heute hingegen gelten teurer Kaviar, Austern und Champagner zu den begehrten Scharfmachern.

Einige Früchte erfreuen sich besonderer Beliebtheit, weil sie den Geschlechtsteilen ähneln. Haben Sie schon einmal mit geschlossenen Augen die samtige Haut einer Feige betastet, die an einen Hoden erinnert? Wenn Sie die Frucht öffnen und von innen betrachten, sehen die feinen Körnchen ein wenig wie Spermafäden aus. In vielen Gegenden Europas ist die Geste »Die Feige«, bei der die Hand zur Faust geballt ist und der Daumen zwischen Mittel- und Zeigefinger gesteckt wird, immer noch eine obszöne Beleidigung. Dabei war diese Geste ursprünglich ein heiliges Symbol, das die Verbindung zwischen Yoni und Lingam symbolisierte.

In China galt der Pfirsichbaum als der heilige Lebensbaum der Göttin Hsi Wang Mus, die daraus ein Elixier für die Langlebigkeit der Götter herstellte. Diese Frucht wird auch in der taoistischen Sexualmystik verwendet und wurde mit den weiblichen Geschlechtsteilen in Verbindung gebracht. Aus dem Stamm des Pfirsichbaumes wurden magische Zauberstäbe gefertigt, und damit sollte die weibliche Lebenskraft genutzt werden.

Auch der Apfel hat eine starke sexuelle Symbolik und wurde traditionell mit der Göttin in Verbindung gebracht. Er hat eine starke magische Wirkung, und in der nordischen Mythologie ist er der Göttin Hel geweiht und ermöglicht es den Menschen, in die Geheimnisse der Natur einzudringen. Das magische Zeichen des Pentagramms erhält man, wenn man ihn quer aufschneidet. Bei den Zigeunern gehörte ein Apfelritual zum Hochzeitsbrauch: Die Braut reichte ihrem Ehegatten einen halben Apfel, und der gemeinsame Verzehr sollte für Fruchtbarkeit und Wohlstand sorgen.

Einige Nahrungsmittel regen den Hormonhaushalt an und steigern dadurch den Sexualtrieb. Beim Genuss von Schokolade beispielsweise kommt es zu einer vermehrten Ausschüttung des Glückshormons Serotonin. Andere Aphrodisiaka wie Pfeffer, Basilikum, Ingwer und Paprika steigern den Blutdruck und wirken dadurch leistungssteigernd. Petersilie, Sellerie und Spargel haben eine wassertreibende Wirkung auf Blase und Niere und stimulieren dadurch auch die Geschlechtsteile.

In Asien waren einige Gewürze für ihre besondere stimulierende Wirkung bekannt und wurden deshalb auch sehr teuer gehandelt. Eines der wichtigsten Liebesgewürze in der Ayurvedischen Medizin ist der Safran, der Sinnlichkeit und Vitalität steigert. Angeblich sollen indische Frauen die Narben des Safrankrokus in ihre Schamhaare einflechten, um ihre Ehemänner anzuheizen. Die aphrodisierende und herzstärkende Wirkung des Safrans war auch bereits im vorchristlichen Europa bekannt. Überlieferungen zufolge badete Marc Aurel sogar in Safranwasser, um seine Manneskraft zu stärken. Die Phönizer verspeisten an besonderen Festtagen zu Ehren der Liebesgöttin Safrankuchen, und auch in Deutschland wurde zu früheren Zeiten Safran im Kuchen verarbeitet.

Der menschliche Erfindungsgeist schreckt auch vor kuriosen Sexualritualen nicht zurück. In Tibet beispielsweise setzte man Männern zur Potenzsteigerung in Milch und Zucker gekochte Schafshoden vor, und bei den Chinesen sollte der Urin des Tigers anregend wirken. Die alten Germanen dagegen glaubten, dass das Horn des Hirsches, pulverisiert in Milch gerührt, ihre »Standfestigkeit« vergrößert.

Das erotische Dessert
Tantrische Spiele

Für die tantrischen Spiele in diesem Kapitel können Sie sich ein Dessertbuffet zusammenstellen:

- Schoko-Mousse mit orientalischer Minzsoße
- Ayurvedische Apfelspeise mit Safran
- Erdbeer-Liebeszauber mit Rosencrème
- Feuriger Liebestee
- Blüten-Eiswürfel
- Exotische Früchte wie Mangos, Feigen, Pfirsiche und Bananen
- Essbare Blumen wie Gänseblümchen, Veilchen oder Rosenblüten
- Schlagsahne, Eis oder Vanillepudding
- Alle Süßigkeiten, die Sie lieben und die sich hübsch dekorieren lassen, beispielsweise Pralinen, Bonbons, Schokostreusel
- Alle Getränke, die Sie anregen, wie Anisschnaps, Pfefferminzlikör, Wein oder Sekt
- Verschiedene Gewürze wie Zimt, Vanille, Pfeffer, Nelke, Rosmarin, Basilikum

Die nachfolgenden Rezepte (Seite 26 bis 28) sind jeweils für vier Personen berechnet:

Schoko-Mousse mit orientalischer Minzsoße

ZUTATEN:

Mousse:

- 150g zerkleinerte Zartbitterschokolade
- etwas Wasser
- 200 ml Vollmilch
- 3 Eigelb
- 50g Zucker
- 2 Scheiben eingeweichte Gelatine
- 150 ml geschlagener Rahm
- 50g geraspelte Schokolade

Minzsoße:

- 200 ml Rahm
- 100 ml Vollmilch
- 1 Bund Pfefferminze
- 4 Eigelb
- 40g Zucker
- 1 Likörglas Pfefferminzlikör

ZUBEREITUNG:

Mousse: Die Schokolade in heißem Wasserbad schmelzen lassen und die Milch zum Kochen bringen. Eigelb und Zucker schaumig schlagen und in die heiße Milch einrühren, die Gelatine hinzugeben, bis die Crème sich verdickt. Die geschmolzene Schokolade hinzufügen und abkühlen lassen. Anschließend den geschlagenen Rahm und die geraspelte Schokolade unterheben und kalt stellen.

Soße: Den Rahm mit der Milch aufkochen lassen und die abgezupften Minzblätter unterheben. Zirka 10 Minuten lang ziehen lassen und die Flüssigkeit durch ein Sieb gießen. Eigelb und Zucker cremig rühren, anschließend die Milch und die Minze unter Rühren hinzugeben. Auf dem Herd (kleine Flamme) so lange weiterrühren, bis die Soße bindet, dann den Likör beigeben und kalt stellen.

Dekoration: Formen Sie mit einem Löffel kleine Portionen, die Sie auf einem mit Puderzucker bestreuten Dessertteller anrichten können. Dekorieren Sie mit Minzblättern und geraspelter Schokolade.

Ayurvedische Apfelspeise mit Safran

ZUTATEN:

- 3 feste Äpfel
- 1 TL Ghee
- 2 TL brauner Zucker
- Vanillezucker
- gemahlener Zimt
- gemahlener Kardamom
- 2 Safranfäden

ZUBEREITUNG:

Das Ghee in einem Topf erhitzen und den Zucker darin schmelzen lassen, anschließend die zerkleinerten Apfelstücke hinzufügen. Vanillezucker, Zimt, Kardamom und die zerstoßenen Safranfäden beimischen und weitere 15 Minuten auf kleiner Flamme kochen lassen.

Erdbeer-Liebeszauber mit Rosencrème

ZUTATEN:

- 500 g Joghurt
- 400 g Erdbeeren
- 5 ungespritzte Rosen

ZUBEREITUNG:

Die Hälfte der Erdbeeren in kleine Stücke schneiden und unter den Joghurt heben. Die inneren Rosenblüten mit etwas Wasser pürieren und unter den Erdbeerjoghurt heben. Die restlichen Erdbeeren zu Mus pürieren und ebenfalls unter die Crème mischen.

Dekorieren Sie diese sinnliche Fruchtspeise mit Rosenblättern.

Feuriger Liebestee

ZUTATEN:

- Rosmarin
- Thymian
- Pfefferminze
- Muskat
- ungespritzte Orangen- und Zitronenschalen
- Schwarztee

ZUBEREITUNG:

Vermischen Sie alle Zutaten zu einem Getränk und erleben Sie seine anregende Wirkung!

Blüten-Eiswürfel

ZUTATEN:

- Essbare Blüten
- Wasser

ZUBEREITUNG:

Legen Sie essbare Blüten in einen Eiswürfelbehälter, gießen Sie mit Wasser auf und lassen Sie das Wasser im Eisfach zu Würfeln gefrieren.

Diese dekorativen Eiswürfel sehen wunderschön aus und zerschmelzen himmlisch erfrischend auf Ihrer leidenschaftlich erhitzten Haut.

Es gibt unzählige Möglichkeiten, aphrodisierende Speisen in das Liebesspiel mit einzubeziehen, und es bleibt Ihrer Kreativität und Ihrem persönlichen Geschmack überlassen, wie weit Sie dabei gehen wollen.

Das Dessert vorbereiten. Sorgen Sie für eine sinnliche Stimmung, und bereiten Sie sich auf dieses besondere Dessert in Ruhe vor. Wählen Sie einige Speisen aus dem Rezeptteil aus, und achten Sie bereits beim Kochen darauf, dass Sie entspannt sind und Ihre sinnlichen Gedanken bereits in die Leckereien einfließen können.

Dekorieren Sie gemeinsam Ihren Liebesplatz. Schmücken Sie den Ort, an dem Sie Ihr Dessert einnehmen wollen, mit bunten Kissen und Kerzen. Regen Sie Ihre Sinne mit einem Duftöl an: Eine Mischung aus 6 Tropfen Sandelholzöl, 3 Tropfen Ylang-Ylang und 1 Tropfen Jasminöl in einer Aromalampe verstärkt die aphrodisierende Wirkung der Speisen. Streuen Sie ein paar Rosenblätter über die Desserts, legen Sie ein Herz mit Veilchen, stellen Sie Ihr gemeinsames Lieblingsbild auf, oder schreiben Sie sich gegenseitig ein kleines Gedicht oder eine andere Liebeserklärung, die Sie dem anderen unter den Teller legen. Der Jahreszeit entsprechend können Sie auch mit bunten Eiern, Tannenzapfen oder einem Strauß Frühlingsblumen dekorieren.

Tragen Sie bequeme Kleidung. Bevorzugen Sie weiche, fließende Stoffe, die beim Essen nicht einengen und trotzdem sinnlich und schön aussehen. Ein streng geschnürtes Mieder oder eine knallenge Jeans würden das Thema des Abends verfehlen, können aber an anderer Stelle des Buches sicherlich erfolgversprechend eingesetzt werden.

Bevor Sie mit dem Nachtisch beginnen, können Sie sich gegenseitig die erotische Geschichte zu diesem Thema vorlesen.

Heiteres Gewürzeraten. Schließen Sie abwechselnd die Augen, und lassen Sie sich gegenseitig an verschiedenen Gewürzen schnuppern. Sie können das Ganze auch zu einem kleinen Spiel ausbauen, indem Sie sich Punkte geben für alle richtig geratenen Gewürze. Der Gewinner darf sich dann für die nächsten zehn Minuten etwas wünschen. Vielleicht werden Sie erstaunt sein, wie schwierig es ist, Düfte zu erraten. Vielleicht haben Sie aber auch eine enorm feine Nase dafür.

Eine kleine Kostprobe. Beginnen Sie damit, sich gegenseitig mit den Fingern zu füttern, und konzentrieren Sie sich völlig auf den Geschmack der Speisen. Immer dann, wenn wir einen Sinn vernachlässigen, werden die anderen Sinne dadurch geschärft, deshalb empfiehlt es sich, die Augen geschlossen zu halten. Das wird die Geschmacksnerven anregen.

Wechseln Sie ab zwischen Riechen und Schmecken, küssen Sie sich, nachdem Sie etwas Süßes gegessen haben, und schmecken Sie dem Geschmack im Mund des anderen nach. Lassen Sie eine Weintraube zwischen Ihren Mündern hin und her gleiten, oder verspeisen Sie zur gleichen Zeit eine Frucht, ohne dabei die Hände zu benutzen. Lecken Sie danach die saftigen Lippen Ihres Liebespartners sauber, oder tupfen Sie sich gegenseitig mit einem feuchten Tuch ab.

Früchte zum Massieren. Nehmen Sie eine Frucht und lassen Sie diese über die Haut des Partners gleiten. Sie können dabei den Druck variieren: zunächst sanft und dann etwas stärker massieren. Ab diesem Spiel empfiehlt es sich, unbekleidet zu sein, damit sich Ihr gesamter Körper den Empfindungen hingeben kann. Streicheln Sie die Wange mit einem samtigen Pfirsich, reiben Sie die Nasenspitze mit einer Vanilleschote, oder rollen Sie eine Mango über den Rücken Ihres Partners, so kommt dieser in den Genuss einer Massage.

Sinnlicher Dip. An dieser Stelle dürfen Sie ruhig ein wenig wagemutiger werden und auch Ihre Geschlechtsteile in das erotische Festessen mit einbeziehen. Probieren Sie aus, wie eine Mango schmeckt, wenn sie zuvor in den köstlichen Saft der Vagina getunkt wurde. Pflücken Sie mit Ihrem Mund Früchte aus der Spalte Ihrer Liebsten. (Doch Vorsicht: Falls Ihre Partnerin zu Allergien oder Candida neigt, sollten Sie diese Variante auslassen, da der Zuckergehalt der Früchte sich negativ auf die Scheidenschleimhaut auswirken kann.) Lassen Sie den Penis Ihres Liebsten in Champagner baden, und lecken Sie ihn anschließend ab. Probieren Sie aus, welche Stimulierung ihm sonst noch gefällt. Vielleicht mag er es, wenn Sie sein bestes Teil mit frischer Minze einreiben, denn ein leichtes Taubheitsgefühl kann eine Erektion verlängern. Bei solchen Experimenten empfiehlt sich allerdings Vorsicht, denn an den Geschlechtsteilen ist man natürlich besonders empfindlich.

Das sinnliche Büffet
Ein Ritual für Feinschmecker

Bereiten Sie Ihr Ritual in Ruhe vor. Beginnen Sie mit den gleichen Vorbereitungen wie bei der oben beschriebenen Variante. Dekorieren Sie ein köstliches Dessert-Büffet entweder gemeinsam, oder überraschen Sie Ihren Partner damit an einem besonderen Abend. Alle Getränke und Speisen sind ansprechend auf einem niedrigen Tisch platziert, oder spielen Sie dieses Spiel auf dem Esstisch. Als etwas stärker anregende Duftessenz können Sie eine Mischung aus 5 Tropfen Muskatellersalbei, 3 Tropfen Rosmarin und 3 Tropfen Jasminöl in die Aromalampe geben.

Reinigungsmöglichkeiten bereitstellen. Da beim sinnlichen Büffet Ihre Umgebung ein wenig in Mitleidenschaft gezogen werden kann, sollten Sie Ihre Spielwiese mit einer waschbaren Decke oder mit Handtüchern auslegen. Es empfiehlt sich auch, mehrere Schalen mit warmem Zitronenwasser und einige Tücher zum Abtrocknen bereitzustellen.

Die sanfte Reinigung. Beginnen Sie dieses tantrische Spiel damit, sich zu entkleiden und sich gegenseitig mit einem in warmes Zitronenwasser getauchten Tuch gründlich abzureiben. Entscheiden Sie dann, wer von Ihnen beiden zuerst in der aktiven Rolle des Dessert-Chefs und wer in der passiven Rolle des erotischen Büffets sein möchte. Sie können die Rollen später natürlich auch wechseln oder beide Rollen vermischen. Derjenige, der zunächst die passive Rolle innehat, sucht sich eine Haltung aus, in der er längere Zeit bequem verweilen kann, dazu bietet sich vor allem die Rücken- oder Bauchlage an. Wenn Sie das Spiel wiederholen, können auch die Seitenlage oder andere, ungewöhnlichere Positionen reizvoll sein.

Ein erotisches Büffet zusammenstellen. Der Dessert-Chef darf nun kreativ werden und den Liebespartner in ein essbares Büffet verwandeln. Setzen Sie Ihrer Phantasie keine Grenzen, sondern genießen Sie dieses ungewöhnliche Spiel. Malen Sie Herzen und Sterne mit Schokoladen-Mousse, legen Sie Ingwerreis auf, und krönen Sie das Ganze mit einer reifen Pflaume. Streichen Sie mit einer Erdbeere über den Bauch, und platzieren Sie diese dann mitten im Nabel. Reiben Sie mit einem Blüten-Eiswürfel sanft über die Brustwarzen, nehmen Sie ein Stück Eis in den Mund, und küssen Sie sich (die Kälte erregt das Nervensystem und führt zu ungewohnten Empfindungen). Erschaffen Sie ein essbares Gemälde auf dem Bauch des geliebten Partners, legen Sie einen Kreis mit Früchten und Blumen, kleben Sie einige Smarties mit Honig auf die Brüste, und träufeln Sie ein wenig Champagner über den Körper des Objekts Ihrer Begierde.

Ein Foto für die Ewigkeit. Bevor Sie sich daranmachen, Ihr wunderschönes Kunstwerk aufzuessen, können Sie ein Foto von Ihrem erotischen Büffet machen, damit Ihnen der Abend unvergessen bleibt. In einem schönen Rahmen wird solch ein Schnappschuss zu einem originellen Geschenk für den Partner.

Die Schlacht am Büffet darf beginnen. Lassen Sie das Kalorienzählen der Vergangenheit angehören, schwelgen Sie in den Genüssen des Hier und Jetzt. Schlecken Sie die Schokolade, und lassen Sie diese langsam im Mund zergehen. Küssen Sie die Sahne zwischen den Schenkeln ab, schlürfen Sie den Champagner aus dem Bauchnabel, verreiben Sie mit Ihren Lippen die Erdbeercrème auf den Brüsten.

Das Büffet wird lebendig. Auch der passive Teil, das erotische Büffet, darf nun ein wenig Initiative ergreifen: Lecken Sie die Finger Ihres Partners, trinken Sie den Liebestee aus seinem Mund, reiben Sie Ihre klebrigen Körper aneinander. Vergessen Sie für einige Stunden alle Vorstellungen von Reinlichkeit, und verschmelzen Sie mit all den leckeren Köstlichkeiten in einem süßen Rausch der Sinne.

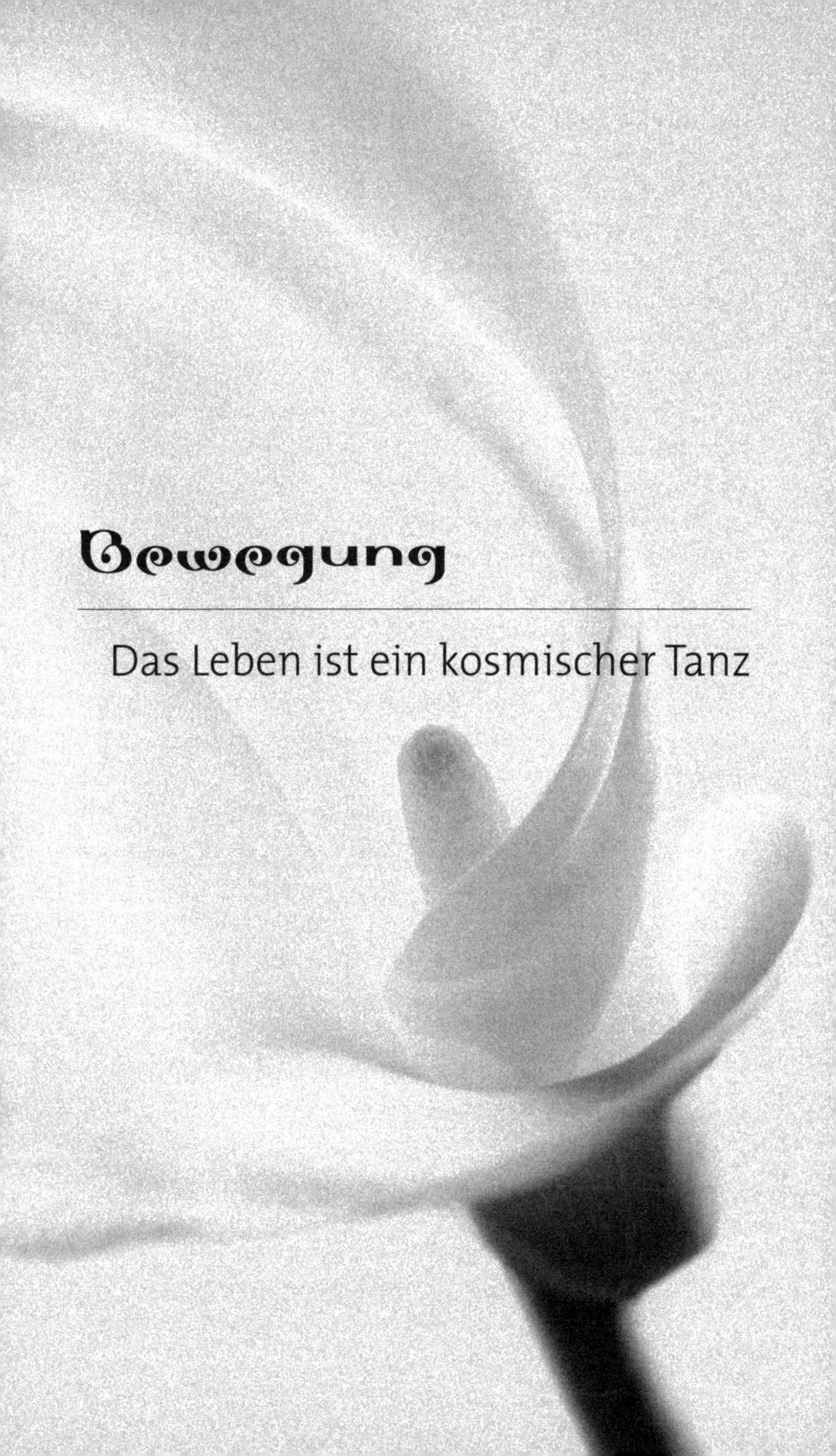

Bewegung

Das Leben ist ein kosmischer Tanz

Die Schlange wiegt sich gedankenverloren vor mir, und ich starre ihr wie ein hypnotisiertes Kaninchen in die dunklen Pupillen. Ihre Backen hat sie zu einem Schutzschild aufgebläht, und jetzt ist sie bedrohlich nahe gerückt. Ich will mir lieber nicht vorstellen, wie sie ihr giftiges Maul weit öffnet und ihre spitzen Zähne in meine frisch enthaarten und braungebrannten Beine versenkt.

Schlangen faszinieren mich. Ihre unterkühlte Schönheit erregt mich, und am liebsten würde ich dieser tanzenden Schönheit mit der Fingerkuppe meines Mittelfingers über die glatten Schuppen streichen. Wie es sich wohl anfühlt, sie ein wenig fester zu drücken? Wahrscheinlich würde sich dann ihr teilnahmsloser Blick in aggressive Neugierde verwandeln. Ich bewundere die geschmeidigen Bewegungen dieses unnahbaren Reptils, doch ich wage es nicht, dieses gefährliche Objekt der Begierde zu berühren. Stattdessen krallen sich meine Finger noch fester um Marcels Handgelenk, und sicherlich werde ich dadurch bald die Durchblutung seiner Hand unterbunden haben. Der Arme fühlt sich schon ganz kalt an, genau wie diese geheimnisvoll tanzende Göttin vor meinen Füßen.

»Ten Rupies, please, Madame. Please, you give money to me, now.« Der bärtige Alte mit dem weißen Turban fuchtelt mir mit seiner Flöte vor der Nase herum und bringt mich wieder auf den indischen Boden der Tatsachen. Aufgeregt deutet er auf die Geldschale, stopft die Schlange in ihren geflochtenen Korb zurück und versucht mich mit seinem zahnlosen Grinsen mildtätig zu stimmen. Indien gilt als das Ursprungsland der Meditation, aber keine einzige Sekunde kann man hier seinen eigenen Gedanken nachhängen, ohne von einem aufdringlichen Bettler, einem ungewaschenen Schmuckhändler oder einem neugierigen Kind gestört zu werden. Dabei müsste ich ganz dringend darüber nachdenken, wie ich es Marcel am besten schonend beibringe. Wahrscheinlich wird er entsetzt sein, wenn er es erfährt, und vielleicht verlässt er

mich sogar. Aber ich kann dieses Geheimnis nicht mehr viel länger mit mir herumtragen, und bald muss ich es ihm einfach gestehen.

Entnervt wühle ich in meiner Shakti-Umhängetasche nach einem Rupienschein und lege ihn neben den Schlangenkorb, in der ängstlichen Hoffnung, noch einen letzten Blick auf die Kobra werfen zu können. Sie zeigt sich aber nicht mehr, und wahrscheinlich ist sie auch froh, wieder ihre Ruhe zu haben. Ein kleines Mädchen zerrt an meiner Wickelhose, die mir gleich von den Hüften rutscht, wenn ich nicht aufpasse, und zeigt auf einen Stand mit bunten Tüchern. Die leuchtenden Farben der Sonne und des türkisblauen Meers vermischen sich mit satten Rottönen zu einem grellen Regenbogen und bringen meine Seele zum Strahlen.

Marcel ist sehr geduldig mit mir, er holt sich einen Chai, diesen herrlichen starken Gewürztee, und setzt sich neben mich auf den Boden. Er muss mich bei der schwierigen Frage beraten, welches Tuch sich am besten mit meinem neonfarbenen T-Shirt aus Ibiza kombinieren lässt. Marcel ist eigentlich meistens gut drauf, und er lässt sich auch von den Tücken des indischen Reisealltags nicht aus dem Gleichgewicht bringen. Marcel und ich kennen uns noch nicht so lange, und diese Reise nach Goa ist sozusagen unsere Jungfernfahrt. »Wenn ihr wissen wollt, ob ihr zusammenpasst, dann fahrt am besten nach Indien«, hat meine Kollegin aus der Reiseredaktion mir geraten. »Entweder ihr werdet anschließend heiraten, oder ihr verkracht euch total.« Gott sei Dank haben wir bisher Glück gehabt, und so sind wir auch nach einem Monat Strandleben noch zusammen.

Indien war für mich nicht unbedingt eine Liebe auf den ersten Blick. Gleich am ersten Abend durfte ich aus meinem Reisgericht einen sich sträubenden Käfer entfernen. Wahrscheinlich hatte er sich an der heißen Currysoße die Füße verbrannt und strampelte deshalb so erbärmlich. Das Essen blieb mir an den darauffolgenden Tagen erspart, da ich an einer Magen-Darm-Erkrankung litt und sich mein Magen bereits bei dem Gedanken an indische Speisen schmerzhaft zusammenzog. Inzwischen habe ich mich an das scharfe Essen gewöhnt, und der Charme der Inder hat mich schließlich doch überwältigt. Es erfreut mein Herz, wenn wir morgens an unserer Strandbude bereits freudig erwartet werden und der Koch extra für uns eine frische Mango eingekauft hat. Während er auf einem kleinen Spirituskocher unser Omelett brät, zündet seine Frau ein Sandelholzstäbchen zu Ehren von Lakshmi an, der Göttin des Wohlstands. Vor ihrem kleinen Altar singt sie mit geschlossenen Augen ein Mantra. Ihre Schlichtheit berührt mich. Wie einfach das Leben hier ist.

Ein wenig beschämt denke ich über meine unsinnigen Anstrengungen nach, jemand zu werden, der ich gar nicht sein möchte. Wie viel Zeit meines Lebens habe ich damit verbracht, etwas zu lernen, was ich niemals wirklich gebraucht habe, und viel zu oft habe ich das gelebt, was andere von mir erwartet haben. Was ist wirklich wichtig im Leben? Diese Frage habe ich mir hier in Indien oft gestellt.

Ich entscheide mich für ein Tuch mit blauen Delphinen auf grünem Grund und fühle mich wie eine Nixe, als ich es an den Körper halte. Ich tänzele aufgeregt vor Marcel hin und her:

»Wie findest du mich, Schatz?«

»Einfach umwerfend, meine Hübsche.« Was soll der Arme sonst auch sagen, aber ich glaube, das Tuch gefällt ihm wirklich. »Lass uns mal zu den ayurvedischen Heilern gehen«, sagt Marcel und zieht mich durch die zähe Touristenmasse.

Jeden Mittwoch wird hier auf diesem farbenprächtigen Hippie-Markt ein spektakulärer Angriff auf die Sinne vorbereitet. Die indischen Frauen ziehen in den farbenprächtigsten Saris an uns vorbei, die neusten Hindi-Songs plärren dazu aus gebrechlichen Lautsprechern, und im Hintergrund ertönt rhythmische Trommelmusik von enthusiastischen Strandfreaks. Orientalische Gewürze vermischen sich mit dem Geruch gebratener Samosas, und hin und wieder zieht eine süßliche Haschischwolke der alten Saddhus zu uns *herüber. Angeblich soll diese Droge Lord Shiva gewidmet sein – auf alle Fälle erfreuen sich junge Hippies daran, die sich um die spärlich bekleideten weisen Männer geschart haben. Sie sind rührend bemüht, von der Spiritualität der Inder zu lernen.*

»Why are we here, Baba?«, fragt ein junger Engländer mit Glatze und einem Piratenring im linken Ohrläppchen.

»I don't know why you are here. I know why I am here«, erwidert der Alte in gebrochenem Englisch.

»Then just tell me why you are here, Baba.« Der Saddhu lacht sich halb tot und sagt einfach:

»Be happy, be happy.« Der junge Engländer ist verwirrt, so einfach hat er sich das Leben nicht vorgestellt.

Die ayurvedischen Heiler haben ihre exotischen Pulver und Tees vor sich ausgebreitet und warten auf Kundschaft. »Sit, sit«, fordern sie uns auf, als wir uns nähern. Marcel ist neugierig und will wissen, ob es ein Mittel gibt, um seine Manneskraft zu steigern. Nicht dass er das nötig hätte, Marcel ist ja erst 27 und bestens in Schuss, sozusagen. Aber die ultimative sexuelle Potenz ist wahrscheinlich der heimliche Traum aller Männer. Nach zwanzig Minuten sind wir 200 Rupies ärmer, aber wandern beladen mit diversen Tinkturen und Tabletten von dannen.

»Komm, wir brauchen noch was Besonderes zum Anziehen für die Strandparty heut abend.« Marcel hat den Stand mit den neonfarbenen Kappen entdeckt, die traditionell zu den Goa-Trance-Partys aufgesetzt werden.

»Unbedingt brauchen wir die, damit wir uns in der Dunkelheit wenigsten an unseren Hüten erkennen können«, lache ich, und begeistert verwandelt sich Marcel in einen Gnom mit bodenlanger Zipfelmütze und ich mich in eine Außerirdische mit Antennenfühlern. Wir sind für heute Abend gerüstet. Ich überlege, ob ich es ihm lieber vor der Fete oder danach sagen soll. Vielleicht besser danach, dann haben wir wenigstens davor Spaß gehabt, falls es anschließend Ärger geben sollte.

Es ist schon dunkel, als wir zum Strand laufen, und von weitem dröhnen die Bässe der Technomusik. Eigentlich ist das überhaupt nicht mein Musikstil, aber zu diesem abgefahrenen Ort hier passt es. Blinkende Lichter sind um die Tanzfläche aufgehängt, und einige mutige Tänzer wiegen sich bereits mit geschlossenen Augen zu den elektronischen Klängen. Sie wirken wie gigantische Libellen, ihre Flügel bewegen sich schwerelos im Raum, und jeden Augenblick scheinen sie in die unendliche Weite des Weltalls abheben zu wollen. Ihre Wirbelsäulen verbiegen sich schlangenartig, als ob ihr Rücken aus Gummi sei. Ich muss an die Kobra von heute Mittag denken und stelle mir vor, wie sie sich hier wahrscheinlich in sinnlicher Trance hin- und herwiegen würde. Einige Tänzer haben Ihre Arme erhoben, als ob sie nach den Sternen greifen wollten. Ein Komentenschauer wird sicherlich bald auf sie herabregnen. Ich möchte auch gerne in den Himmel greifen und meine Wickelhose mit Goldstücken füllen. Marcel will aber erst noch einen Chai trinken, und wir lassen uns auf die Kissen fallen, die um das Feuer einer kleinen Teeküche ausgelegt sind. Der Kardamom brennt mir in der Kehle, und ich beobachte die abenteuerlich aussehenden Partygäste. Ich komme mir vor wie Alice im Wunderland. Rechts neben mir sitzt ein in Trance versunkener Althippie, der Pilzmännchen auf seinem schwarzen T-Shirt tanzen lässt. Wahrscheinlich hat er zu viele von den magic mushrooms, *den halluzinogenen Pilzen, verspeist. Der Nachbar zu meiner Linken, der ein Shirt mit der Aufschrift »ET-Power« trägt, ist dagegen äußerst redselig und berichtet mir unaufgefordert von seinem Nepal-Trekking-Trip und dass er auf dem Annapurna-Treck mit 100-prozentiger Sicherheit ein Ufo gesichtet hat. Leider sei er zu weit weg gewesen, um einsteigen zu können, das nächste Mal würde es aber ganz sicher klappen.*

Ich beginne mich zu langweilen.

»Komm, lass uns tanzen«, dränge ich Marcel, und wir lassen uns von den ekstatischen Bewegungen der anderen Tänzer inspirieren. Die sphärischen Klänge der Trance-Musik umgarnen mich. Ich

schließe die Augen, drehe mich langsam im Kreis und strecke mich allen Himmelsrichtungen entgegen. Mein Körper erinnert sich an Bewegungen, von denen ich nicht wusste, dass sie in mir stecken. Meine Beine zucken plötzlich im Stakkato, und dabei wirbeln die Arme wie verrückt gewordene Propeller durch die Luft. Meine Wirbelsäule dehnt und streckt sich wie eine Raupe. Völlig mühelos hüpfe ich anschließend mindestens eine halbe Stunde lang von einem Bein aufs andere. (Dabei schaffe ich es meistens noch nicht mal, fünf Minuten lang zu joggen, ohne aus der Puste zu kommen.) Meine Hüften schieben sich weit zur Seite und schlängeln sich in kreisförmigen Bewegungen durch die lauwarme Nacht. Ich biege den Rücken wie ein gespannter Bogen nach hinten, schaue dem Mond tief in die Augen und sauge sein sanftes Licht durch meine Fingerspitzen ein. Der Boden scheint unter meinen Füßen nachzugeben, und ich bewege mich wie auf rosa Wattebällchen. Die gleichförmige Musik dringt mir durch Mark und Bein und füllt jede Ritze zwischen meinen Organen aus. Sie verwandelt meinen Körper in pulsierende Schwingung, sodass er sich ausweitet wie ein Luftballon. Ich möchte die ganze Welt umarmen, die Produktion meiner Glückshormone läuft auf Hochtouren, und ich spüre die Lebendigkeit meines Körpers. Meine Poren atmen ekstatische Liebe aus, und ich will mich an alle Tänzer und alle Wesen dieser Erde verströmen. Das ist besser als jeder Sex, schießt es mir durch den Kopf. Ich berausche mich an dem Gefühl unendlicher Freiheit. Jede kleinste Körperzelle scheint vor Freude zu hüpfen, und ich habe vergessen, wer ich nicht bin. Ich tanze mein innerstes Sein.

Meine Atome verbinden sich mit all den tanzenden Gnomen und Partynixen. Ich fange an zu lachen, einfach so, weil es mir Spaß macht, ohne Grund. Ich schreie laut nach Shiva, dem mächtigen Gott der Schöpfung, Zerstörung und des Tanzes. Ich schreie meine Sorgen, meine Lasten und meine Hemmungen nach draußen in das Meer der Götter und Dämonen, und mit jedem Schrei fühle ich mich freier und leichter.

Wo ist Marcel? Liebe durchflutet mich. Ich will ihn umarmen, ihm sagen, wie viel er mir bedeutet. Noch niemals habe ich einen Mann so geliebt wie ihn. Ich öffne meine Augen und sehe seine lange Zipfelmütze im Wind wehen. Ich bin eine außerirdische Elfe, und meine Knochen habe ich unterwegs verloren. Langsam bewegen sich meine biegsamen Gummigelenke auf ihn zu. Ich berühre ganz sanft von hinten seine Schulter, und er greift nach meinen Händen, zieht mich nach vorne und nimmt mich in den Arm. Er hält mich einfach nur fest umschlungen, und unsere Körper schwingen im Gleichklang unserer Herzen. Ich hätte in diesem Augenblick vor Glück sterben können.

»Marcel, ich muss mal.« Wie dumm, unser romantisches Tête-à-tête unterbrechen zu müssen, aber es geht leider nicht anders.

»Soll ich mitkommen?«, fragt mein hilfsbereiter Freund. Aber das ist mir denn doch zu peinlich, und ich werde es schon alleine schaffen, mich hinter ein paar Büsche zu schlagen.

»Wie süß von dir, mein Schatz, aber ich bin gleich wieder da. Vergiss mich nicht, versprich es mir!« Marcel lacht:

»Nur wenn es nicht zu lange dauert, ansonsten kann ich für nichts garantieren.«

Vorsichtig mache ich mich auf den Weg. Neben ein paar einsamen Hütten sehe ich auch einen großen Busch und einige Palmen. Leider habe ich meine Taschenlampe vergessen und muss aufpassen, dass ich nicht auf zersplitterte Bierflaschen trete. Es ist doch weiter, als ich angenommen hatte, und eigentlich muss ich gar nicht zu diesem Busch laufen, sondern kann mich auch gleich hier hinsetzen. Und dann passiert alles viel zu schnell. Ich stolpere über etwas Lebendiges und falle unsanft auf mein Hinterteil. Bevor ich mich wieder aufsetzen kann, fühle ich eine Schlinge um meinen Hals. Ich höre auf zu denken, versuche mich zu befreien und schlage mit beiden Armen um mich. Aber das Wesen ist stark und zieht immer fester, und ich bekomme keine Luft mehr, ich will schreien, aber ich kann nicht rufen, die Luft ist mir abgeschnürt. Ich trete mit *den Beinen, will den Angreifer erwischen und lande leere Tritte in die Nacht. Ich kann mich nicht befreien, und ich konzentriere all meine Energie auf Marcel: »Bitte komm und rette mich. Befreie mich. Marcel, bitte bitte hör sofort auf zu tanzen und such nach mir.«*

Die Minuten ziehen sich wie Kaugummi, und ich kämpfe ums Überleben. Endlich höre ich Schritte, er ruft mich, und ich kann nicht antworten. Ich stampfe mit dem Fuß auf, und das Wesen gibt seltsame Töne von sich. Es ist Marcel, und Gott sei Dank hat er mich gesehen. Er kämpft mit meinem Angreifer, ich höre ihn stöhnen, er hat Mühe, mich zu befreien, aber schließlich schafft er es. Ich zittere am ganzen Leib und werfe mich in seine Arme.

»Mensch Mädchen, wie hast du das denn geschafft, über ein Schwein zu stolpern? Beinahe hätte ich es töten müssen. Seine Leine hatte sich um deinen Hals verfangen. Das war ja wirklich ein Wunder, dass ich dich gleich gefunden habe. Irgendwie hatte ich ein komisches Gefühl und bin dir einfach gefolgt.«

Ich will nicht mehr zur Party zurück, der Schreck steckt mir noch in den Gliedern. Hand in Hand wandern wir zum Strand und legen uns in den warmen Sand. Allmählich beruhige ich mich wieder.

»Es scheint wohl noch nicht meine Zeit gewesen zu sein, von hier zu verschwinden«, versuche ich zu scherzen.

»Ich werde dich von nun an auf Schritt und Tritt begleiten müssen«, flüstert Marcel und drückt seine Lippen zärtlich auf meinen Mund. »Ich musste die ganze Zeit an dich denken und wie schrecklich es wäre, wenn dir etwas passieren würde. Dabei ist mir auf einmal klar geworden, wie wichtig du mir bereits in der kurzen Zeit geworden bist, in der wir uns kennen. Ich will mit dir zusammen bleiben, mein Engel. Ich liebe es, dir zuzusehen, wie du morgens schlaftrunken ins Bad torkelst. Ich freue mich auf dich, wenn ich im Büro bin und mir vorstelle, was du gerade machst und wie du aussiehst. Ich liebe deinen Geruch, und wenn ich neben dir stehe, will ich dich anfassen und dir ganz nah sein. Möchtest du mir bis zum Ende

unserer Tage deine Lieblingsmärchen aus 1001 Nacht vorlesen? Wirst du mir bis zu meinem Tod Nutella-Brote mit sauren Gurken schmieren? Bitte antworte laut und deutlich mit Ja oder Nein.«

Ich weine und finde diese Situation schrecklich komisch und wunderschön zugleich. Die Sterne zwinkern mir zu, und der Mond schenkt mir ein wissendes Lächeln. Ich bin sprachlos, was selten vorkommt, wie ich gestehen muss. Anstatt einer Antwort küsse ich ihn so zärtlich, wie es mir möglich ist. Seine Hände sind bereits unter meinem T-Shirt, und meine Brüste fühlen sich schwer und rund an. Mit einem geschickten Griff hat er den Verschluss meines BHs geöffnet und meine Brüste fallen ihm entgegen.

»Sag mal, ist dein Busen vielleicht gewachsen, seit wir in Indien sind? Sieht ziemlich klasse aus, wie du so daliegst. Du bist so wunderschön, und ich will dich auch noch mit meiner Lust bedrängen, wenn ich 80 bin, o.k.?« Seine Küsse fühlen sich wie zarte Schmetterlinge an, die auf meinem Bauchnabel landen, und ich versinke in wohliger Ekstase. Meine Wickelhose stellt ein kleines Hindernis dar auf dem Weg ins Paradies, und ich muss Marcel helfen, die verschiedenen Schnüre zu entwirren, die diese einfallsreiche Konstruktion zusammenhalten.

Ich will diesmal kein langes Vorspiel, ist auch zu gefährlich hier am Strand. Das hat natürlich auch seinen Reiz, wie ich gestehen muss. Ich öffne Marcels Hose und werde bereits freudig von seinem großen Freund begrüßt. Mit der Zungenspitze lecke ich ein paar Tropfen seines süßen Saftes. Marcels Finger vergraben sich in meinem Lustgarten, und ich fließe fast über vor Begierde. Ich will aber noch nicht kommen, erst will ich es ihm sagen. Ich schiebe sein Becken auf mich und fühle, wie er Zentimeter für Zentimeter in mich eindringt. Es ist diesmal anders als sonst, und ich empfinde viel mehr als nur körperliche Lust. Mein Körper schmilzt wie Kerzenwachs in seinen Armen, ich will ganz mit ihm verbunden sein, für immer und ewig. Wie zwei Gummibärchen aneinander kleben. Die Unzertrennlichen.

»Du, Marcel, ich muss dir vorher noch was sagen«, flüstere ich in sein Ohr.

»Sag es mir, mein Engel, was immer es ist, und mach dir keine Sorgen.« Er hält einen Moment still und bewegt sich nicht in mir, er schaut mir dabei unendlich gütig in die Augen.

»Marcel, ich liebe dich so sehr, dass ich für dich sterben würde.«

»Beinahe hättest du das sogar geschafft, und es ist wirklich nicht nötig, ich glaub's dir auch so.«

Ich wollte es ihm vorher sagen, aber Marcel hat anscheinend einen magischen Lustknopf in mir gedrückt, und ich kann mich nicht mehr bremsen. Ich explodiere wie eine Feuerwerksrakete, sogar meine Gebärmutter scheint sich dabei mehrmals um die eigene Achse zu drehen. Ich liege in seinen Armen, und ich spüre ihn immer noch in mir. Ich hätte es ihm schon viel früher sagen sollen, aber jetzt passt es:

»Marcel, freust du dich darauf, Vater zu werden?«

Shiva Nataraj
Der Tanz der Schöpfung

Ekstatischer Tanz drückt pure Lebensfreude aus! Wer tanzt, will damit zunächst einmal nichts bewirken, nichts verkaufen, nichts anhäufen, und nur in den seltensten Fällen lässt sich damit Geld verdienen. Der Tanz ist die flüchtigste Kunstform, er entsteht aus der Spontaneität des Augenblicks und vergeht in dem Moment seiner eigenen Schöpfung. Videos und Fotos sind nur halbherzige Versuche, etwas festzuhalten, was sich nicht greifen lässt. Wenn wir tanzen, sind wir völlig verbunden mit unserer Essenz, und im Augenblick der Ekstase vergessen wir zu denken. Wir existieren nur noch in der Gegenwart.

Falls das etwas kompliziert für Sie klingt, dann praktizieren Sie in diesem Augenblick bitte folgende kleine Übung: Stehen Sie ganz langsam von Ihrem Stuhl auf und setzen Sie sich wieder. Bewegen Sie sich im Zeitlupentempo, und achten Sie auf jede Kleinigkeit Ihrer Bewegung. Auf welchem Bein ist Ihr Gewicht, wenn Sie zum Stehen kommen? Stehen Sie mehr auf dem Ballen oder den Zehen? Zeigt Ihr Kinn beim Aufstehen nach unten oder oben? Wie bewegen sich dabei Ihre Arme? Wie atmen Sie, wenn Sie sich hinsetzen und wenn Sie aufstehen? Probieren Sie andere Möglichkeiten, zum Stehen zu kommen. Wiederholen Sie diese Bewegungsabfolge viele Male, und richten Sie Ihre Aufmerksamkeit immer wieder auf ein anderes Detail.

Stellen Sie sich vor, dass Sie ein Tänzer auf einer großen Bühne sind und tausende von Zuschauern Ihnen bei dieser Bewegung zusehen. Eine mühelose Bewegung wirkt anmutig, und Sie müssen kein professioneller Tänzer sein, um diese Erfahrung machen zu können. Jede Bewegung, die mit aller Hingabe und Achtsamkeit ausgeführt wird, entzückt den Zuschauer. Sie springt wie ein Funke auf ihn über, und er empfindet einen Teil dieser Leichtigkeit in seinem eigenen Körper.

Versuchen Sie, das Aufstehen und Hinsetzen mit so viel Aufmerksamkeit wie möglich auszuführen. Alles, was für Sie in diesem Moment existiert, ist nur diese eine Aufgabe: Aufstehen und Hinsetzen und auf jeden kleinsten Vorgang in Ihrem Körper achten. Zeit spielt keine Rolle mehr, Sie haben vergessen, wie oft Sie diese Bewegung wiederholt haben. Verlieren Sie sich in dieser einzigen Bewegung, und Sie werden bei sich selber ankommen!

Probieren Sie diese kleine Übung aus, bevor Sie weiterlesen. Worte sind manchmal ein unzureichender Versuch, etwas zu erklären, was Sie selber erfahren müssen, um es nachvollziehen zu können.

Wahrscheinlich war Ihnen bisher gar nicht bewusst, wie viele Möglichkeiten es gibt, diese einfache Alltagsbewegung auszuführen. Die kleinste Bewegung kann zur Meditation werden, und

Sie werden mit einem anderen Teil Ihres Selbst in Kontakt treten, einem Teil, den Sie vielleicht vergessen oder vernachlässigt haben. Der Verstand ist ein wunderbares Werkzeug, er hilft uns vieles zu erkennen und zu erschaffen. Aber haben Sie jemals mit Ihrem Verstand begriffen, was Liebe ist? Stellen Sie sich vor, Sie hätten Besuch von Bewohnern eines anderen Planeten bekommen und sollten ihnen das Phänomen Liebe erklären. Sie können dieses Wort umschreiben, Beispiele geben oder aufzählen, was Ihrer Meinung nach alles dazugehört. Aber wirklich im Innersten verstehen wird das nur jemand, der diesen Zustand bei sich selbst erlebt hat. Beim Liebesspiel vereinigt sich die Energie unserer Herzen, treffen sich zwei Seelen in einem Körper. Unser Körper ist der Tempel der Seele und deshalb ein wichtiges Instrument, um das zum Ausdruck zu bringen, was wir sagen wollen. Eine Sprache zu lernen dauert eine Weile, und auch den Körper als Instrument der Liebe einsetzen zu können ist eine Kunst, die sich auf jeder Stufe noch verfeinern lässt.

Der Hindu-Gott Shiva in seinem Aspekt des Tänzers Shiva Nataraj (König des Tanzes) ist ein Ursymbol der kosmischen Bewegung und der schöpferischen Kraft. Sein ekstatischer Tanz wird zum Sinnbild des Lebens und der Liebe. Alles entsteht und vergeht, das Rad des Lebens lässt sich nicht anhalten. Der ewige Kreislauf der Natur durchdringt alle Aspekte des Seins, und wenn wir uns dem Fluss der Liebe hingeben, versinken wir in dem Strudel der Ekstase.

Die indische Mythologie berichtet von drei Ursprungs-Gottheiten, die das Universum zusammenhalten. Brahma ist der Schöpfer aller Welten, Vishnu hat die Rolle der erhaltenden und nährenden Kraft übernommen, und Shiva sorgt dafür, dass die Schöpfung wieder zerstört wird, um sich neu entfalten zu können. In vielen indischen Statuen und Bildern wird er als Tänzer Nataraj dargestellt, der den Tanz des Lebens tanzt. Anmutig schwingt er das linke Bein in die Luft, und seine vier Arme verkörpern die Himmelsrichtungen. Das rechte Bein steht auf einem Zwerg, den er zertritt und der für Unwissenheit und Ignoranz steht. Die obere rechte Hand hält eine kleine Trommel, die zu einer Acht geformt ist. Sie soll die Vereinigung der männlichen und weiblichen Energien darstellen. Die anderen Hände halten Feuer als Zeichen der Zerstörung, und gleichzeitig sollen sie den Betrachter auch beruhigen, dass alles, was geschieht, seine Ordnung hat. Schlangen, die Kräfte der Transformation, winden sich um seine Gelenke, und ein Totenkopf sitzt auf seinem Haupt und demonstriert seine Macht über den Tod. Gleichzeitig beherbergt sein Haar auch die Schöpfungsgöttin Ganga, die aus ihm herabfließt. Sein drittes Auge auf der Stirn ist weit geöffnet und strahlt Wissen und Bewusstheit aus.

Unzählige Mythen ranken sich um Shiva, einen der Lieblingsgötter der Inder, und auch der Tanz hat in der indischen Kultur eine zentrale Funktion. Die Inder haben erkannt, dass die Natur des menschlichen Daseins und der Liebe sich nur sehr unzureichend durch Worte vermitteln lässt. Der menschliche Verstand ist ein wunderbares Werkzeug, aber in der Liebe oft völlig nutzlos.

Versuchen Sie mehr auf die Sprache Ihres Körpers zu vertrauen, und wenn Sie spüren, dass Ihre Kommunikation stagniert, umarmen Sie sich, und fühlen Sie Ihren Geliebten in seiner einzigartigen Vollkommenheit. Überlassen Sie Ihren Körpern die Führung, Sie müssen nicht viel tun, jede winzige Bewegung kann unendlich tief gehen und Sie in Ihrem Innersten berühren.

Tantra-Sexercises

Für die Übungen und das nachfolgende Ritual benötigen Sie:

- Trance oder World Music, beispielsweise
  - Buddha Bar I–IV
  - »Nirvana Lounge« von Claude Challe
  - »Professor Trance« von Frank Nathale
  - oder andere Musik, die Ihnen gefällt
- Bequeme und phantasievolle Kleidung
- Lust auf Bewegung und Sinnlichkeit

Die Freude an der eigenen Beweglichkeit wird Ihr Körpergefühl positiv beeinflussen und Ihnen noch mehr Lust auf Liebe machen. Der Mangel an Bewegung ist in unserer technisierten Gesellschaft leider weit verbreitet, und das führt nicht nur zu Schmerzen im Bewegungsapparat, sondern auch zu sexueller Unlust und Trägheit.

Die nachfolgenden Übungen sind speziell für dieses Buch entwickelt worden und stellen eine Verbindung dar aus Tanz und fernöstlichen sowie westlichen Bewegungssystemen. Feldenkrais, Yoga, Qi Gong und Tai Chi trainieren nicht nur Ihren Körper, sondern harmonisieren gleichzeitig auch Seele und Geist. Sie werden sich dadurch beweglicher, entspannter und voller Energie fühlen. Durch die Verbindung mit Elementen aus dem Tantra wird sich noch mehr Lust auf Liebe einstellen.

Weitere Übungen finden Sie in meinem Buch »Happy Body & Soul Training« (siehe Literatur Seite 256).

Die Tänzer

Balance und Vertrauen lernen. Bei diesem Tantra-Sexercise lernen Sie, sich dem Partner anzuvertrauen, und außerdem wird der Magen-Meridian aktiviert, der für innere Gelassenheit steht. Nach der traditionellen chinesischen Medizin sind alle Organe mit Meridianen, Energiebahnen, verbunden, die durch unseren Körper laufen. Sie können durch ganz bestimmte Dehnungen angeregt werden.

Die beiden Partner stehen sich mit etwas Abstand gegenüber, sodass jeder die ausgestreckte Hand des anderen berühren kann. Schließen Sie die Augen, und atmen Sie einige Male tief ein und aus. Spüren Sie die Verbundenheit mit Ihrem Geliebten. Die nachfolgende Übung wird von beiden Partnern gleichzeitig ausgeführt.

Die Frau beugt das rechte Bein nach hinten, sodass die Ferse in Richtung Gesäß zeigt, und hält den Fuß mit der rechten Hand. Gleichzeitig wird der linke Arm nach vorne gestreckt, bis er diagonal nach oben zeigt. Das rechte Bein wird in dieser Position so weit nach hinten gestreckt, wie dies bei der Handhaltung möglich ist. Der Oberkörper beugt sich dadurch leicht nach vorne. Das Gewicht wird vom linken Bein getragen.

Der Mann hält das linke Bein nach hinten gebeugt, das er mit der linken Hand festhält. Er steht auf dem rechten Bein und streckt seinen rechten Arm diagonal nach oben.

Beide Partner berühren sich mit ihren ausgestreckten Händen, sodass die Arme ein Dreieck bilden. Sie können sich so gegenseitig in der Balance halten. Sehen Sie beide sich dabei in die Augen, spüren Sie die Verbindung zu Ihrem Partner, und stellen Sie sich vor, wie Sie sich gegenseitig über Ihre Hände Liebe schicken und sich Ihre nach oben gestreckten Fingerspitzen mit der kosmischen Liebesenergie verbinden. Bleiben Sie zirka 10 Atemzüge lang in dieser Position und wechseln Sie dann das Bein. Wiederholen Sie jede Seite dreimal.

Der Baum der Ekstase

Zur eigenen Mitte finden. Bei dieser Übung lernen Sie, sich zu zentrieren und dadurch mit Ihrem Partner zu einer harmonischen Einheit zu verschmelzen. Gleichzeitig wird dabei der Leber-Meridian aktiviert, der im ausgeglichenen Zustand für die Neugierde am Leben und für inneres Wachstum steht.

Beide Partner stehen nebeneinander. Die linke Körperseite des Mannes berührt dabei die rechte Körperseite der Frau. Fassen Sie sich einige Augenblicke an den Händen, schließen Sie dabei die Augen, und fühlen Sie die Wärme und Lebendigkeit Ihres Liebespartners. Die nachfolgende Übung wird von beiden Partnern gleichzeitig ausgeführt.

Die Frau beugt ihr linkes Bein, das Knie zeigt dabei nach außen, und stützt den linken Fuß auf der Innenseite des rechten Beins ab. Die Hände werden dabei vor der Brust gefaltet. Sie versucht, in sich zentriert zu sein und ihr Gleichgewicht zu finden.

Der Mann beugt sein rechtes Bein, das Knie zeigt dabei nach außen, und stützt den rechten Fuß auf der Innenseite des linken Beins ab. Die Hände werden dabei vor der Brust gefaltet. Er versucht, seine Körpermitte zu finden.

Die Liebespartner wachsen zu einem Baum zusammen. Wenn jeder von Ihnen seine eigene Mitte gefunden hat, können Sie sich auf die Körperseite konzentrieren, die mit dem Partner verbunden ist, und sich vorstellen, dass Sie zu einem kraftvollen Baum zusammengewachsen sind und gemeinsam noch erfolgreicher und stärker sind. Achten Sie auf Ihren Atem; er hilft Ihnen, sich nicht beim anderen abzustützen, sondern die Kraft aus der eigenen Körpermitte zu finden. Drehen Sie sich dann um 180 Grad und beugen Sie das andere Bein. Wiederholen Sie jede Seite dreimal.

Die Schlangenkraft erwecken

Die sexuelle Energie erwecken. Bei dieser Übung wird die Kundalini-Kraft im Lendenwirbelbereich aktiviert; sie dient deshalb als wunderbares Vorspiel für die Liebe, vor allem, wenn Sie sich beide ein wenig müde oder gestresst fühlen. Gleichzeitig weitet sich dabei der Brustkorb, wodurch Herz und Lungen angeregt werden.

Beide Partner knien sich gegenüber und sitzen auf den Fersen. Ihre Knie berühren sich fast, die Hände liegen entspannt auf den Oberschenkeln, und mit geschlossenen Augen konzentrieren Sie sich auf Ihren Hüftbereich.

Beide Partner drücken die Hüfte nach oben und halten dabei den linken Fußknöchel mit der linken Hand und den rechten Fußknöchel mit der rechten Hand. Der Rücken ist nach hinten gebogen, das Gesicht ist parallel zur Zimmerdecke. Ihre beiden Hüften berühren sich. Atmen Sie tief in den Beckenbereich, und fühlen Sie, wie sich die sexuelle Energie in Ihnen entfaltet. Halten Sie diese Position so lange wie Sie können, und gehen Sie dann langsam wieder in die Ausgangshaltung zurück. Wiederholen Sie diese Übung fünfmal.

Die Herzbrücke

Die Gefühle fließen lassen. Diese Übung hilft Ihnen, Blockaden im emotionalen Bereich zu lösen und die Liebesenergie in Fluss zu bringen. Bei dieser Körperhaltung wird der Herz-Meridian gestärkt, und gleichzeitig entsteht in Ihnen die Sicherheit, sich dem Partner zu öffnen und alle Gefühle zuzulassen.

Beide Partner sitzen sich am Boden gegenüber, die Füße sind aufgestellt. Stützen Sie sich zunächst mit den Händen ab, und strecken Sie Ihre Füße nach oben, bis Ihre Fußsohlen die Ihres Partners berühren. Ihre Beine bilden eine Brücke und sind in der Luft.

Umarmen Sie sich nun selbst. Dabei liegt der rechte Arm über dem linken Arm. Halten Sie diese Position, solange Sie können. Nach einiger Zeit werden Sie feststellen, dass Ihr Körper leicht ins Zittern gerät. Versuchen Sie, trotzdem diese Position zu halten und dabei die Energie Ihres Partners über die Verbindung der Fußsohlen zu spüren. Lassen Sie all Ihre Gefühle zu.

Die Liebesschaukel

Den Beckenbereich aktivieren. Die folgende Übung verhilft Ihrer Hüfte zu größerer Beweglichkeit und aktiviert damit auch die sexuelle Energie. Gleichzeitig wird der Leber-Meridian angeregt und Emotionen wie Gereiztheit und Aggression können ausgeglichen werden.

Beide Partner sitzen sich mit weit geöffneten Beinen am Boden gegenüber und halten sich an den Händen. Achten Sie darauf, dass Sie die Beine nicht zu weit öffnen, damit Sie sich keine Zerrung zuziehen, wenn Sie abwechselnd den Partner zu sich heranziehen und dabei mit dem Oberkörper nach hinten ausweichen. Es entsteht dabei eine Vor-und-zurück-Bewegung, und das erinnert an eine Schaukel. Ziehen Sie anfangs sehr sanft, später können Sie ein wenig stärker ziehen.

Erotische Rückenmassage

Sich gegenseitig den Rücken stärken. Bei dieser Übung dürfen Sie sich entspannen und sich dem Partner ganz anvertrauen. Gleichzeitig lernen Sie Ihre Körperwahrnehmung zu intensivieren und sich funktional zu bewegen.

Beide Partner sitzen am Boden Rücken an Rücken. Schließen Sie die Augen, und spüren Sie die Verbindung zu Ihrem Liebsten.

Einer von Ihnen beginnt, sich langsam zu bewegen, und der andere passt sich der Bewegung an. Nach einer Weile tauschen Sie die Rollen. Sprechen Sie nicht bei dieser Übung, sondern kommunizieren Sie ausschließlich mit Ihrem Rücken. Nach einer Weile können Sie auch versuchen, Ihre Rücken aneinander zu lehnen und dabei zum Stehen zu kommen. Bewegen Sie sich im Stehen in alle Richtungen, und setzen Sie sich schließlich wieder auf den Boden. Zu dieser Übung können Sie auch eine fließende Musik auflegen und sich meditativ bewegen. Bleiben Sie am Ende noch eine Weile ruhig aneinander gelehnt sitzen, und genießen Sie die Verbundenheit über Ihren Rücken.

Beckenbodentraining

Gymnastik für die Sexualorgane. Diese Übung wird Ihr sexuelles Repertoire um einige Raffinessen erweitern. In fernöstlichen Ländern wurden insbesondere Sklavinnen hoch gehandelt, die sich auf Kabbazah verstanden. Sie konnten den Mann zum Orgasmus bringen, ohne dabei den Körper zu bewegen. Sie massierten seinen Penis alleine durch die Muskelkraft ihrer Vagina. Wenn Sie die Kontrolle über Ihren Beckenboden (der Bereich zwischen Anus und Harnröhre) haben, können Sie den Orgasmus besser steuern, und deshalb ist diese Übung eine wichtige Voraussetzung für den multiplen Ganzkörperorgasmus.

Sie können diese Übung alleine trainieren oder gemeinsam mit Ihrem Partner. Setzen Sie sich auf einen Stuhl oder auf den Boden, und versuchen Sie, nacheinander die drei verschiedenen Bereiche Ihres Beckenbodens anzuspannen und dann wieder loszulassen.

Beginnen Sie mit dem vorderen Bereich der Beckenbodenmuskulatur, der die Harnröhre mit einbezieht. Stellen Sie sich vor, dass Sie den Urinstrahl beim Wasserlassen anhalten und dann wieder loslassen. Spüren Sie genau, welche Muskeln Ihres Beckenbodens Sie dabei anspannen und loslassen (zehnmal).

Der mittlere Bereich des Beckenbodens ist bei der Frau die Vagina und beim Mann das Perineum. Konzentrieren Sie sich darauf, diesen Teil der Muskulatur mindestens zehnmal zusammenzuziehen und wieder loszulassen.

Der hintere Bereich des Beckenbodens ist mit der Muskulatur des Schließmuskels verbunden. Konzentrieren Sie sich auf Ihren Anus, und spannen Sie ihn zehnmal an.

Beckenwandern. Setzen Sie sich breitbeinig auf den Boden, die Füße sind aufgestellt. Stellen Sie sich vor, dass Sie sich mit dem Becken vorwärts bewegen wollen, und spannen Sie dabei abwechselnd die linke und die rechte Seite Ihres Beckens an. Bewegen Sie sich langsam vorwärts, indem Sie mal die rechte und mal die linke Seite Ihres Beckens nach vorne schieben.

Hüpfen. Wenn Ihre Beckenbodenmuskulatur sehr gut trainiert ist, können Sie versuchen, diesen Bereich sehr schnell und stark anzuspannen und dabei zu hüpfen. Keine Sorge, wenn es nicht auf Anhieb gelingt. Übung macht den Meister.

Erotischer kreativer Tanz

Orientalischer Tanz der Götter

Obwohl die meisten Männer vor orientalischen Tanzbewegungen eher zurückschrecken, ist diese Tanzübung für Männer und Frauen gedacht. Die besten Bauchtänzer sind oft auch Männer. Ihre Hüfte wird sich mit Sicherheit über die runden Bewegungen freuen, und Ihr Liebesspiel wird davon profitieren. Sie sollten für diese Übungen weiche fließende Kleider oder Hosen tragen und sich schmücken, sodass Sie sich als Gott oder Göttin fühlen können. Legen Sie eine orientalische Musik auf oder auch sinnliche World Music. Üben Sie die verschiedenen Bewegungen einzeln, und lassen Sie diese dann frei in Ihren Tanz einfließen.

Der Kreis: Stellen Sie sich vor Ihren Partner, und schieben Sie Ihre Hüfte zu einer Seite und wieder zur Mitte zurück. Wiederholen Sie diese Bewegung einige Male, bis sie Ihrem Körper vertraut ist. Verlagern Sie dann Ihr Gewicht auf das andere Bein, und schieben Sie Ihre Hüfte zur anderen Seite. Einige Male wiederholen, bevor Sie beginnen, Ihr Becken nach vorne und nach hinten zu schieben. Verbinden Sie dann diese vier Richtungen zu einem Kreis. Der Kreis ist ein weibliches Ursymbol der großen Göttin und wurde wahrscheinlich bereits in den ersten Tempeltänzen zu Ehren der Muttergöttin getanzt. Ein Kreis hat weder Anfang noch Ende, er symbolisiert den Kreislauf der Natur und das Rad der ewigen Wiederkehr des Lebens.

Die Acht: Lassen Sie Ihr Becken einige Male nach links und nach rechts kreisen. Stellen Sie sich dann vor, dass Ihr Becken eine liegende Acht beschreibt. Schieben Sie dazu das Becken nach links, ein wenig nach vorne und anschließend diagonal nach rechts hinten. Schieben Sie Ihr Becken jetzt nach vorne und von dort nach links hinten. Versuchen Sie, diese Bewegung rund und gleichmäßig auszuführen. Eine Acht besteht aus zwei nebeneinander liegenden Kreisen und gilt als Zeichen der Unendlichkeit.

Die Spirale: Beginnen Sie mit einem kleinen Kreis Ihres Beckens, den Sie spiralförmig immer größer werden lassen. Wenn Sie das Maximum Ihres Bewegungsradius erreicht haben, wird der Kreis wieder kleiner. Stellen Sie sich dafür vor, dass Sie eine Spirale in den Raum zeichnen wollen, kreisen Sie nach außen und dann wieder nach innen. Diese Tanzform ist ein weiteres Ursymbol des Lebens. Alles Sein wächst aus spiralförmigen Bewegungen.

Die Schlange: Stellen Sie sich vor, dass Sie eine Schlange sind, und begeben Sie sich mit wellenförmigen Bewegungen in die Hocke und dann wieder nach oben. Sie können dabei mit der Hüfte nach links und rechts oder nach vorne und hinten ausweichen. Die Arme sind dabei vor dem Körper und überkreuzen sich. Die Schlange wird in der indischen Mythologie mit der Lebensenergie in Verbindung gebracht, bei den nordamerikanischen Indianern steht sie für Transformation, und sogar das Christentum hat ihre Macht hervorgehoben: Im Neuen Testament ist sie die Verführerin, die Eva den Apfel der Erkenntnis reicht.

Arme: Lassen Sie Ihre Arme völlig frei mitschwingen, so wie Sie das gerne möchten. Stellen Sie sich vor, dass Sie eine Göttin oder ein Gott sind und in einem wunderschönen Tempel tanzen und das ganze Universum durch Ihren Tanz erschaffen. Genießen Sie die Sinnlichkeit Ihrer Bewegungen, vergessen Sie Ihren Kopf, und spüren Sie den Tanz in Ihrem Körper und in Ihrer Seele.

Raumrichtungen: Wenn Sie die Tanzbewegungen beherrschen, können Sie Ihren Tanz noch abwechslungsreicher gestalten, indem Sie sich in bestimmten Richtungen durch den Raum bewegen. Ihr Tanz wird für den Zuschauer, beispielsweise Ihren Geliebten, noch eindrucksvoller werden, je bewusster Sie sich Ihrer eigenen Bewegungen sind. Sie können deshalb verschiedene Raumrichtungen üben und einen Kreis, eine Acht oder eine Spirale tanzen.

Der ekstatische Tanz: Vergessen Sie am besten alles, was Sie je über Tanz gelernt haben. Geben Sie sich dem Rhythmus der Musik völlig hin, und überlassen Sie Ihrem Körper die Führung. Er wird sich an Bewegungen erinnern, die Ihnen nicht mehr präsent waren, und sich spielerisch in verschiedene anmutige Figuren formen. Vertrauen Sie der Weisheit Ihres Körpers, und freuen Sie sich über Ihren Tanz!

Das Mudra der Liebenden

Mudras sind fernöstliche Handhaltungen, die ganz bestimmte Bedeutungen haben und die auch die Energie im Körper beeinflussen. Sie basieren auf der Lehre der Energiebahnen, die durch die Finger laufen und zu unterschiedlichen Zwecken aktiviert werden können. Sie müssen aber kein Vorwissen in Akupunktur mitbringen, um sich an einem Mudratanz zu erfreuen. Überlassen Sie die Führung Ihren Händen, und bleiben Sie ein aufmerksamer Beobachter Ihres eigenen Tanzes.

Das Liebesmudra finden. Schließen Sie die Augen, und warten Sie darauf, bis sich Ihre Hände von alleine zu bewegen beginnen. Folgen Sie dem Tanz der Hände mit Ihrem inneren Auge, und lassen Sie die Bewegung aus sich selbst heraus entstehen. Formen Sie mit den Fingern unterschiedliche Handhaltungen, und lösen Sie diese wieder auf. Stellen Sie sich jetzt Ihren Partner vor, und stimmen Sie sich auf ihn ein. Versuchen Sie, rein intuitiv eine

Handhaltung zu finden, die ihm jetzt gut tun würde, öffnen Sie Ihre Augen wieder, und legen Sie Ihre Hand an verschiedene Körperstellen Ihres Geliebten. Spüren Sie, wie die Liebesenergie von Ihrem Herzen über Ihre Hand zu Ihrem Partner fließt. Sie können diesen Liebestanz beide gleichzeitig ausführen und sich gegenseitig das Mudra auflegen. Dieser Tanz Ihrer Hände ist nicht nur äußerst anmutig und erinnert an indische Tempeltänze, sondern er ist auch sehr wirkungsvoll und kann Entspannung, Reinigung, Kraft und Liebe auf den Partner übertragen.

Yin-Yang-Tanz

Bei dieser Tanzübung lernen Sie, sich aufeinander einzustimmen sowie passiv und aktiv miteinander zu verbinden. Auch in der Liebe macht es einfach mehr Spaß, wenn Sie öfter einmal die Rollen tauschen und mühelos von der einen in die andere Rolle gleiten können. Durch die ungewöhnliche Aufgabenstellung lernen Ihre Körper, neue Positionen und Liebesstellungen zu finden, die in keinem Buch beschrieben sind und völlig aus Ihnen selber heraus entstehen.

Rollentausch. Bei diesem erotischen Tanzspiel übernimmt einer von Ihnen die Rolle der aktiven Yang-Energie und der andere die Rolle der eher passiven Yin-Energie. Der passive Partner legt seine Hand auf den Unterarm des Partners, sie bleibt während der ganzen Tanzübung wie festgeklebt und lässt sich von den Bewegungen des Partners führen. Der aktive Partner sollte darauf achten, dass sein Tanz sehr langsam ist, sodass der andere ihm folgen kann. Sie müssen sich auch nicht pausenlos bewegen, sondern können in einer schönen Position innehalten und die Nähe Ihres Geliebten fühlen.

Der kreative Tanz der Liebe. Durch diese kleine Tanzstudie können Sie lernen, Ihre Körper in ungewohnte Positionen zu bewegen, und den Reiz der neuen Stellung genießen. Der Tanz sollte natürlich nicht nur erotisch sein, sondern darf auch zum Liebesspiel werden. Behalten Sie auch bei der körperlichen Vereinigung die gleiche Leichtigkeit bei, die Sie in diesem Yin-Yang-Tanz geübt haben.

Der sinnliche Spiegel

Bei dieser einfachen Tanzbegegnung können Sie Ihre Beobachtungsgabe trainieren und gleichzeitig viel Spaß haben, denn die Imitation ist ein grundlegendes Element der Kommunikation bei Tieren und Menschen.

Den anderen imitieren. Einer von Ihnen, Partner A, beginnt und nimmt eine bestimmte Haltung ein, die er sich aussuchen kann, Partner B sitzt oder steht gegenüber und imitiert die Haltung. Partner A bestimmt die Bewegung und wird von seinem Gegenüber gespiegelt. Sie dürfen sich auch selber dabei anfassen oder Ihren Geliebten berühren und damit den Auftakt zur Liebe machen.

Erotischer Stellungswechsel

Diese Tanzübung hilft Ihnen vor allem, neue Stellungen zu erkunden, die Sie später auch in der sexuellen Verbindung ausprobieren können. Am besten tanzen Sie diesen Tanz nackt, denn dann sind Sie flexibel, wenn Ihre Körper sich einander annähern wollen.

Eine Körperhaltung ergänzen. Partner A nimmt eine Ausgangsstellung ein, und Partner B findet eine Möglichkeit, diese Haltung zu ergänzen und damit eine Einheit zu bilden. Er kann Partner A von hinten umschlingen, sich auf ihn legen, ihn mit seinen Beinen umwickeln oder ihn einfach mit der Fußspitze berühren. Halten Sie ein wenig in dieser Stellung inne und fühlen

Sie die Verbundenheit zwischen Ihnen beiden. Dann bewegt sich wieder Partner A – Partner B hält seine Position – und sucht sich eine neue Haltung, die dann wieder von B ergänzt wird. Es bewegt sich also immer nur einer von Ihnen und der andere ergänzt diese Haltung. Anschließend werden die Rollen gewechselt.

Die Eroberung

Bei diesem Tanzspiel dürfen Sie verschiedene Rollen ausprobieren und Ihren Geliebten verführen.

Die Gunst der Stunde. Stellen Sie sich vor, dass Sie Ihren Liebsten erobern und ihn nach allen Regeln der Kunst verführen wollen.

Zunächst darf die Frau den Mann verführen, und zwar womit sie Lust hat. Machen Sie vor Ihrem Geliebten einen kleinen Striptease, spielen Sie die schüchterne Prinzessin oder das unschuldige Mädchen, den Vamp oder die böse Hexe. Trauen Sie sich, verschiedene Rollen auszuprobieren. Es muss auch nicht ernsthaft zugehen, Sie können dabei ruhig albern sein.

Der Mann darf seine Geliebte erobern. Vielen Männern fällt es nicht so leicht, sich über Tanz und Bewegung auszudrücken, aber das Üben lohnt sich und wird sich auch auf Ihr Liebesleben positiv auswirken. Werden Sie gerne auch ein wenig theatralisch, sinken Sie vor Ihrer Liebsten auf die Knie, singen Sie Ihr ein Liebeslied, umgarnen Sie die Frau Ihrer Träume, und natürlich dürfen Sie auch ein wenig direkter werden.

Sinnlicher Trancetanz

Bei diesem Tanz haben Sie beide die Augen verbunden und erleben die Welt mit all Ihren anderen Sinnen. Wählen Sie dazu eine Trance oder Ambient Music aus, beispielsweise »Professor Trance«.

Zu sich selbst finden. Beginnen Sie diesen Tanz zunächst allein. Warten Sie darauf, bis Ihr Körper sich zu bewegen beginnt. Niemand sieht Ihnen zu, und Sie dürfen sich erlauben, ganz authentisch zu sein. Lassen Sie die Bewegungen fließen, und überlassen Sie sich der Weisheit Ihres Körpers. Vielleicht werden Sie feststellen, dass Sie in Bewegungsabfolgen geraten, die Ihnen fremd und eben erst aus Ihnen entstanden sind. Auch heftige Gefühlsausbrüche dürfen sich einstellen. Lassen Sie alles zu, was sich in Ihnen ausdrücken möchte.

Die Liebesbegegnung. Nach einer Weile können Sie auch Kontakt aufnehmen mit Ihrem Partner. Ihre Bewegungen sollten dabei sehr behutsam sein, denn wenn die Sinne eingeschränkt sind, erhöht sich damit auch die Sensibilität. Genießen Sie die sanfte Berührung Ihres Liebespartners, und verschmelzen Sie in der Ekstase des Augenblicks.

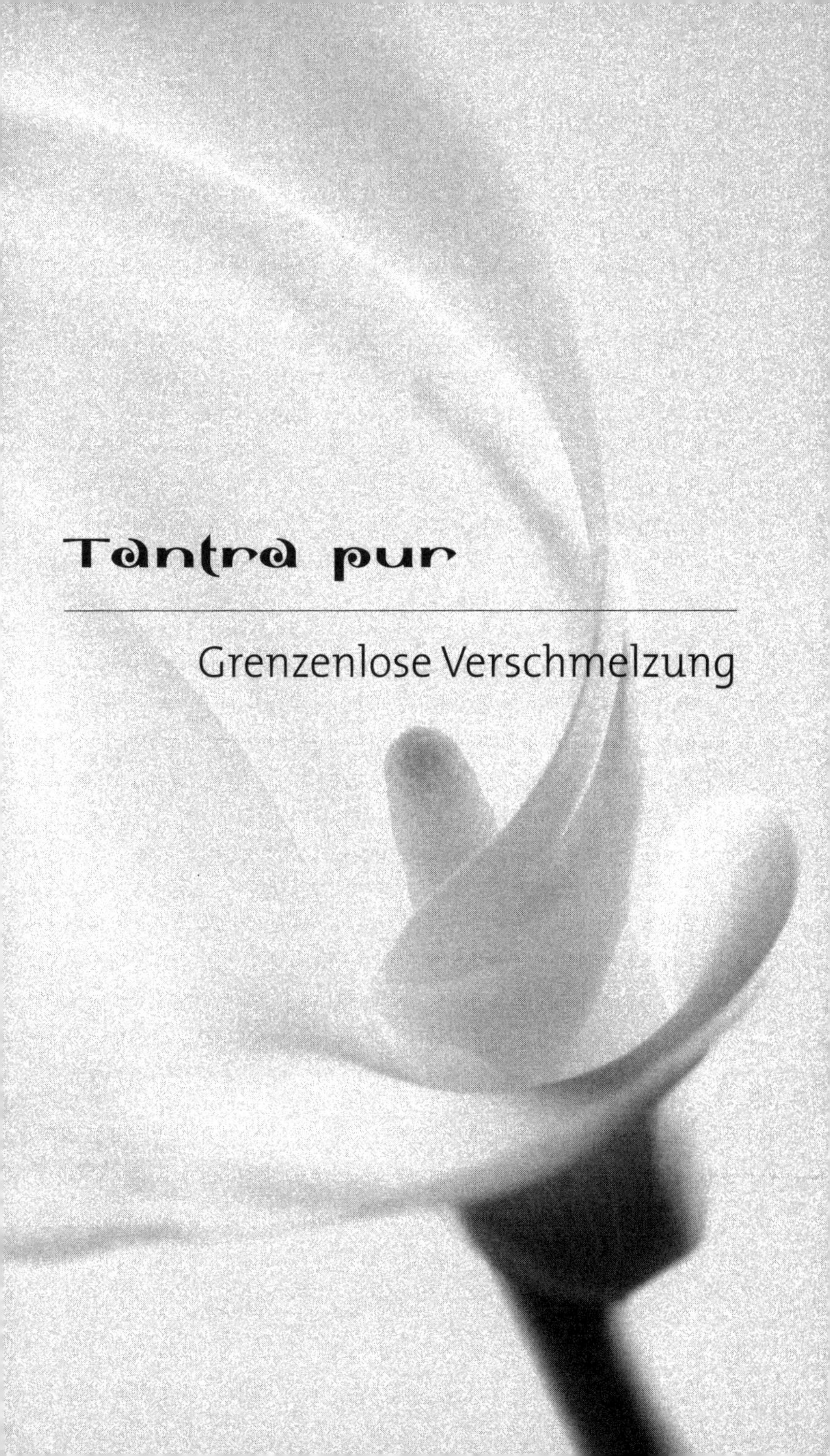

Tantra pur

Grenzenlose Verschmelzung

Valentinstag 3003

Haben Sie sich schon einmal vorgestellt, wie es wäre, als Superman in die Zukunft zu fliegen oder an zwei Orten zur gleichen Zeit zu leben? Eine unerklärliche Sehnsucht trieb mich dazu, die Grenzen der menschlichen Existenz überschreiten zu wollen. Vielleicht wurde ich deshalb Forscher. Ich hatte niemals geheiratet, denn meine Leidenschaft entwickelte sich eher beim Anblick einer wissenschaftlichen Statistik als in den Armen einer Frau.

An jenem Morgen des 14. Februar 2002 versorgte ich die letzten Drähte an meiner Zeitmaschine und bereitete mich darauf vor, einen ersten Versuch zu starten. Ich hatte diesen Tag ganz bewusst gewählt, denn während sich die Valentinspaare ihren ach so romantischen Gefühlsausbrüchen hingaben, wollte ich Neuland betreten. Ich überlegte mir lange, was ich anziehen sollte zu meinem Besuch in der Zukunft, denn ich wollte ja nicht sofort als Zeitreisender entlarvt werden. Ob man in tausend Jahren wohl noch Anzug und Schlips trug oder Jeans? Ich setzte mich mit klopfendem Herzen in die Zeitmaschine und versuchte, mich auf meine Entspannungsübungen zu konzentrieren, die ich in dem Kurs »Autogenes Training für Anfänger« gelernt hatte.

Endlich drückte ich auf den grünen Startknopf – und hatte das Gefühl, mich in einen spiralförmigen Drehwurm zu verwandeln. Die Grenze meines Körpers schien sich für unbestimmte Zeit völlig aufzulösen, das Gefühl unendlicher Weite und totaler Freiheit durchflutete mich. Leider hielt diese Empfindung nicht lange an, und plötzlich fühlte ich meine chronischen Rückenschmerzen wieder ganz deutlich.

Als ich mich umsah auf dem Planeten Erde im Jahre 3003, entdeckte ich zunächst wenig Erfreuliches. Ich war in einer Wüste gelandet und spürte eine äußerst unangenehme trockene Hitze, wie ich sie vorher noch nie erlebt hatte. Ich muss an dieser Stelle betonen, dass ich diesen Ort sorgsam ausgewählt hatte. Hier war früher einmal New York, und nun war nichts mehr davon vorhanden. Die Frage, ob ich mit meinem sportlichen Anzug korrekt angezogen war, erübrigte sich damit. Zum Glück hatte ich meine Maschine so programmiert, dass ich in genau vierundzwanzig Stunden wieder abgeholt werden würde, egal, wo ich mich befand. In der Ferne sah ich einige Felsen, und in der Hoffnung, ein wenig Schatten zu finden und der glühenden Sonne zu entkommen, machte ich mich auf den Weg. Ich war erstaunt darüber, nicht ein einziges Tier zu sehen, keinen in der Sonne badenden Skorpion und nicht einmal eine neugierige Wüstenmaus. Totenstille umgab mich. Der Schweiß lief mir in Strömen über die Stirn. Nie im Leben wäre ich darauf gekommen, dass das Leben in der Zukunft nicht mehr existieren könnte.

Zuerst hörte ich nur ein zartes Summen und dachte, dass ich mir dieses Geräusch nur einbildete. Aber als ich genauer hinhörte, vernahm ich deutlich die Töne einer wunderschönen Melodie. Wenn ein Mensch all seine Empfindungen in einem einzigen Lied ausdrücken wollte, dann wäre es in diesem Gesang. Ich verliebte mich in diese wundersame Stimme …

Plötzlich sah ich die schöne Unbekannte vor mir auf einem kegelförmigen Felsen stehen, gehüllt in ein langes weißes Kleid, und ihre schneeweißen Haare fielen ihr bis zu den Hüften. Die schlanken Arme hatte sie nach oben gestreckt und den Kopf in den Nacken gelegt, so als ob sie die Mächte des Himmels mit ihrem Lied erweichen wollte. Eine Weile beobachtete ich sie – ich fühlte mich in meinem Innersten tief berührt –, dann ging ich auf sie zu und fragte: »Wer sind Sie? Gibt es außer Ihnen denn niemanden sonst hier?« Sie verstummte und schaute mich an, als ob sie mich erwartet zu haben schien. Das verwirrte mich ein wenig, denn schließlich kam es sicherlich nicht alle Tage vor, dass sich ein Fremder in diese Gegend verirrte.

»Endlich bist du gekommen, mein Geliebter«, sagte sie mit einer ungewöhnlich sanften Stimme, »ich begann bereits daran zu zwei-

feln, dass du es jemals schaffen würdest, mich zu finden. Ich war traurig, und nur mein Gesang hat mir die Kraft gegeben, weiter auf dich zu hoffen.«

Wie anfangs bereits betont, bin ich bisher nicht gerade als Herzensbrecher aufgefallen, und deshalb war ich regelrecht entsetzt darüber, offensichtlich zum Gegenstand einer Verwechslung geworden zu sein.

»Ich bin natürlich geehrt über die Rolle, die Sie mir zugewiesen haben. Ich muss allerdings gestehen, dass ich mich im Augenblick doch ein wenig überfordert fühle. Sind wir uns denn schon einmal begegnet? Ich heiße übrigens Eduard, und Sie? Wir können uns natürlich auch duzen«, antwortete ich, und die Absurdität dieser Situation wurde mir schlagartig bewusst.

»Ich bin Esmeralda. Die letzte Überlebende auf dem Planeten Erde. Ich bin eine der weisen Frauen und habe gelernt, die Kraft der Sonne zu essen und die kühlende Sanftheit des Mondes zu trinken. Meine Zellen atmen Licht und senden Liebe über diesen Planeten. Das war meine Aufgabe in den letzten dreihundert Jahren, und ich habe sie bisher treu erfüllt.«

»Mein Gott, sagtest du dreihundert Jahre, oder habe ich mich da verhört?« Sie lachte ein glucksendes Lachen, voller Leichtigkeit und Wärme.

»Nein, nein, das ist schon richtig so – ich bin uralt. Auch wenn man mir das nicht so sehr ansieht«, fügte sie mit einem klitzekleinen Anflug von Stolz hinzu.

»Nun, wie eine junge Frau siehst du natürlich nicht mehr aus, aber auf dreihundert hätte ich dich wirklich nicht geschätzt, vielleicht auf höchsten achtzig oder so.« Ich weiß nicht, ob sie das als Kompliment auffasste, aber zumindest sah sie nicht beleidigt aus. »Was ist denn hier passiert«, fragte ich neugierig weiter, »eigentlich dachte ich, hier eine große Stadt vorzufinden.«

»Denk nach, Junge, wohin hat der technische Fortschritt die Menschen gebracht? Zu Mitgefühl, Freude und Harmonie?«

An dieser Stelle lachte sie wieder, aber diesmal lag ein trauriger Zug auf ihren blassen Lippen. Es war schon eine Weile her, dass ich als »Junge« bezeichnet wurde, immerhin hatte ich bereits siebenunddreißig Jahre auf meinem Buckel. Dann fuhr sie fort:

»Der so genannte Fortschritt der Menschheit hat zu mehr und mehr Habgier und Machtkämpfen geführt. Es hätte genug für alle vorhanden sein können, aber einige wenige konnten es nicht ertragen, dass sie nicht alles besitzen konnten. Schließlich gab es eine gewaltige Explosion, und alles Leben wurde ausgelöscht. Daran hatten die Menschen trotz aller wissenschaftlichen Untersuchungen nicht gedacht. Dabei war es naheliegend, jeder halbwegs empfindsame Mensch hätte es wissen müssen. Danach gab es nichts mehr auf diesem Planeten, weder die zähen Ratten noch die widerstandsfähigen Skorpione konnten dieses Gift überleben. Nur ich blieb übrig, frag mich nicht, wieso gerade ich. Ich wurde auserwählt von der Großen Mutter allen Seins, diese Erde zu hüten, bis ich eines Tages von meinem Geliebten erlöst werden würde. Du musst wissen, dass ich niemals sterben kann. Nur du kannst mir helfen, dass mein einsames Leben auf diesem Planeten ein Ende hat.«

Ich war sprachlos und dachte an meine Geschichten, die ich mir als kleiner Junge immer ausgedacht hatte. Sollte mein Wunsch nach Heldentum nun doch noch in Erfüllung gehen? In Erwartung der mir bevorstehenden Aufgaben fragte ich:

»Was muss ich tun, du weise Schöne, um dich aus deiner Einsamkeit zu befreien? Ich bin zu allen Schandtaten bereit und habe noch ungefähr zwanzig Stunden Zeit, um dir einen vergoldeten Apfel zu stehlen, einen imaginären Drachen zu töten oder Scherzfragen zu beantworten.« Ich blickte in ihre tiefblauen Augen, und ein mitleidiges Lächeln spielte um ihre Lippen.

»Ich bin mir nicht sicher, ob du dich dieser Aufgabe gewachsen fühlen wirst, mein Geliebter«, flüsterte sie, sodass ich mich richtig anstrengen musste, diesen Satz zu verstehen.

»Na klar, ich bin allen Herausforderungen gewachsen! Ich war

schon immer ganz gut in Sport und bin auch sonst kein ängstlicher Mensch«, erwiderte ich selbstbewusst.

»Darum geht es nicht. Wie steht es mit der Liebe, wie sehr bist du bereit, einen anderen Menschen zu lieben und dich selbst dabei zu vergessen?«

»Das Ganze noch mal auf Deutsch bitte, du weise Fee. Was hat meine Liebesfähigkeit denn mit deiner Rettung zu tun? Naja, du bist da natürlich schon auf einen Schwachpunkt bei mir gestoßen.« Sie lachte wieder, diesmal ein wenig wehmütig, und dabei schaute sie mir mit unendlicher Güte in die Augen.

»Es gibt für mich nur einen einzigen Weg, wie ich zurückkehren kann in meine eigentliche Heimat auf dem Planeten Vega. Ein Mann muss mich so sehr lieben, dass unser gemeinsamer Orgasmus mich über die Grenze des Bewusstseins trägt und mich auf der Welle des Todes reiten lässt. Aber es wird nur aussehen wie ein Tod, denn ein Ende gibt es nicht, alles ist in ständiger Veränderung. In Wirklichkeit werde ich meine Form wechseln, werde mich auflösen und mich wieder neu zusammensetzen. Ich habe solche Sehnsucht nach meiner Heimat und nach meinen Freundinnen. Wir baden in klaren Seen und massieren uns gegenseitig mit duftenden Ölen. Wir tanzen miteinander, feiern Feste und freuen uns über die Schönheit unseres blühenden Planeten. Allein durch unsere Gedankenkraft können wir auf dem Planeten Vega alles erschaffen, was wir uns vorstellen. Wenn sich eine von uns eine exotische Blume wünscht, dann wächst sie sofort vor uns. Wenn wir Lust haben auf ein neues Kleid, dann streichelt es in der nächsten Sekunde unsere Haut, und wenn wir uns langweilen, dann erfinden wir neue Spiele und vergnügen uns. Es ist so wunderschön auf meinem Planeten.«

Esmeralda seufzte herzergreifend, und ich fühlte, wie mir ihre Sehnsucht unter die Haut kroch. Ich muss schon sagen, mit vielem hatte ich gerechnet, aber durch einen Orgasmus einer alten Frau zum Sterben zu verhelfen, also das war nicht gerade der Stoff, aus dem meine Träume bisher gewesen waren. Esmeralda schien mein

Zögern zu spüren, und eine Welle von Traurigkeit glitt über ihr Gesicht. Je länger ich sie ansah, desto mehr erblickte ich in ihr die Züge meiner Mutter, meiner Großmutter und vieler Generationen von Frauen dieser Erde. Ihr Aussehen veränderte sich ständig. Ich sah in ihr auch ein übermütiges Mädchen und eine reifere Frau, die das Leben in allen Schattierungen kennen gelernt hatte. Ich erblickte in ihr die Vergangenheit ebenso wie die Zukunft und erkannte mich in ihren liebevollen Augen. Es erschien mir auf einmal völlig gleichgültig, wie alt dieser irdische Körper war. Ich entdeckte in ihr meine Seele, den anderen Teil, dieses ganz bestimmte Etwas, das ich immer vergeblich in wissenschaftlichen Experimenten gesucht, aber nie gefunden hatte.

Ich trat auf Esmeralda zu und berührte ganz sachte ihren Arm. Ihre Haut fühlte sich so zart an wie die eines Pfirsichs. Ihre zarte Hand war trotz der Hitze kühl geblieben. Ich roch ihren ganz eigenartigen Duft – moosig, würzig und eine Spur Vanille. Esmeralda strich mir mit unglaublicher Sanftheit über meinen Kopf, berührte meine schweißnasse Stirn und hauchte mir einen kaum fühlbaren Kuss auf meine Augenlider. Ihre feinen Hände schienen meinen Körper überall auf einmal zu berühren. Ich versank in diesen wunderschönen blauen Augen, die jetzt freudig strahlten. Eduard, der besessene Wissenschaftler, war nicht mehr vorhanden. Stattdessen verwandelte ich mich in einen starken Prinzen, der seine Geliebte retten will und dafür bereit ist, sein Leben zu geben. Unsere Lippen fanden sich nach unendlich langer Suche, und wie Ertrinkende saugten wir uns aneinander fest. Ich küsste ihren Mund, als ob ich ihr dadurch meine Lebenskraft einflößen könnte, und bedeckte ihr ebenmäßiges Gesicht mit zarten Küssen.

»Geliebte, wo warst du? Überall habe ich nach dir gesucht. Du bist ein Teil von mir, ich begehre dich so sehr, will eins werden mit deinem Körper und eintreten in deine Seele.« Wie im Fieberwahn sprudelten die Worte nur so aus mir heraus.

Ich weiß, liebe Leser, Sie können sich die Situation wahrscheinlich nur schwer vorstellen, immerhin war die gute Dame fast zweihundertsechzig Jahre älter als ich. Aber ich schwöre, dass es sich genau so zutrug.

Esmeralda schlang ihren geschmeidigen Körper um mich, ihre Wirbelsäule pulsierte, und ihre wellenförmigen Bewegungen erinnerten mich fast ein wenig an eine Raupe. Ich war einem wahnsinnigen Liebesrausch verfallen, wie ich ihn bisher noch mit keiner Frau erlebt hatte. Für die nächsten Stunden blieb die Zeit für mich stehen. Ich fühlte, wie unsere Körper wie einer waren, sich wieder trennten, nur um dann noch tiefer ineinander zu versinken. Meine Zunge erschien mir riesig lang, und wenn mir jemand gesagt hätte, ich sei zu einem Chamäleon mutiert, hätte ich es auch geglaubt. Ich wollte jede Faser ihres Körpers mit meinem Speichel bedecken, jede noch so kleine Ritze mit meiner Zungenspitze erkunden und mich in alle ihre Öffnungen winden. Ich begehrte Esmeralda so sehr, meine Geliebte der Ewigkeit.

Mein Zauberstab glühte wie ein feuerspeiender Drache, als ich ganz langsam in sie eindrang. Ich wollte mich kaum in ihr bewegen und zerfloss fast vor Sehnsucht. Süßer Nektar strömte aus ihr heraus. Ich atmete diesen würzigen Duft tief ein und wollte ihn immer bei mir tragen, ihn nie mehr vergessen. Ich verschmolz mit diesem wunderbaren Wesen, wollte mein Innerstes in ihr ausgießen und mich auf ewig mit ihr vereinen. Jetzt erinnerte sich meine Seele an die vielen Male, in denen wir uns bereits begegnet waren, auf anderen Planeten und in verschiedenen Leben auf der Erde. Einmal waren wir unzertrennliche Liebende im winterlichen Prag, dann wieder anhängliche Schwestern im Mittelalter oder verbündete Freunde in der Französischen Revolution gewesen. Wir hatten so viele Rollen miteinander gespielt. Manchmal übten wir zu streiten, aber meistens hatten wir uns in liebevoller Unterstützung durchs Leben begleitet.

»Mein Geliebter, bald ist es soweit, ich muss gehen«, hauchte mir Esmeralda ins Ohr. Doch ich wollte sie festhalten und ewig mit ihr

verbunden bleiben. Wie konnte sie mich jetzt verlassen, wo wir uns nach so langer Zeit endlich wiedergefunden hatten?

»Ich weiß, wie du dich fühlst, mein Liebster. Auch ich habe mich so sehr nach dir gesehnt, habe mich verzehrt nach deinen Lippen und wäre gestorben für einen einzigen Kuss von dir. Aber du kannst jetzt nicht mit mir kommen, ich muss diesen Weg alleine gehen. Wir werden uns wiederfinden, vertraue mir. Und dann werden wir uns niemals mehr trennen. Ich verspreche es dir, mein ewiger Geliebter.«

Bei unserem Wiedersehen kann es sich nur noch um einige Jahrhunderte handeln, dachte ich in einem Anflug von Sarkasmus, aber ich wusste, dass sie Recht hatte. Ich konnte ihr nicht folgen, es war mir nicht möglich. Durchströmt von Liebe hauchte ich:

»Ich schenke dir meine Liebe, Esmeralda – verliere sie nicht. Wo auch immer du bist, erinnere dich daran, wie sehr ich dich begehre, und eines Tages werde ich dich wiederfinden.«

Ich fühlte, wie Esmeraldas Körper zu vibrieren begann, sie wand sich in meinen Armen wie eine Schlange, die dabei war, sich zu häuten. Ich küsste sie ein letztes Mal. Mein Lebenselixier verströmte sich in ihr, und ich fühlte, wie sich ihr ganzer Körper zusammenzuziehen schien und sich dann wie eine gewaltige Sturmflut aufbäumte. Ich hielt sie fest, bis ich bemerkte, wie sie langsam begann, sich in meinen Armen in Luft aufzulösen. Für einen winzigen Augenblick meinte ich, sie in der Gestalt eines großen bunten Schmetterlings gesehen zu haben, der mir zuwinkte mit seinen zarten Flügeln. Sie war zurückgekehrt in ihre Heimat, wo es sich leicht und unbeschwert lieben ließ, und ich war so glücklich darüber, dass ich vergaß, traurig zu sein.

Shaktis Töchter
Der Ursprung von Tantra

Die meisten Menschen verbinden mit Tantra den sinnlichen Aspekt dieser Liebeskunst. Am bekanntesten sind sicherlich die erotischen Texte des Kamasutra, die zwischen dem dritten und fünften Jahrhundert in Indien entstanden sind. In dieser ausführlichen Liebesfibel werden die verschiedensten Stellungen und sexuellen Techniken im Detail beschrieben. Tantra entwickelte sich im Laufe der Zeit immer mehr zu einer sinnlichen Liebesschule, die auch Massage, das Erzählen von erotischen Geschichten und Tanz miteinander verknüpfte. Einige Liebesstellungen sind ein wenig kompliziert und erfordern große Flexibilität. Doch das könnte vielleicht auch ein Anreiz sein, Hatha Yoga zu erlernen, das in dieser Zeit seinen Ursprung fand. Das Kamasutra legt besonderen Wert auf die poetische Beschreibung der körperlichen Schönheit und insbesondere der weiblichen Yoni, die mit »sich öffnenden Lotosknospen« und »duftenden Lilien« verglichen wird. Auch wenn die Begriffe sich für unseren heutigen Geschmack vielleicht ein wenig zu blumig anhören, so bieten sie doch eine Fülle von Anregungen für Liebespaare.

Im Grunde ist Tantra vor allem eine spirituelle und philosophische Strömung, die ihren Ursprung in Indien hatte und zwischen dem sechsten und zwölften Jahrhundert ihren Höhepunkt fand. Davor gab es mit großer Wahrscheinlichkeit einen matriarchalischen Kult der Großen Mutter, wie Ausgrabungen aus Mohenjo-Doro im Panjab und in anderen Teilen Indiens zeigen. Bereits im Paläolithikum wurden die Geschlechtsteile *yoni* (heilige Vagina der Göttin) und *lingam* (heiliger Penis des Gottes) verehrt, die später im Tantrismus wieder für heilige Rituale genutzt wurden.

Die genaue Bedeutung des indischen Sanskrit-Wortes *tantra* wird meistens mit Ausdehnung oder Vereinigung übersetzt und soll die geistige Verschmelzung des Menschen mit dem Kosmos beschreiben. In den über 200 Tantras (heiligen Schriften) wird in einem Dialog zwischen Shiva und Shakti die kosmische Ordnung der Welt erklärt. Shiva steht in der indischen Mythologie für den geistigen Ursprung, die unbewegte und deshalb passive Bewusstheit. Seine Gemahlin Shakti verkörpert die kreative und vor allem auch aktive Lebensenergie, durch die Bewusstheit erst erfahren werden kann. Beide Aspekte des Seins sind eng miteinander verknüpft und stehen als Sinnbild für die Dualität, die alle Aspekte unseres Lebens durchdringt.

Mithilfe von verschiedenen Atemtechniken, Mantras (heiligen Lauten), Mandalas (heiligen Bildern) und zum Teil unterschiedlichen sexuellen Ritualen versuchten die Tantriker, eine göttliche Vereinigung mit dem Kosmos zu erreichen. Im Gegensatz zum asketischen Weg der meisten Weltreligionen, die streng auf die Entsagung aller Leidenschaften Wert legen, werden im so genannten linkshändigen Tantra alle Sinne und insbesondere die Sexualität in den geistigen Pfad mit einbezogen. Damit ist sicherlich auch zum Teil die bereits damals bestehende Popularität von Tantra zu erklären, die vor allem im sechsten Jahrhundert in Indien ihren Höhepunkt erreichte.

Die aufwändigen Tempelanlagen von Khajuraho zeigen die spirituelle Bedeutung der sexuellen Liebe. Erst durch die Verschmelzung der größten Gegensätze wird dem Tantriker das Eintauchen in die allumfassende Einheit des Kosmos ermöglicht. Bei ihren Ritualen wählten die indischen Tantriker deshalb oft Prostituierte aus und feierten sogar regelrechte Liebesorgien.

Selbst die größten Extreme des Lebens können bewusst erfahren und durch bestimmte Techniken und vor allem durch Liebe transformiert werden. Ein tantrisches Sprichwort besagt: »Durch dieselben Handlungen, die manche Millionen Menschen Jahre in der Hölle brüten lassen, erreicht der Yogi sein ewiges Heil.« Es wird also auch hier in den tantrischen Texten vor allem auf die innere Einstellung verwiesen, die den Ausschlag gibt für das

Gelingen dieses spirituellen Pfades. In dem bekanntesten tantrischen Gruppenritual *chakrapuja* werden alle fünf *macaras* (fünf Worte, die mit »m« beginnen) in einem Ritual miteinander vereint: *matsya* (Fisch), *mamsa* (Fleisch), *madya* (Wein), *mudra* (Getreide oder aus Getreide hergestelltes Aphrodisiakum) und *maithuna* (Geschlechtsverkehr).

Viele Tantriker wurden wegen ihrer angeblichen magischen Fähigkeiten, die sie sich mithilfe der Transformierung der Sexualkraft erworben hatten, sogar gefürchtet. Da dieser Pfad über die bewusste Umwandlung aller sinnlichen Genüsse erfolgen sollte, brachte er auch seine Tücken und Fallstricke mit sich. Es ist anzunehmen, dass sich viele Tantriker im Sumpf der Leidenschaften verstrickten und ihre sexuelle Macht missbrauchten, anstatt sie für geistiges Wachstum und Entwicklung zu nutzen.

Durch die körperliche Vereinigung mit dem Liebespartner soll der Tantriker die irdische Dualität zunächst stärker wahrnehmen und dabei die sexuelle Leidenschaft zur allumfassenden kosmischen Liebe transzendieren. Wenn diese Erfahrung bewusst erlebt und verinnerlicht wird, kann sie sich auch ohne die körperliche Vereinigung einstellen. Dann wird der Tantriker sein Leben in ewiger Ekstase verbringen, auch wenn er als Einsiedler ohne seine Shakti lebt. Es mag zwar auf den ersten Blick so erscheinen, als ob er einem Asketen ähnelt, doch während der Asket die Freuden des Lebens verweigert und in ständiger Entsagung lebt, hat der Tantriker die Genüsse verinnerlicht und lebt deshalb in ewiger Fülle.

Durch die Verbreitung des Tantra wurde auch die Stellung der Frau in Indien aufgewertet, da die Göttin Shakti in einigen tantrischen Strömungen sogar noch über die Verehrung von Shiva gestellt wurde. Man räumte der Frau eine besondere Bedeutung in der Ausübung und im Verständnis der rituellen Zeremonien ein, weil sie durch ihre Fähigkeit, Leben zu gebären, einen natürlicheren Zugang zu den Mysterien der Natur hatte als der Mann.

Durch ihren monatlichen Zyklus ist die Frau ständig mit dem Rhythmus von Geburt, Leben und Tod konfrontiert, und dadurch entwickelt sich auch ihr inneres Verständnis über die menschliche Schöpfung und die zyklische Natur allen Seins. Aus diesem Grund wurden viele Initiationsriten von *dakinis* (Meisterinnen des Tantrismus) ausgeübt. Besonders kraftvolle Rituale wurden zur Zeit der weiblichen Menstruation abgehalten, wenn das Blut der Frau die Göttin Kali symbolisierte. Kali repräsentiert den zerstörerischen Aspekt von Shakti und wird oft mit einer Schädelkette und mit ekstatisch verzerrtem Gesicht dargestellt – oft auf ihrem Gatten Shiva tanzend.

Vor allem Frauen dürfen sich ihrer weiblichen Kraft noch mehr bewusst werden und die Göttin in sich stärker entdecken. Zu diesem Thema finden Sie in meinem Buch »Ein Fest der Sinne. Wohlfühlrituale für jeden Monat« viele praktische Hinweise und Anregungen, wie Sie Sinnlichkeit und tiefe Hingabe mit Lust und Lebensfreude verbinden können. Anstatt sich der eher technischen und orgasmus-orientierten Sexualität vieler Männer unterzuordnen, sollten Frauen damit beginnen, ihre weibliche Intuition auch in der Sexualität stärker einzubringen und ihre Männer sanft, aber nachdrücklich zu unterweisen.

Tantrische Ekstase durch sinnliche Übungen

Für dieses Kapitel benötigen Sie:

- Sanfte Tantra-Musik, beispielsweise »Tantra« von Anugama
- Kerzen
- Orientalische Stoffe zum Dekorieren
- Sitzkissen
- Duftöle und Aromalampe
- Tiefe Liebe und Offenheit

In allen Kapiteln dieses Buches ist die zärtliche Verbundenheit mit dem Partner sehr wichtig. Doch wenn Sie reines Tantra praktizieren wollen, tritt die sexuelle Leidenschaft ein wenig in den Hintergrund, und die geistige Verbundenheit mit dem Liebsten ist besonders wichtig. Im Tantra dient die sexuelle Vereinigung mit dem Partner nicht in erster Linie dem körperlichen Lustgewinn. Sie soll dem Liebespaar die Möglichkeit geben, sich im Orgasmus mit dem Universum zu vereinigen und die Verbindung mit der kosmischen Liebe zu fühlen. Deshalb fordert Tantra eine große geistige Achtsamkeit der Liebenden.

Beginnen Sie mit Tantra in diesem Augenblick, auch wenn Sie bisher eher selten meditierten oder große spirituelle Ambitionen hatten. Sie sind »perfekt«, und Sie tragen alles bereits in sich. Jeder Moment Ihrer Existenz bietet Ihnen die Möglichkeit zu wachsen und größere Bewusstheit zu erlangen. Je mehr Sie lernen, in sich selber zu ruhen, desto erfüllter werden auch die tantrischen Begegnungen mit Ihrem Geliebten werden, und Sie können sich auf diesem Pfad der sinnlichen Weiterentwicklung gegenseitig unterstützen. Natürlich ist es von Vorteil, wenn Sie regelmäßig Yoga, Tai Chi oder Meditation praktizieren und Ihren Atem bewusst steuern können. Aber letztlich ist beim Tantra nicht die Technik ausschlaggebend, sondern die Intention. Sie erleben

Tantra, wenn Sie bereit sind, sich dem göttlichen Fluss der Liebe hinzugeben und sich Ihrem Partner und dem Leben mit allen Sinnen zu öffnen. Liebe ist die stärkste Macht des Universums, und sie erfordert keine Übung. Wenn Sie den Schlüssel zu Ihrem Herzen erst einmal gefunden haben, ist es ganz einfach!

Das atmende Herz

Im Gleichklang atmen. Bei dieser einfachen Atemübung sitzt die Frau auf dem Schoß ihres Partners, und die Liebenden umarmen sich. Der Mann sitzt im Schneidersitz (evtl. ein Sitzkissen unterlegen), und die Frau legt ihre Beine um den Partner. Im Tantra heißt diese Position YabYum. Umarmen Sie sich gegenseitig, spüren Sie insbesondere die Berührung Ihrer Brust, und koordinieren Sie Ihren Atemrhythmus, sodass Ihr Atem völlig synchron wird. Stellen Sie sich vor, dass Sie mit Ihrem Partner zu einem pulsierenden Herz zusammengewachsen sind und jeder Atemzug Ihre gemeinsame Liebe zueinander noch vertieft.

Der-Yin-Yang-Atem

Der ergänzende Atem. Begeben Sie sich auch für diese Atemübung wieder in die YabYum-Position. Beginnen Sie mit der Synchronatmung aus der vorherigen Übung, und wenn Sie sich im Gleichklang befinden, dann atmen Sie entgegengesetzt: Wenn Ihr Partner einatmet, atmen Sie aus und umgekehrt. Spüren Sie, wie sich beim Einatmen Ihr Bauchraum ausdehnt und der Bauchraum des Partners dadurch ein wenig zurückgeschoben wird. Dabei entsteht eine kleine wellenförmige Bewegung in Ihren Körpern, und Sie werden das Gefühl bekommen, sanft miteinander zu fließen. Beenden Sie den Yin-Yang-Atem, indem Sie noch einige Atemzüge lang ganz bewusst synchron atmen. Durch diese Übung können Sie Ihre Unterschiedlichkeit und gleichzeitig Ihre Verbundenheit wahrnehmen.

Der Schmetterlingsatem

Ein Energiekreis der Liebe. Auch in dieser Atemübung sitzen die Liebenden in der YabYum-Position. Stellen Sie sich Ihren Atem wie einen Energiestrom vor, der von Ihrem Steißbein aus durch Ihre Wirbelsäule nach oben fließt und über Ihrem Rücken nach unten. Beim nächsten Atemzug fließt der Atem wieder vom Steißbein durch Ihre Wirbelsäule nach oben, aber diesmal lenken Sie ihn über den Rücken Ihres Partners nach unten. Ziehen Sie den Atem immer wieder über Ihre Wirbelsäule nach oben, spannen Sie dabei Ihre Beckenbodenmuskeln an, und lassen Sie den Atem abwechselnd nach hinten über Ihren Rücken und beim nächsten Mal über den Rücken Ihres Partner hinabfließen. Lassen Sie beim Ausatmen stets die Beckenbodenmuskeln los. Ihre Atembewegung gleicht dabei einer quer liegenden Acht. Sie können sich dabei auch einen Schmetterling vorstellen, den Sie mit Ihrem Atem im Geiste umkreisen.

Nehmen Sie dabei wahr, wie Sie ganz gezielt alle Ihre Energiezentren in der Wirbelsäule, die so genannten Chakren, mit Lebensenergie versorgen und dann Ihre Kraft zunächst über sich selbst lenken und beim nächsten Atemzug über Ihren Partner. Diese Atemtechnik wirkt sehr anregend und ist deshalb auch besonders zu empfehlen, wenn Sie ein wenig müde sind und Sie sich gegenseitig Energie schenken wollen. Wenn Ihnen das gleichzeitige Anspannen der Beckenbodenmuskeln etwas kompliziert erscheint, können Sie den Schmetterlingsatem zunächst auch machen, ohne dabei die Beckenbodenmuskeln anzuspannen.

Tantrischer Liebesgruß

Eine sinnliche Begrüßung. Diese liebevolle Begrüßung können Sie als Anfang und Abschluss jeder Liebesbegegnung miteinander praktizieren. Setzen oder stellen Sie sich gegenüber, sodass ein wenig Abstand zwischen Ihnen besteht. Legen Sie beide die rechte Hand auf das Herzchakra (Energiezentrum in der Brustmitte) des anderen, und legen Sie dann die linke Hand auf die Hand Ihres Geliebten, also auf Ihr eigenes Herzchakra. Halten Sie dabei Ihre Augen geschlossen, und konzentrieren Sie sich darauf, die Liebe Ihres Herzens, die durch Ihren rechten Arm fließt, auf Ihren Partner zu übertragen. Spüren Sie den Kreislauf der Liebe, der Sie über Ihre Arme und Hände miteinander verbindet.

Der Blick in die Seele

Die Liebe vertiefen. Jede Öffnung des Herzens macht uns verletzlich, und immer wenn ein anderer Mensch uns so sehr vertraut, dass er uns Einblick gewähren lässt in die Tiefe seiner Seele, ist das ein wundervolles Geschenk.

Setzen Sie sich Ihrem Partner im Schneidersitz gegenüber. Legen Sie sich evtl. ein Kissen unter, damit Sie bequem sitzen, denn Sie sollten es möglichst eine halbe Stunde oder zumindest 20 Minuten lang in dieser Position aushalten können. Berühren Sie sich diesmal nicht mit Ihrem Körper, sondern nur mit Ihren Augen. Lassen Sie Ihren Blick weich und durchlässig werden, und schauen Sie Ihrem Geliebten tief in die Augen. Wenn Sie diese Übung längere Zeit durchhalten, werden Sie feststellen, dass sich das Gesicht Ihres geliebten Partners verändern wird. Vielleicht sehen Sie ihn als Kind, als Indianer oder als alte Frau.

Erschrecken Sie nicht, wenn Sie vielleicht Gesichtszüge erkennen, die Sie nicht mögen. Es ist durchaus nicht immer so, dass uns

Intimität mit dem Liebsten immer nur auf Höhenflüge geleitet. In den Augen des anderen erkennen wir uns selbst, mit allen Schattenseiten und Schwachpunkten.

Versuchen Sie, was Sie sehen, nicht zu bewerten, und lassen Sie Ihren Gefühlen freien Lauf. Haben Sie den Mut, authentisch zu sein. Wenn Sie sich selbst mit Ihrer Begrenztheit, mit allen Ängsten und Schwächen wahrnehmen und akzeptieren können, werden Sie auch Ihrem Partner mehr Achtung und Liebe entgegenbringen können.

Beenden Sie diese Übung, wenn Sie das für angemessen halten, und tauschen Sie sich anschließend über all Ihre Gefühle und Wahrnehmungen aus.

Kosmische Energiemassage

Sinnliche Entspannung. Sie können die nährenden Kräfte des Universums in sich aufnehmen und an Ihren Liebsten weiterleiten. Durch die Kraft Ihrer Liebe wird die Wirkung dieser energetischen Massage verstärkt.

Einer von Ihnen darf sich bequem auf eine weiche Unterlage legen und die Augen schließen. Stimmen Sie sich auf Ihren Partner ein, öffnen Sie Ihre linke Handfläche nach oben, und stellen Sie sich vor, dass kosmische Liebesenergie durch Ihre linke Hand über Ihren Arm durch Ihr Herz fließt. Leiten Sie die Energie durch Ihren rechten Arm in Ihre rechte Hand, und legen Sie diese auf eine Körperstelle Ihres Geliebten, die Ihnen spontan in den Sinn kommt. Stellen Sie sich dabei vor, dass Sie kosmische Liebesenergie durch Ihren eigenen Körper leiten und sich diese Energie in Ihrem Partner ausbreitet. Visualisieren Sie dazu eine Farbe, und legen Sie Ihre rechte Hand dann auf einen anderen Körperteil. Bitten Sie Ihren Partner anschließend, Ihnen mitzuteilen, wie sich die unterschiedlichen Körperteile angefühlt haben.

Schüttelmeditation

Die sexuelle Kraft wecken. Wenn Sie müde sind oder sich gestresst fühlen, ist es schwierig, zu einer erotischen Stimmung zu finden. Eine gute Möglichkeit, den Körper zu energetisieren, besteht darin, alle Gliedmaßen nacheinander und dann zusammen auszuschütteln. Beginnen Sie damit, Ihre Füße zu schütteln, dann die Beine, das Becken, den Bauch, den Brustkorb, die Arme und anschließend Ihren gesamten Körper. Legen Sie dazu eine schwungvolle Musik auf, und wenn Sie möchten, können Sie nach zirka 10 Minuten die Bewegung in einen Tanz übergehen lassen. Halten Sie zum Abschluss einen Augenblick lang inne, setzen oder legen Sie sich, und lassen Sie Ihren Körper wieder ein wenig zur Ruhe kommen.

Sinnlicher Beckenschwung

Die Kundalini erwacht. Die Kundalini-Kraft ist ein uraltes indisches Symbol für die kosmische Lebensenergie, die als kraftvolles Potenzial in uns verborgen liegt. Sie wird in den heiligen indischen Schriften als zusammengerollte Schlange am unteren Ende der Wirbelsäule dargestellt. Durch spezielle Yoga-Übungen lässt sie sich wecken, aber wenn der Mensch bereit ist zu erwachen, um die strahlende Kraft seines Lebenspotenzials zum Ausdruck zu bringen, dann kann das auch von alleine geschehen. Bei den meisten Menschen geschieht dieser Prozess nicht von heute auf morgen, sondern ist Teil des spirituellen Entwicklungsprozesses. Durch die Aktivierung der unteren Wirbelsäule kann die Kundalini-Kraft stimuliert werden, und dadurch wird Ihr sexuelles Feuer erwachen.

Stehen Sie mit leicht gebeugten Knien, und schieben Sie das Becken zunächst nach vorne, sodass Ihr Rücken rund wird, und dann nach hinten, sodass Sie im Hohlkreuz stehen. Wenn der

Rücken im Hohlkreuz ist, atmen Sie mit dem Mund ein, und Sie atmen aus, wenn Sie das Becken mit einem kräftigen Stoß nach vorne schieben. Wenn Ihnen der Beckenrhythmus leicht fällt, können Sie beim Einatmen durch den Mund »uuuuhhhh« rufen und beim Ausatmen die Laute »aaaahhhh« ausstoßen. Erlauben Sie es sich, dabei immer lauter zu werden. Sie können auch eigene Laute erfinden, und Sie werden erstaunt sein, wie erotisch Sie auf einmal gestimmt sind. Zu einer lauten Musik fällt es Ihnen vielleicht leichter, sich zu bewegen und dabei Töne auszustoßen. (Außerdem fällt es dann den Nachbarn nicht so sehr auf, dass Sie gerade Tantra üben.)

Der unendliche Orgasmus

Die Sexualität steht in unserer westlichen Gesellschaft unter einem enormen Leistungsdruck. Viele meinen, dass erst eine Vielzahl von Orgasmen zu einem erfüllten Liebesleben führt. Vor allem Männer fühlen sich nicht in ihrer Männlichkeit bestätigt, wenn sie der Partnerin keine multiplen Orgasmen bescheren können. Sie laufen deshalb zu sportlichen Höchstleistungen auf, nur um als guter Liebhaber bestehen zu können. Das ist zwar sehr lobenswert, aber nicht unbedingt notwendig. Leider ist es auch für viele Paare immer noch so, dass sie ihr Liebesspiel als unvollständig empfinden, wenn sie keinen Höhepunkt erlebt haben. Doch die körperliche Liebe sollte immer in erster Linie eine lustvolle und spielerische Begegnung sein und nicht nur auf einen Orgasmus hinarbeiten. Wenn Sie gelernt haben, all Ihre Erwartungen loszulassen, stellen sich neue Höhenflüge von ganz alleine ein.

Es gibt verschiedene Arten von Orgasmen, und alle Erlebnisse sind einzigartig und werden von jedem Menschen anders empfunden. Grundlegend gibt es einen eher nach außen gerichteten, körperlichen Orgasmus, der sich in einer spasmischen Kontraktion der Muskeln vor allem im Beckenbereich äußert. Er führt zu einer heftigen Entladung der sexuellen Energie, und beim Mann kommt es zu einer Ejakulation. Bei der Frau kann es beim körperlichen Orgasmus ebenfalls zu einer Flüssigkeitsabsonderung kommen, aber das ist nicht immer der Fall. Anschließend folgt dann eine Phase der Entspannung, und die sexuelle Energiekurve klingt ab. Die körperliche Erregung kann beim Mann mehr im Penis oder Anus wahrgenommen werden, während bei der Frau der Orgasmus mehr im Bereich von Klitoris, Vagina, Anus, G-Punkt oder am Muttermund erlebt wird.

Eine andere Form des Orgasmus ist weniger explosiv, und es kommt zu einer fließenden Verteilung der sexuellen Energie im gesamten Körper. Diese Energie kann auch gedanklich über den Körper nach außen gelenkt und für wirkungsvolle Rituale verwendet werden. Die sexuelle Kraft kann in geistige Energie transformiert und vielseitig eingesetzt werden. Das nachfolgende tantrische Ritual wird dazu eine Inspiration bieten.

Diese Form des inneren Orgasmus üben Sie, indem Sie Ihren Partner kurz vor seinem Höhepunkt bitten, seine Bewegung in Ihnen zu verlangsamen und für einen Augenblick ganz zur Ruhe zu kommen und nur die Liebesverbindung zwischen Ihnen zu spüren. Damit die Erregung besser kontrolliert werden kann, empfiehlt es sich, beim Sex die bereits beschriebene YabYum-Position einzunehmen. Spannen Sie die Beckenbodenmuskeln an, und lenken Sie die sexuelle Energie die Wirbelsäule hinauf in das Herzchakra. Spüren Sie, wie sich Ihr ganzer Körper mit sexueller Kraft und Liebe füllt. Manche fühlen dabei ein Vibrieren oder Prickeln in verschiedenen Bereichen des Körpers. Seien Sie neugierig darauf, welche körperlichen Empfindungen sich bei Ihnen einstellen werden.

Senden Sie Liebesenergie zu Ihrem Partner, oder stellen Sie sich vor, dass Sie Ihre Energie auch auf Freunde oder den Planeten ausweiten können. Wenn die sexuelle Energie ein wenig nachgelassen hat, kann sich Ihr Partner wieder stärker in Ihnen bewegen. Bevor es bei ihm zur Ejakulation kommt, können Sie wieder einen Moment innehalten und gleichzeitig Ihre Liebesenergie durch den Körper senden. Auf diese Weise können Sie sich stundenlang miteinander vergnügen und neue Dimensionen der Lust entdecken.

Wenn Sie Ihr Liebesspiel mit einem Orgasmus abschließen möchten, ist es anschließend wichtig, sich langsam voneinander zu lösen, damit Ihre Energiekörper Zeit haben, sich voneinander zu verabschieden. Auch der erschlaffte Penis kann über lange Zeit mit der Vagina verbunden bleiben, und dadurch bleibt der Energiefluss zwischen Ihnen erhalten. Und wer weiß, vielleicht regt sich der Luststab Ihres Geliebten bald erneut ...

Transformation durch Liebe
Ein magisches Tantra-Ritual

Sie benötigen für dieses sinnliche Ritual:

- Räucherstäbchen (am besten Rose, Rose Geranium oder Sandelholz)
- Eine Kristallschale mit Wasser und einigen Tropfen Rosenöl
- Zwei große Tücher, die Sie beide sich um die Hüften wickeln können
- Zwei Blumenkränze für das Haar oder zum Umhängen
- Zwei Halbedelsteine, die Sie sich gegenseitig für dieses Ritual schenken
- Eine rosa Kerze
- Zwei kleine Zettel und Stifte
- Eine feuerfeste Schale zum Verbrennen der Zettel
- Tantra-Musik, beispielsweise »Tantra« von Anugama

Die Kraft der Liebe ist größer als alles, was wir uns vorstellen können, und alles, was im Namen der Liebe geschieht, wird von guten Mächten begleitet. In dem nachfolgenden tantrischen Ritual dürfen Sie sich etwas wünschen, und durch die Kraft Ihrer gemeinsamen Liebe und der Sexualität wird diesem Wunsch besonderer Nachdruck verliehen. Warten Sie nicht auf eine gute Fee, die Ihnen den Lieblingswunsch erfüllen soll, sondern werden Sie aktiv: Nutzen Sie die Kraft der Vorstellung, und verbinden Sie diese mit dem sexuellen Feuer der Liebe. Sie sind schließlich heute Shakti, die Göttin der Schöpfung!

Vorbereitung. Bereiten Sie Ihren heiligen Liebes- und Ritualraum mit großer Sorgfalt vor. Reinigen Sie den Raum, auch in den Ecken, die Sie sonst gerne übersehen (und vielleicht wäre dieser besondere Tag auch Anlass dafür, wieder einmal die Fenster zu putzen). Sie kennen sicherlich dieses wunderbare Gefühl, wenn die Wohnung blitzt und strahlt, als ob ein guter Geist überall Ordnung geschaffen hätte. Das beeinflusst auch Ihre innere Haltung zu dem Liebesritual – es wird zu einem besonderen Erlebnis werden. Die Zeremonie beginnt bereits bei der Vorbereitung und ist ein Teil der Reinigung vor dem Ritual. Streuen Sie Blütenblätter um Ihr Bett oder Ihre Matratze, erleuchten Sie den Raum mit vielen Teelichtern und Kerzen, zünden Sie ein Räucherstäbchen an. Verwandeln Sie Ihren normalen Lebensbereich in ein Reich der Sinne. Legen Sie die für das Ritual benötigten Gegenstände bereit.

Kleidung. Für dieses Ritual sollten Sie weiche und fließende Stoffe tragen, die sich gut auf der Haut anfühlen. Besonders schön ist es auch, wenn Sie sich beide zwei große Tücher um die Hüfte binden (damit fühlen Sie sich auch dem indischen Ursprung des Tantra ein wenig näher gerückt). Wahlweise können Sie ein Oberteil dazu tragen oder auch nur einen Kranz aus Blüten, den Sie vorbereitet haben. Erinnern Sie sich noch, als Sie als kleines Mädchen auf der Wiese saßen und sich einen Blütenkranz aus Gänseblümchen flochten? Falls nicht, fragen Sie eine Freundin, die ein besseres Gedächtnis hat, oder erstehen Sie einen hübschen Kranz aus Seidenblumen.

Intention des Rituals. Jede heilige Handlung hat eine besondere Intention, und für dieses Ritual dürfen Sie sich einen Wunsch überlegen. Es kann ein ganz persönliches Anliegen sein, das jeder von Ihnen getrennt von dem anderen verwirklichen möchte, oder auch ein gemeinsames Ziel, das Sie zusammen anstreben. Achten Sie darauf, dass Sie mit Ihrem Wunsch auf keinen Fall in das Leben eines anderen Menschen eingreifen und dass Ihr Anliegen dem Wohl der Erde dient. Sprechen Sie miteinander über den Zweck Ihrer kommenden Liebesbegegnung, und schreiben Sie Ihren Wunsch auf je einen Zettel.

Energetische Reinigung. Halten Sie die Wasserschale gemeinsam in die vier Richtungen des Raumes, und besprengen Sie diese mit etwas Wasser. Bitten Sie die guten Geister der Liebe und der Zeremonie, mit Ihnen dieses besondere Ereignis zu feiern, und laden Sie diese zu einem Freudenfest ein. Setzen Sie sich auf der Matratze mit geschlossenen Augen gegenüber, und stellen Sie sich beim Ausatmen vor, dass all Ihre Sorgen, Ihre Ängste, Ihr Stress und Ihre Traurigkeit aus Ihnen herausfließen. Sie können das auch laut aussprechen, z. B.: »Ich lasse meine Sorgen über meine berufliche Zukunft los. – Ich übergebe meinen Ärger über meine Eltern dem Universum. – Ich will mich nicht mehr über meinen verlorenen Geldbeutel aufregen.« etc.

Stellen Sie sich beim Einatmen all die positiven Dinge vor, die Sie gerne in sich vereinen wollen, und wenn Sie möchten, können Sie auch das laut aussprechen, z. B.: »Ich vertraue darauf, dass ich bekomme, was ich brauche. – Ich atme Liebe und Mitgefühl ein. – Ich lasse Geduld in alle Zellen meines Körpers einfließen.«

Bleiben Sie eine Weile mit geschlossenen Augen sitzen, und spüren Sie, wie sich grenzenlose Liebe in Ihnen ausbreitet. Senden Sie dieses Glücksgefühl zu Ihrem Partner und auch in den Raum, in dem Sie Ihr Ritual abhalten.

Manifestierung Ihres Wunsches. Nur Geduld, Sie haben noch viel Zeit, sich dem Feuer der Leidenschaft hinzugeben. Je länger Sie die körperliche Vereinigung hinauszögern, desto mehr werden Sie Lust aufeinander verspüren. (Allerdings sollten die Vorbereitungen zu Ihrem Liebesfest auch nicht so lange dauern, dass Sie am Ende keine Lust mehr verspüren und nur noch müde ins Bett fallen.) Die Energie zwischen Ihnen zu spüren und fließen zu lassen ist eine Kunst, die sich durch Training einstellt. Nehmen Sie nun Ihren Wunschzettel, sprechen Sie den Wunsch laut aus, und verbrennen Sie den Zettel.

Die Kraft der Steine. Schenken Sie sich gegenseitig einen Heilstein, der Sie bei der Erreichung ihres Ziels unterstützen soll. Lassen Sie sich bei der Wahl des Steins von Ihrer Intuition leiten, und vertrauen Sie darauf, dass Sie zu genau dem richtigen Stein gegriffen haben. Ziehen Sie sich nun aus, und legen Sie Ihrem Partner den Stein auf den Solarplexus, das dritte Chakra und gleichzeitig das energetische Zentrum, in dem das Ego und der Wille ruhen. Visualisieren Sie beide dabei seinen Wunsch, und versprechen Sie ihm, ihn bei seinem Wunsch zu unterstützen. Wechseln Sie nun die Rollen.

Ihren Kraftstein sollten Sie beide künftig immer bei sich tragen. Er ist aufgeladen mit der Energie des Rituals und wird Sie immer wieder an Ihre Vision erinnern.

Atem und Liebesenergie. Der Atem trägt uns durch das Leben. Jeder von uns atmet ungefähr 21.600-mal pro Tag, das sind 15 Atemzüge in der Minute oder alle vier Sekunden ein Atemzug.

In vielen traditionellen Lehren ist der Atem das Medium der kosmischen Lebensenergie. In Indien spricht man von Prana, in Japan von Ki und in China von Chi. Deshalb wird im Yoga und Qi Gong viel Zeit darauf verwendet, den Atem zu kontrollieren und damit auch das geistige Bewusstsein zu lenken. Unterstützen Sie die körperliche Verbindung mit Ihrem Partner durch eine Atemübung aus dem vorhergehenden Abschnitt dieses Kapitels, z. B. »Der Schmetterlingsatem« oder »Der Yin-Yang-Atem«. Sitzen Sie dabei in der YabYum-Position, und spüren Sie die tiefe Verbundenheit zu Ihrem Partner.

Das Feuer der Leidenschaft entfachen. Vielleicht sind Sie inzwischen schon etwas ungeduldig, weil Sie es kaum erwarten können, Ihren Liebsten endlich zu vernaschen. Jetzt ist dafür der geeignete Zeitpunkt gekommen. Durch die gemeinsame Atemübung und die Vorbereitung zu diesem Ritual hat sich viel Energie aufgebaut und drängt nach Entladung. Genießen Sie es, von Ihrem Geliebten verführt zu werden, und lassen Sie Ihrer Lust freien Lauf. Probieren Sie miteinander ungewöhnliche neue Stellungen aus; Sie müssen dafür nicht das Kamasutra studiert haben. Lassen Sie sich von Ihrer spontanen Freude am Experimentieren leiten. Wer beweglich ist, hat da natürlich einen kleinen Vorteil. Genießen Sie Ihre Lust! Die sexuelle Leidenschaft war immer ein wichtiger Bestandteil des Tantra, und die freigesetzte Energie können Sie später für Ihre Ziele positiv nutzen.

Die Transformation der Liebe. Wenn eine starke körperliche Erregung zwischen Ihnen aufgebaut ist, begeben Sie sich wieder in die YabYum-Position. Praktizieren Sie den inneren Orgasmus, den Sie in den sinnlichen Einführungsübungen dieses Kapitels kennen gelernt haben. Der Mann bewegt sich dabei kaum noch in Ihnen, und Sie stellen sich Ihren Wunsch in allen Einzelheiten genau vor. Am besten ist es, wenn Sie Ihre Vision in einem klaren Bild oder auch in einem Symbol zusammenfassen können.

Spannen Sie Ihren Beckenboden an, und achten Sie darauf, dass Sie entspannt weiteratmen. Leiten Sie die sexuelle Energie durch Ihre Wirbelsäule hinauf, lassen Sie sie durch das Herzchakra auf Ihren Partner überfließen und dann über Ihr Kronenchakra (energetisches Zentrum an der Schädeldecke) hinaustreten. Wenn Ihnen das zu kompliziert erscheint, konzentrieren Sie sich einfach darauf, diese starke Liebesenergie mit Ihrem Partner zu teilen und sie dann für Ihren Wunsch freizusetzen. Jede zu kompliziert klingende Technik können Sie meist durch eine klare Intention ersetzen.

Lassen Sie alle Erwartungen los, und überlassen Sie sich dem Rhythmus der Liebe. Vielleicht werden Sie Momente absoluter Nähe und Ekstase erleben, vielleicht auch nicht. Jeder Tag ist anders, und auch die Fähigkeit zur Hingabe lässt sich nicht über Nacht erlernen, sondern braucht ihre Zeit. Haben Sie Geduld mit sich und Ihrem Partner!

Lassen Sie sich Zeit bei Ihrem Liebesspiel, und entscheiden Sie selbst, ob Sie mit einem nach außen gerichteten Orgasmus beenden möchten oder nicht. Lassen Sie all Ihre Liebe noch einmal ganz bewusst auf alle Menschen, die Sie kennen, überströmen, auf alle Lebewesen dieser Erde und auf das gesamte Universum. Beenden Sie diese kurze Liebesmeditation mit dem buddhistischen Gebet: »Mögen alle Wesen in allen Welten glücklich sein.«

Keine Vertreibung aus dem Paradies. Achten Sie auf einen sanften Übergang, und lösen Sie sich nur langsam aus der innigen Umarmung mit Ihrem Partner. Sie können noch eine Weile in der Löffelchenstellung liegend miteinander verbunden bleiben und Ihren Geliebten halten. Genießen Sie den Duft der Liebe, und vielleicht macht er Ihnen sogar Lust auf mehr Lust!

Rollentausch

Weiblicher Mann – Männliche Frau

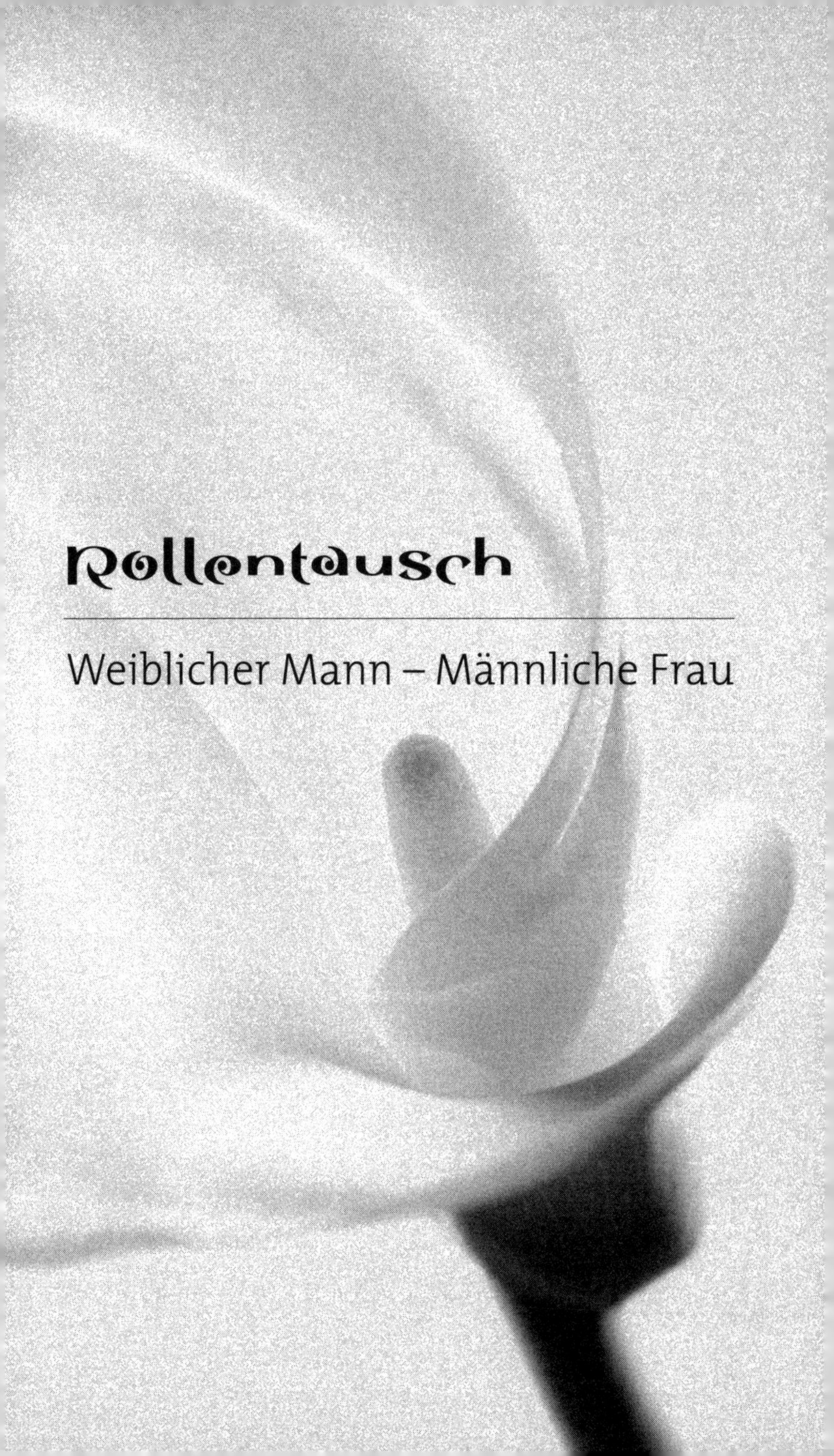

Melanie

Ich vergrabe mein Gesicht in ihren zerzausten Haaren und halte mich an diesem zierlichen Körper fest. Melanie duftet nach Orangenblüten und Hibiskus, zumindest steht das so auf ihrem Haarshampoo, das sie immer benutzt. Sie stöhnt ein wenig im Schlaf, als ich ihr von hinten zärtlich den Nacken küsse. Meine Lippen streicheln jeden Halswirbel einzeln, und meine Nasenspitze kitzelt dabei ihr linkes Ohrläppchen.

Ich kann nicht schlafen, und wahrscheinlich ist der Vollmond daran schuld. Wieso bin ich nur so überempfindlich? Melanie schläft beneidenswert tief, und das Mondlicht malt silberne Striche auf ihr Gesicht. Sie ist so wunderschön! Wie eine unschuldige Tulpe hält sie die Augen geschlossen, und ihr Atem ist so sanft wie ein zarter Frühlingshauch. Ich streiche mit meinem Zeigefinger kaum spürbar über ihre Stirn, und ihre feinen Gesichtshaare zittern unter meiner Berührung.

»Melanie, du bist für mich die schönste Frau auf der Welt und im ganzen Universum«, flüstere ich fast lautlos, denn ich will sie nicht aufwecken. Sie ist die Frau, auf die ich immer gewartet habe. Manchmal habe ich Angst, dass alles nur ein Traum ist, dass es so etwas Perfektes nicht geben kann. Doch sie liegt immer noch hier in meinen Armen – unsere Liebe hat sogar letzte Nacht überlebt, und jetzt ist nichts mehr so, wie es einmal war, sondern noch viel schöner. Die Spuren unserer hemmungslosen Liebe liegen verstreut im Zimmer herum und leuchten in dem fahlen Licht wie magische Werkzeuge der Lust.

Melanies Brüste heben und senken sich im Rhythmus ihres Atems. Ich kann der Versuchung nicht widerstehen, sie sanft zu massieren und ihre Brustwarzen ein wenig zu drücken.

»Uli, lass mich, ich bin so müde«, murmelt sie schlaftrunken.

»Klar doch, Süße, schlaf schön, ich halte dich nur fest, damit du nicht davonfliegst heute Nacht.«

Sie lächelt ein wenig und entschwindet wieder in ihre eigene Welt. Am liebsten würde ich ihr sogar bis in ihre Träume nachfolgen. »Du erstickst mich noch mal mit deiner Liebe«, sagt Melanie manchmal halb im Scherz, aber ich weiß, dass da auch was Wahres dran ist. Ist es möglich, jemanden zu sehr zu lieben? Ich würde sie am liebsten mit Haut und Haaren verspeisen. Wahrscheinlich ist Liebe der Ursprung des Kannibalismus.

Ich habe Melanie im Supermarkt kennen gelernt. Sie ist mir damals aufgefallen, weil sie außer fünf Orangen und drei Tafeln Schokolade nichts in ihrem Korb hatte. Eine ziemlich extreme Frau, dachte ich, und das hat mir gefallen. Ich stehe nicht so sehr auf 08/15-Typen, für mich müssen Frauen etwas Ungewöhnliches an sich haben. Ich hatte mal eine Freundin, die wollte immer vor dem Orgasmus eine Arie singen, na ja, sie war Sängerin. Eine andere war Frisöse, und sie veränderte regelmäßig am ersten Tag des Monats komplett ihre Frisur. Oft habe ich sie dann kaum erkannt. Ist ja auch schwierig, wenn man nach einer Frau mit langen schwarzen Haaren Ausschau hält und stattdessen eine platinblonde Schönheit mit Stachelkopf sich einem an den Hals wirft.

Auch Melanie ist sehr eigenwillig, und sie macht, was ihr gefällt. Sie ist Künstlerin und malt die schönsten Bilder, die ich je gesehen habe. Ich muss zwar gestehen, dass mich Malerei früher nie besonders interessiert hat, also schätze ich mal, dass mein Urteilsvermögen auf diesem Gebiet eher begrenzt ist. Aber das tut nichts zur Sache. Melanies Bilder gefallen mir. Es sind seltsam verkrümmte Gestalten, die sich in den Winkeln des Bildes zusammenkauern und darauf hoffen, übersehen zu werden, so klein machen sie sich. Die Bilder sind in tristen Farben gehalten, aber auf jedem Bild gibt es einen Hoffnungsschimmer, z. B. eine weiße Taube, die auf einem Stein sitzt und einen Liebesbrief im Schnabel hält, oder einen Delphin, der übermütig aus einem dunklen Morast springt. Die Bilder sind ein wenig surreal und seltsam, genauso wie Melanie.

Ich habe sie damals im Supermarkt angesprochen und sie gefragt, ob ich sie zu einer Tasse heißer Schokolade einladen darf. Sie hat gelacht und mir im Café Augenweide ein Stück Zartbitter-Mandel in den Mund gesteckt. Sie beugte sich über das schäbige Tischchen und sah mir dabei bedeutungsvoll in die Augen, als wollte sie sagen: »Ich will in deinem Mund zergehen wie diese Schokolade.« Seither sind wir unzertrennlich.

Mein Bauch drückt an ihren Rücken, und schuldbewusst ziehe ich ihn ein wenig ein. Ich sei zu kräftig, und in meinem Alter sollte ich dünner sein, findet Melanie. Aber letztlich sei es ihr egal, meint sie, die inneren Werte seien ausschlaggebend. Melanie hat am 12. Januar Geburtstag – ein emsiger Steinbock –, und morgens ist meine Freundin im Gegensatz zu mir bereits glockenhell wach. Am liebsten arbeitet sie gleich nach dem Aufstehen an ihren Bildern. Die schleppt sie sogar mit ins Schlafzimmer, damit sie nach dem ersten Augenaufschlag gleich wieder daran arbeiten kann. Manchmal wünschte ich mir, sie würde mit ihren geschickten Fingern eine unsichtbare Landschaft auf meinen Körper zeichnen. Vor allem morgens habe ich oft Lust auf sie, aber da stehen dann schon meistens die Bilder zwischen uns. Melanie ist nämlich Frühaufsteherin, und um Punkt 6.30 Uhr gongt ihr Wecker – sie hat einen Zen-Wecker, der gongt statt zu klingeln. Das ganze Zimmer vibriert dann förmlich, und der Gong fährt mir durch alle Glieder. Immerhin steht Melanie gleich auf und bringt mir einen frisch gepressten Orangensaft und einen Riegel Kinderschokolade ans Bett. Wenn ich wenigstens gesund frühstücke, meint sie, sei das bereits ein guter Start in den besten Tag aller Tage. Sie ist immer so optimistisch, und ich hoffe dann auch, dass es ein guter Tag wird.

Letzten Donnerstag sah es aber erst nicht so aus, als ob ihr Optimismus helfen würde. Es war schrecklich heiß, und ich kam mir vor wie in Frau Holles Backofen. Ich fühlte mich zwar knusprig braun gebraten, aber keine Goldmarie erlöste mich von dieser schwülen Hitze. Das Shirt klebte an meiner feuchten Haut, und der Schweiß rann über meinen Rücken. Ich wollte noch ein paar Runden im Park joggen gehen und mein schwaches Herz ein wenig trainieren. Es wird bestimmt ein Gewitter geben, so schwül wie das heute wieder ist, dachte ich. Absolut idiotisch, jetzt joggen zu wollen, ich würde einen Herzinfarkt bekommen.

Die ersten Regentropfen fielen bereits, als ich mich bei einem Baum unterstellte. Der Park war nicht sehr belebt, die meisten Leute saßen wahrscheinlich bereits gemütlich zu Hause vor dem Fernseher, und es wurde auch schon gleich dunkel. Mist, dachte ich, jetzt werde ich auch noch klatschnass und erkälte mich. Ich wollte fast schon weiterlaufen, da sah ich die beiden im Gras. Eng umschlugen lagen sie auf dem zerwühlten Boden, ein großer Strauch verdeckte sie fast. Ich stand nur wenige Meter von ihnen entfernt, zuerst hörte ich nur das schnelle Keuchen des glatzköpfigen Mannes, der die Frau mit seinem kräftigen Körper niederdrückte. »Nimm mich«, befahl sie ihm heiser. »Ich will deinen harten Körper auf mir spüren, und ich will, dass du tief zustößt.« Er schob ihren Rock nach oben, und ich konnte es leider nicht genau sehen, aber ich erahnte, wie er erst sachte in sie eindrang und dann immer heftiger sein Becken auf ihr bewegte. Ich fühlte seine Geilheit. Die Eroberung dieses wunderschönen Frauenkörpers erregte mich ungemein. Auf dem Höhepunkt seiner Lust schaute der Mann nach oben und entdeckte mich. Wir sahen uns in die Augen. Ich schämte mich nicht, und ihn schien es anzumachen, dass ich ihm zusah. Als er schließlich in der Frau kam, küsste er sie leidenschaftlich, und seine Lust sprang auf mich über wie ein wild gewordenes Rennpferd.

Wenn Melanie schläft, sieht sie aus wie ein unschuldiges Kind. Mit meinen Fingerspitzen zeichne ich die Konturen ihres Beckens nach, lasse meine Hände über die wohlgeformten Hinterbacken meiner jungen Stute gleiten und streiche dann über ihren leicht gewölbten Bauch nach oben. Ich könnte ewig so daliegen und einfach nur zusehen, wie sie schläft. Ob ich auch so friedlich aus-

sehe, wenn ich schlafe? Ich werde Melanie bitten, mal ein Bild von mir im Schlaf zu malen.

»Ich danke dir, Süße, dass du mich gestern so glücklich gemacht hast«, flüstere ich in ihren Rücken und weine dabei fast vor Rührung. Sie hat mir alles gegeben, was eine Frau geben kann. Ich weiß nicht, ob ich das verdiene, aber ich habe es von ihr erhalten, dieses Geschenk der absoluten Hingabe.

Ich hatte ihr nichts von meinem Erlebnis erzählt, denn ich wusste, dass es ihr wahrscheinlich nicht gefallen würde. Aber in meiner Phantasie fand ich keine Ruhe mehr.

»Melie, mach dich schön für mich«, habe ich sie gestern Abend gebeten, »es gibt heute was zu feiern.« Sie sah mich ein wenig seltsam an, sie kennt mich zu gut.

»Wie soll ich denn heut für dich aussehen, Uli? Was hättest du denn gern?«, fragte sie leicht ironisch, und ich spürte ihre zurückgehaltene Neugierde.

»Zieh dein langes weinrotes Kleid an, das mit den weiten Trompetenärmeln und dem Spitzenausschnitt, du siehst darin so zart und verletzlich aus. Ich stelle mir dann immer vor, dass du ganz hilflos bist. Tu zumindest ausnahmsweise mal so, als ob du es wärst«, lachte ich. Melanie ist alles andere als hilflos und eigentlich eine Powerfrau, aber ich mag es, wenn sie sich ab und zu ganz zurücknimmt.

»Und steck deine Haare nach oben, ich will sehen, wie die Strähnen langsam nach unten fallen, will dich nach und nach entblättern wie eine unschuldige Blume.«

Allein der Gedanke an ihre langen Haare, die ihr ins Gesicht fallen, wenn ich sie liebe, löste bei mir ein Kribbeln in der unteren Bauchregion aus. Ich setzte mich rittlings auf einen Stuhl, hielt meine Arme auf der Lehne verschränkt und schaute ihr zu, wie sie vor dem Spiegel stand und sich für mich schön machte. Melanie lässt stets ein lebendes Kunstwerk entstehen, wenn sie sich schminkt. Sie zeichnete die Konturen ihrer Lippen mit einem Stift nach, die sie dann kirschrot ausmalte. Ich beobachtete, wie sie die Lippen leicht öffnete und damit die Spitze ihres Lippenstifts begrüßte wie einen guten Freund, der ihr in Zeiten der notdürftigen Verschönerung ebenso beisteht wie in der aufgeregten Vorfreude für ein besonderes Rendezvous. Sie klappte die Augenlider leicht nach unten und kämmte ihre dichten Wimpern mit einer kleinen Bürste. Schwarzer Kajal umrahmte jetzt ihre ausdrucksstarken Augen, und sie wirkte noch dramatischer als Louise Brooks in ihren expressionistischen Stummfilmen. Melanie erinnert mich an diese Schauspielerin. Sie verbindet kindliche Unschuld mit Raffinesse und weiblicher Verführungskunst.

»Wie gefalle ich dir?«, fragte Melanie kokett – und wusste dabei ganz genau, wie wunderschön ich sie finde.

»Willst du das wirklich wissen?«

»Na klar, meinst du, ich stehe hier stundenlang umsonst vor dem Spiegel? Du bist es doch, dem ich gefallen will.«

Ich stand langsam auf und reichte ihr ein Glas mit rubinrotem Wein. »Du bist wie Schneewittchen hinter den sieben Bergen bei den sieben Zwergen, aber noch tausendmal schöner.« Sie lachte und fühlte sich geschmeichelt. Ihr weinrotes Kleid war vorne am Busen geschnürt, und in Gedanken hatte ich das Band bereits wieder aufgezogen. Verliebte sind schon komisch, erst verbringen sie Stunden damit, sich anzuziehen, nur um dann wieder in Sekundenschnelle entkleidet zu werden.

Ich beugte mich über ihren tiefen Ausschnitt, fuhr mit meiner Zunge in die Spalte zwischen ihren sich berührenden Brüsten und biss spielerisch in ihre mit Samt verhüllten Brustwarzen. Ich tauchte Melanies Finger in mein Glas und leckte jeden ihrer Finger einzeln ab. »O Süße, du schmeckst mal wieder sagenhaft gut. Lass uns ein Spiel spielen«, schlug ich vor, »der Gewinner darf sich was wünschen, und der andere muss alles tun, was gefordert wird.«

»Also gut, Uli, wie du meinst, aber falls ich gewinne, musst du eine Woche lang das Geschirr spülen!«

»Na, sehr erotisch ist das wohl nicht«, maulte ich.

»Aber du musst dabei völlig nackt sein, und ich werde dich dabei malen.«

»Sehr witzig! Aber du wirst nicht gewinnen, und was ich mir wünschen werde, verrate ich dir noch nicht.«

Wir spielten Backgammon, unser Lieblingsspiel, und meistens gewinne ich dabei. Melanie biss sich auf die Unterlippe, weil sie wusste, dass sie die Wette verloren hatte.

»Steh auf, meine Hübsche, und lass dir von mir die Augen verbinden. Glaub mir, ich habe mir was Besonderes einfallen lassen für heute.« Ich band das Seidentuch um ihren Kopf. Sie wirkte entzückend hilflos, wie sie ein wenig benommen mit den Händen umhertastete und sich schließlich an der Lehne des Sofas festhielt. Ich öffnete ihre Haare, bis sie über ihre Schultern fielen, wickelte sie mir um die Hand und zog ein wenig daran – nicht fest, aber doch so, dass sie meine körperliche Überlegenheit spürte. Ich könnte Melanie niemals wehtun, und das weiß sie auch. Ich ließ meine Finger über ihren Rücken gleiten, über ihre Gänsehaut.

»Hey, Süße, vertrau mir, ich habe eine Überraschung für dich heute. Lass dich von mir verwöhnen!« Sie entspannte sich ein wenig unter meinem sanften Streicheln. Ich schob ganz vorsichtig ihren langen Rock ein wenig nach oben und ließ meine Finger zwischen ihre Schenkel gleiten. Dann setzte ich sie vorsichtig aufs Sofa, kniete vor sie nieder und vergrub mein Gesicht in ihrem duftenden Schoß.

»Oh, du schmeckst so gut, ich will dich wie eine reife Papaja schlecken und mich an deinem Duft berauschen.« Ich liebte jeden Zentimeter ihres schlanken Körpers. Ich liebkoste mit meinen Fingern ihre Schamhaare, meine Zunge spaltete ihre Lippen, und ich presste mich in ihren feuchten Schlund. Melanie drückte sich mir wollüstig entgegen.

»Uli, ich hab dich so lieb und will dir ganz nah sein«, seufzte sie zärtlich. Die Pforte zu ihrem Paradiesgarten war weit geöffnet, bereit, mich ganz in sich aufzunehmen.

»Warte einen Augenblick, meine Süße, gleich bin ich wieder bei dir«, bat ich sie. Ich streifte meine Jeans ab und machte mich für sie zurecht. Er stand ganz steil nach oben gerichtet, und ich fasste ihn bewundernd an. Ich betrachtete mich im Spiegel, und meine Männlichkeit erregte mich. Er fühlte sich noch ein wenig kühl an, vielleicht hätte ich ihn noch etwas unter heißes Wasser halten sollen. Aber das würde sich gleich ändern.

Melanie dampfte wie ein Hexenkessel, und als ich mich zwischen ihre Beine legte, fühlte ich mich sehr stark. Langsam schob ich mich immer tiefer in sie hinein. Ich spürte ihre Verwirrung, sie wusste nicht, wie sie reagieren sollte.

»Melie, tu es für mich. Ich will dich heut ganz besitzen, dich ausfüllen, mich mit dir verbinden«, stöhnte ich. Meine Lust überwältigte mich. Ich stieß tiefer in sie hinein, wurde immer fordernder und schneller. Sie versuchte, sich unter dem Gewicht meines Körpers zu bewegen, und ich spürte, wie sie meiner Kraft unterlag. Noch nie hatte ich es so sehr genossen, sie meinem Rhythmus zu unterwerfen. Ich zog mich langsam wieder aus ihr zurück und wartete darauf, dass sie nach mehr verlangte. Meine leidenschaftliche Freundin enttäuschte mich nicht, und allmählich kam sie immens in Fahrt. Sie legte die Beine um meinen Hals, und ich küsste wild ihren kirschroten Mund. Melanie hasst es normalerweise, wenn ich ihren Lippenstift verschmiere, aber heute war es ihr gleichgültig. Meine Zunge stieß in ihren Mund, und mein Becken trieb sich tief zwischen ihre geöffneten Schenkel – bis ich einen Krampf in einem Bein hatte. Ich würde wohl öfter üben müssen in Zukunft. Und mehr Magnesium schlucken!

Melanies Hand spielte an ihrem Lustknopf herum, und ich sah, wie sich ihre Schamlippen immer mehr öffneten. Sie nahm mich dabei immer tiefer in sich auf, bis ich ganz in ihr verschwunden war.

»Süße, ich liebe dich so«, ich weinte fast, so nah war ich ihr sehr selten. Sie streifte meinen BH ab und nahm meine Brüste in ihren

Mund. Ganz zärtlich und liebevoll saugte sie an ihnen, bis ich kurz vor dem Abheben war.

»Ich will, dass du kommst, wenn ich in dir bin, Melie«, bat ich sie. Ich legte meine Hand auf ihre Hand, immer tiefer gruben sich unsere Finger in ihr nasses Fleisch, die kreisenden Bewegungen wurden immer schneller, immer enger, jetzt war sie angekommen, bei sich, bei uns. Sie flog, und ich hielt sie fest. Ihr Kopf drehte sich wie ein Kreisel, und ich berauschte mich an ihrer wilden Entrücktheit.

Später dann lag sie erschöpft in meinen Armen und streichelte zärtlich meinen Dildo, der jetzt ganz warm und feucht war. Ich schnallte ihn ab, und er duftete nach Melanie.

Der androgyne Mensch
Eine kosmische Utopie

Die meisten Menschen sind davon überzeugt, dass sie nur den richtigen Partner finden müssten, um glücklich zu werden. In dieser starken Anziehung zwischen den Geschlechtern drückt sich unsere Sehnsucht nach einem paradiesischen Urzustand aus. In der Sexualität gelingt es uns vorübergehend, die Dualität zu überwinden und die männlichen und weiblichen Energien miteinander zu verbinden. Doch anschließend fällt jeder wieder in seine eigene Unvollkommenheit zurück. Daraus entsteht die Sucht nach Liebe.

Jede Form der spirituellen Sexualität verfolgt das Ziel der eigenen Weiterentwicklung, und die körperliche Verbindung der Liebenden soll eine Hilfestellung sein, um die ekstatische Freiheit in sich selbst zu finden. Sowohl im Tantra als auch in der chinesischen Liebeslehre sollen die Paare sich gegenseitig inspirieren und den Geliebten unterstützen, die eigene »fehlende« Geschlechterrolle zu entwickeln. Das Ziel besteht darin, die Anteile des Partners in sich selbst zu kultivieren. Sie lernen somit letztlich, vom Geschlechtsakt unabhängig zu werden und ihre spirituelle Erfüllung auch ohne den Partner zu finden. Es ist deshalb besonders interessant, einmal ganz bewusst das andere Geschlecht in sich selbst zu erfahren und mit den verschiedenen Rollen zu experimentieren.

Der androgyne Mensch ist ein archaischer Urmythos, der die Verbindung männlicher und weiblicher Anteile in einer Person beschreibt. Im Taoismus wird die ursprüngliche Einheit als Tao bezeichnet, aus der sich die Dualität Yin und Yang entwickelt. In der chinesischen Philosophie steht Yin für das weibliche Prinzip, für das Dunkle, den Mond, das Wasser und die Erde. Yang steht für das männliche Prinzip, für das Helle, die Sonne, das Feuer und den Himmel. Sie kennen wahrscheinlich das Yin-Yang-Symbol, bei dem der eine Teil dunkel und der andere hell dargestellt ist. In beiden Hälften ist auch ein winziger Anteil des anderen Pols enthalten.

Zwischen diesen beiden gegensätzlichen Kräften soll in der Sexualität ein Gleichgewicht hergestellt werden. Der Mann sammelt von der Frau Yin-Energie und die Frau vom Mann Yang-Energie. Der Austausch findet durch Körpersäfte statt oder durch die Ejakulation. In der taoistischen Sexuallehre wird dem Mann angeraten, mit seinen Kräften sparsam umzugehen und sie nicht in der Ejakulation zu verschwenden. Da Frauen multiple Orgasmen haben, ist bei ihnen nicht so viel Zurückhaltung gefordert, denn sie können ihre Yin-Energien jederzeit wieder auffüllen. In früheren Zeiten, als noch die meisten Chinesen von der traditionellen Lehre beeinflusst waren, bedeutete deshalb der Samenerguss eines Mannes ein besonderes Geschenk an seine Geliebte. Hatte der Mann mit mehreren Frauen sexuelle Kontakte, sparte er sich seine Ejakulation, Yang-Energie, für seine Ehefrau auf und sammelte möglichst viel Yin-Energie bei seinen Geliebten.

In wissenschaftlichen Untersuchungen wird die stimmungsaufhellende Wirkung von Sperma auf die Psyche der Frau untersucht. Wahrscheinlich sind es vor allem die vielen psychotropen Inhaltsstoffe wie Testosteron, Östrogene, LH, FSH, Prolaktin und diverse Prostaglandine, die über die Vaginalschleimhaut ins Blut gelangen und offenbar das weibliche Gemüt positiv beeinflussen.

Auch in der indischen Mythologie findet sich die Vorstellung des androgynen Menschen wieder: in Shiva, dem Gott der Zerstörung, der gleichzeitig auch die kreative Kraft der Schöpfung ist. Die indische Götterwelt ist für uns westliche Menschen zunächst ein wenig verwirrend, denn ein einzelner Gott oder eine einzelne Göttin kann unterschiedliche Namen haben. Dadurch sollen die verschiedenen Aspekte dieser Gottheit verdeutlicht werden. In seiner Funktion als Zwitterwesen wird Shiva Ardhanarishvara genannt. Auf vielen Bildern wird Shiva Ardhanarishvara in der rechten weißen Körperhälfte als Lord Shiva mit Dreizack und Schlangenhalsband dargestellt und in der linken roten Körperhälfte als seine Gemahlin Shakti/Parvati mit einer roten Lotosblume als Zeichen der Reinheit. Die weiße Farbe soll das männliche Sperma und die rote Farbe das weibliche Menstruationsblut symbolisieren. Die Vereinigung der beiden Geschlechter hat in dieser Darstellung Shivas eine alchimistische Verwandlung durchlebt, in einer inneren Hochzeit sind beide Teile zu einer vollkommenen Einheit verschmolzen. Die doppelte Geschlechtlichkeit fand in Indien oft in einer religiösen Handlung ihren Ausdruck und wurde als heilige Prostitution verehrt. In bestimmten indischen Sekten wurden sogar nur zweigeschlechtliche Männer zur Verehrung der Großen Göttin geduldet.

Hermaphroditos ist die griechische Variante des androgynen Menschen. Ursprünglich wurde er als Sohn der Liebesgöttin Aphrodite und des Götterboten Hermes geboren und ist auch unter dem Namen Atlantius bekannt. Da er ein besonders knackiger Jüngling war, verliebte sich die Quellnymphe Salmakis in ihn, doch er wollte nichts von ihr wissen. Unglücklicherweise jedoch badete er in der Quelle besagter Nixe. Sie klammerte sich an ihn und flehte die Götter an, mit diesem schönen Jüngling ewig verbunden zu sein. Dieser Wunsch wurde ihr erfüllt, und ihre Körper verschmolzen miteinander. Seit jenem Tag war Hermaphroditos mit männlichen und weiblichen Geschlechtsteilen ausgestattet. Weil er nicht alleine sein wollte mit seinem ungewöhnlichen Körper, bat er die Götter, ihm wenigstens weitere Menschen zur Begleitung zu geben, die so aussahen wie er. Aus diesem Grund verwandelt sich laut der griechischen Mythologie jeder, der in dieser besonderen Quelle badet, zu einem Zwitterwesen.

Carl Gustav Jung ist ebenso wie andere Psychotherapeuten seiner Zeit davon überzeugt, dass der Mensch von Natur aus bisexuell veranlagt ist und erst im Laufe der sozialen Erziehung und der hormonellen Umstellung im Körper zu seiner spezifischen Geschlechterrolle findet. Er bezeichnet den archetypischen weiblichen Aspekt im kollektiven Unbewussten der Männer als Anima und den männlichen archetypischen Aspekt als Animus. Seiner Meinung nach ist die Unterteilung in männlich/weiblich eine Rolle, die erst im Laufe des Lebens entsteht und den Menschen in seiner Entwicklung behindert. Er plädiert dafür, auch die andere Seite in sich zu erfahren und somit die innere Trennung zu heilen. Die berühmte Liebe auf den ersten Blick sei nichts anderes, als einem Menschen begegnet zu sein, der unseren fehlenden Anteil in besonderer Weise ergänzt.

Tantrische Spiele für Neugierige

Für die tantrischen Spiele für Neugierige und für Mutige benötigen Sie:

- Schreibzeug
- Massageöl (siehe nachfolgende Rezepturen)
- Decke
- Badetuch

beziehungsweise

- Phantasievolle Kleidung, Schmuck
- Massageöl (siehe nachfolgende Rezepturen)
- Gleitcreme
- Ggf. Dildos
- Eine Orchidee

Hier einige phantasievolle Rezepte für erotische Massageöle:

Ecstasy:

ZUTATEN:

- 250 ml Jojobaöl
- 40 Tropfen Orangenblütenöl
- 15 Tropfen Zitronenöl
- 7 Tropfen Bergamotteöl
- 8 Tropfen Rosmarinöl

ZUBEREITUNG:

Vermischen Sie alle Öle, und füllen Sie das Massageöl in eine kleine Karaffe.

Die entspannende Wirkung der Zitrusfrüchte und der anregende Effekt von Bergamotte und Rosmarin helfen, die Yin/Yang-Energien auszugleichen, und werden Ihren Liebsten in Ekstase versetzen.

Liebeszauber:

ZUTATEN:

- 150 ml Olivenöl aus erster Pressung
- 50 ml Mandelöl
- 25 Tropfen Rosenöl
- 7 Tropfen Sandelholzöl

ZUBEREITUNG:

Vermischen Sie die Zutaten 10 Minuten lang, und füllen Sie dieses magische Liebesöl in eine schöne Flasche. Bewahren Sie die Mischung eine Woche lang an einem dunklen Ort auf, bevor Sie es verwenden.

Rosenöl verstärkt die Liebesfähigkeit, und Sandelholz regt die Sinne an. Mit diesem Massageöl unterstützen Sie Ihren Geliebten darin, sich ganz fallen zu lassen und sein Herz zu öffnen.

Geheimnis des Orients:

ZUTATEN:

- 150 ml Jojobaöl
- 20 Tropfen Zitronenöl
- 15 Tropfen Patschuliöl

ZUBEREITUNG:

Vermischen Sie die Öle, und füllen Sie die Mischung in einen schönen Flakon.

Verwenden Sie dieses anregende Massageöl sparsam, denn die aphrodisierende Wirkung des Patschuliöls ist enorm.

Dream Time:

ZUTATEN:

- 150 ml Mandelöl
- 15 Topfen Rosenöl
- 5 Tropfen Bergamotteöl
- 3 Tropfen Muskatellersalbeiöl
- 3 Tropfen Zimtöl

ZUBEREITUNG:

Achten Sie darauf, dass alle Zutaten gut vermischt sind, und füllen Sie das entspannende Massageöl in einen dekorativen Flakon, den Sie griffbereit auf dem Nachttisch stehen haben sollten.

Mit diesem Öl können Sie Ihren Liebsten in das Reich der erotischen Tagträume locken. Diese spezielle Duftmischung regt vor allem das dritte Auge an (Energiezentrum zwischen den Augenbrauen) und verführt zum Träumen.

Nirvana:

ZUTATEN:

- 200 ml Jojobaöl
- 18 Tropfen Muskatellersalbeiöl
- 10 Tropfen Lavendelöl
- 6 Tropfen Rosenöl

ZUBEREITUNG:

Vermischen Sie die Zutaten gründlich, und füllen Sie dieses Massageöl in eine dunkle Flasche.

Diese Ölmischung wirkt besonders beruhigend und hilft Ihrem Partner, in eine tiefe Entspannung einzutauchen.

Gegensätze ziehen sich an – Eine tantrische Übung

Diese Übung unterstützt Sie darin, einige interessante Zusammenhänge zwischen Ihnen und Ihrem Partner aufzudecken. Sie können diese Übung alleine oder mit Ihrem Partner durchführen.

Was ist männlich/weiblich? Setzen Sie sich ins Café, auf den Balkon oder auf Ihr gemütliches Sofa und schreiben Sie auf die linke Seite eines Blattes alle Eigenschaften auf, die Sie für weiblich und auf die rechte Seite alle Eigenschaften, die Sie für männlich halten. Als weibliche Aspekte könnten Sie z. B. »Weichheit«, »Zärtlichkeit«, »Geduld« oder »sich um andere kümmern« nennen. Für den männlichen Part fallen Ihnen vielleicht »Aggressivität«, »Fokus«, »Härte« oder »Kraft« ein. Nehmen Sie sich dafür reichlich Zeit, und prüfen Sie anschließend, welche Eigenschaften bei Ihnen selbst stark ausgeprägt sind und ob Sie mehr den weiblichen oder den männlichen Bereich verkörpern.

Rufen Sie sich nun Ihre Eltern in Erinnerung, und schreiben Sie die dominanten Eigenschaften Ihrer Mutter und Ihres Vaters auf. Haben Ihre Eltern der gesellschaftlichen Rollenverteilung entsprochen, oder haben sie sich eher weniger konform verhalten? Sind Sie mit Ihren eigenen dominanten Eigenschaften eher mit Ihrer Mutter oder mit Ihrem Vater vergleichbar?

Bei dieser Übung geht es darum, sich mit den eigenen Verhaltensweisen stärker auseinander zu setzen.

Der fehlende Anteil ist die Stärke des Partners. Schreiben Sie nun auf ein Blatt Papier fünf Eigenschaften, die Sie an Ihrem Partner besonders schätzen und die bei Ihnen selbst nicht so stark ausgeprägt sind. Auch wenn es Ihnen zunächst nicht bewusst ist, haben Sie Ihren Partner nach ganz bestimmten Gesichtspunkten gewählt. Meist sind es Eigenschaften, die Sie selbst nicht ausgeprägt entwickelt haben, und da die meisten Menschen nach

Harmonie streben, versucht Ihr Unterbewusstes, Sie mit Menschen in Verbindung zu bringen, die Ihren »fehlenden« Anteil verkörpern.

Statt sich über die Gegensätzlichkeit des Partners zu ärgern, können Sie daraus ein tantrisches Spiel entstehen lassen. Versuchen Sie, in den nächsten fünf Tagen jeweils eine Eigenschaft Ihres Partners ganz bewusst in Ihren Alltag zu integrieren. Probieren Sie aus, wie sich das anfühlt. Wenn Ihr Partner z. B. seinen Tagesablauf sehr genau plant, während Sie selbst immer das Gefühl haben, dass Ihnen die Zeit davonläuft, dann versuchen Sie, für einen Tag so zu sein wie Ihr Partner. Sie werden dann nicht nur ein besseres Verständnis für Ihren Liebsten entwickeln, sondern vielleicht auch etwas Entscheidendes lernen können.

Erfahrungen austauschen. Besonders spannend ist es, wenn Sie diese Übung gemeinsam ausprobieren und sich dann über Ihre Erfahrungen austauschen können. Es wird sich auch viel Klarheit über Ihre sexuellen Vorlieben einstellen, und es wird Ihnen anschließend leichter fallen, auch beim Liebesspiel Ihre eigenen Muster klarer zu erkennen und gegebenenfalls zu verändern.

Rollentausch – Ein erotisches Spiel

In jeder Partnerschaft haben sich bestimmte Verhaltensmuster entwickelt, und das erleichtert das Zusammenleben und den gemeinsamen Alltag. Wie wäre es, wenn Sie für einen Tag all Ihre eingespielten Rollen vertauschen und dadurch ein wenig mehr Spannung in Ihr Liebesleben einbringen?

Die Beziehungsmuster klar erkennen. Unternehmen Sie mit Ihrem Partner einen Spaziergang oder gehen Sie Eis essen. Tauschen Sie sich darüber aus, welche Rollen jeder innerhalb Ihrer

Beziehung spielt. Es kann sehr spannend sein, sich über die eigenen Verhaltensweisen mehr Klarheit zu verschaffen, denn vieles, was sich zwischen Ihnen und Ihrem Partner abspielt, läuft auf einer unbewussten Ebene ab. Sie werden auch einiges über die Kontroll- und Machtstrukturen in Ihrer Beziehung erfahren. Wer von Ihnen beiden ist für den Haushalt zuständig? Wer organisiert die Freizeit? Wer bestimmt, welches Fernsehprogramm läuft? Wer initiiert den Sex? Wer lässt sich meistens etwas Neues beim Liebesspiel einfallen?

Heute ist alles umgekehrt. Wählen Sie sich einen Tag aus, den Sie gerne gemeinsam verbringen möchten, und diesmal werden die Rollen vertauscht! Falls Ihr Partner immer mit der Zeitung auf das von Ihnen gekochte Frühstücksei wartet, dann darf zur Abwechslung er den Tisch decken, und Sie lassen sich verwöhnen. Bestimmen Sie normalerweise, wie das Tagesprogramm ablaufen soll? Dann lassen Sie heute Ihren Partner entscheiden, und erleben Sie die Welt mit seinen Augen. Wer von Ihnen bestellt im Restaurant und bezahlt die Rechnung? Wie fühlt es sich an, wenn der andere diesmal die Führung übernimmt?

Auch in der Erotik wird alles auf den Kopf gestellt. Sie dürfen dieses kleine Spiel auch in der Liebe weiterführen und dadurch ganz neue Erfahrungen machen. Wenn Sie normalerweise auf eine verbale Einladung oder einen zärtlichen Wink Ihres Partners warten, um das Liebesspiel zu beginnen, dann machen Sie es heute umgekehrt. Sind Sie meistens obenauf oder ist es Ihr Partner? Wie fühlt es sich an, die umgekehrte Position beim Sex einzunehmen? Wer ist von Ihnen zärtlicher oder aggressiver in der Liebe? Bewegt sich einer von Ihnen viel mehr als der andere, und wie ist es, wenn Sie es nun anders machen? Wer von Ihnen kommt meistens zuerst zum Orgasmus? Heute darf einmal der andere in den Genuss kommen. Entwickeln Sie ein Feingefühl für Ihre erotischen Vorlieben, und probieren Sie dann die Eigenheiten Ihres Liebsten aus. Sie werden Ihren Partner von einer ganz neuen Seite kennen lernen, ihn besser verstehen und vielleicht sogar neue Vorlieben für sich selber entdecken.

Eine erotische Massage

Wenn Sie sich bereits mit der vorherigen Übung befasst haben, wissen Sie inzwischen sicherlich, wer von Ihnen den aktiveren Part in der Liebe innehat. Meistens ist einer der Partner der eher Gebende und der andere der eher Empfangende, selbst wenn Sie sich oft in den Rollen abwechseln. Meist sind die Männer aufgrund Ihrer biologischen Beschaffenheit die Aktiveren im Liebesspiel, wohingegen sich die Mehrzahl der Frauen eher in der empfangenden Rolle wohl fühlen. Finden Sie heraus, wer von Ihnen der dominante Partner im Liebesspiel ist, und tauschen Sie diesmal die Rollen.

Bereiten Sie alles vor für Ihre tantrische Massage. Erzählen Sie Ihrem Partner, dass Sie ihn heute von Kopf bis Fuß verwöhnen werden und dass es für ihn nichts zu tun gibt, außer zu genießen. Legen Sie eine Decke und darauf ein großes Badetuch auf den Boden oder auf das Bett, denken Sie daran, dass die Zimmertemperatur angenehm warm sein sollte (die Haut Ihres Geliebten sollte sich vor Verzückung zusammenziehen und nicht die Reaktion auf einen Kälteschock sein). Verschönern Sie Ihre Wohnung so, dass sie dem von Ihnen am meisten geliebten oder verehrten Menschen alle Ehre machen würde. Stellen Sie reichlich Kerzen auf, und natürlich sollten auch eine entspannende Musik und ein zarter Duft nicht fehlen. Erinnern Sie Ihren Partner mehrmals am Tag an sein wunderschönes Geschenk am Abend, und genießen Sie seine Vorfreude.

Konzentrieren Sie sich auf Ihre Mitte. Bevor Sie mit der Massage beginnen, sollten Sie ganz zentriert sein, um sich völlig auf Ihren Partner einstellen zu können. Versuchen Sie, sich in der kommenden Stunde ganz zurückzunehmen und alles zu tun, um Ihrem Partner Entspannung und erotische Wonnen zu bereiten.

Ihr Partner legt sich bäuchlings nackt auf das Tuch. Setzen Sie sich bequem an das Kopfende und schließen Sie die Augen. Ihre Hände liegen entspannt auf Ihren Oberschenkeln. Atmen Sie einige Mal sehr bewusst ein und aus, und lenken Sie die Achtsamkeit auf Ihre Körpermitte unterhalb Ihres Bauchnabels. Stellen Sie sich vor, dass Sie ganz in Ihrer Mitte sind. Lassen Sie sich Zeit, bevor Sie Ihren Partner berühren, denn das gibt auch ihm die Möglichkeit, sich zu entspannen und die Massage noch mehr zu genießen.

Es gibt nichts zu tun. Ihr Partner liegt zu Beginn der Massage auf dem Bauch, das ist für die meisten Menschen eine angenehme Position, um berührt zu werden. Die Vorderseite des Körpers ist besonders empfindsam, und deshalb ist es besser, mit der Massage des Rückens zu beginnen. Verreiben Sie ein wenig von Ihrem Massageöl zwischen den Händen, und verteilen Sie es auf dem oberen Rücken. Beginnen Sie, mit langsamen Streichbewegungen das Öl von oben nach unten parallel auf dem Rücken zu verteilen. Massieren Sie mit Ihren Fingern ein wenig fester im Schulter- und Nackenbereich, der bei vielen Menschen sehr verspannt ist. Streichen Sie fest mit beiden Händen links und rechts entlang der Wirbelsäule nach unten, jedoch niemals auf der Wirbelsäule selbst, denn dieser Bereich ist zu empfindlich. Üben Sie Druck aus mit Ihren Daumen, mit Ihren Handballen, mit der ganzen Handfläche. Berühren Sie Ihren Partner bei der Massage auch mit Ihrem ganzen Körper, lassen Sie Ihre Brustspitzen über seinen Rücken gleiten, reiben Sie Ihren Bauch an seinem Rücken, und küssen Sie jeden Teil seines Körpers liebevoll. Je nachdem wie gelenkig Sie sind, können Sie das Massageöl auch mit Ihrem Po auf dem Rücken Ihres Partners verteilen. Für ihn gibt es nichts zu tun, er darf sich getrost Ihren sanften Händen hingeben.

Wenden Sie sich nun den Armen und Händen Ihres Partners zu, und massieren Sie jeden Finger einzeln. Da die Fingerspitzen auf Berührung hoch sensibel reagieren, wird das bei Ihrem Liebsten wahre Wonneschauer auslösen. Wechseln Sie Ihre Position, ölen Sie seine Füße und Beine ein, und verweilen Sie auf seinem Gesäß mit kreisenden Bewegungen.

Bitten Sie jetzt Ihren Partner, sich langsam auf den Rücken zu drehen, und massieren Sie seine Brust und den Bauchbereich. Diese offene und deshalb auch sehr weibliche Position kann bei vielen Menschen starke Emotionen auslösen. Erschrecken Sie nicht davor, und unterstützen Sie Ihren Partner in allen Reaktionen. Geben Sie ihm die Chance, authentisch zu sein und alle Gefühle zuzulassen. Dadurch wird auch die Intimität zwischen Ihnen vertieft werden. Wahrscheinlicher wird es sein, dass durch die erotische Massage bei Ihrem Partner vor allem die lustvollen Gefühle ausgelöst werden. Schenken Sie Ihre Aufmerksamkeit auch den Geschlechtsteilen Ihres Liebsten, und berühren Sie diese liebevoll und zärtlich. Setzen Sie bei der Massage alle Ihre Körperteile ein. Auch Ellbogen, Unterarm oder Fußspitze können Lust erzeugen, und wenn Sie ausreichend beweglich sind, können Sie auch mit Ihren Zehenspitzen den Geliebten zum Höhepunkt bringen.

Vergessen Sie alles, was Sie irgendwann vielleicht über bestimmte Massagetechniken gelernt haben, schließen Sie Ihre Augen, und vertrauen Sie der Weisheit Ihres Körpers.

Rocky Horror Picture Show – Ein Verkleidungsspiel

Erinnern Sie sich an den Klassiker der Verkleidungskomödie »Manche mögen's heiß«, als Jack Lemmon und Tony Curtis sich als Frauen verkleideten und mit einer Frauenband auf Tournee gingen? Einer der bekanntesten Filme über Crossdressing (wenn man die Kleidung des anderen Geschlechts trägt) war der Kultfilm »Rocky Horror Picture Show«. Der androgyne Charme des Hauptdarstellers Tim Curry begeisterte selbst heterosexuelle Zuschauer. Wenn Sie mehr darüber erfahren wollen, wie es sich anfühlt, als Frau Mann oder als Mann Frau zu sein, sollten Sie das intensiver erforschen.

Veranstalten Sie ein Verkleidungsspiel. Es ist natürlich ein wenig schwierig, wenn die Frau Kleidergröße 34 trägt und der Partner Übergrößen bevorzugt. Aber vielleicht gibt es trotzdem einige Teile, die Sie miteinander tauschen können. Wenn Sie mutig sind, können Sie sich als Mann auch schminken und somit Ihr Aussehen noch stärker verändern. Versuchen Sie auch, den Gang des anderen Geschlechts nachzuahmen. Wie fühlt es sich an, als Frau/als Mann zu gehen? Beschreiben Sie sich gegenseitig, welche Gefühle bei Ihnen durch die andere Kleidung und Ihr neues Verhalten in Ihnen erzeugt werden.

Geben Sie sich Namen, die Ihrem neuen Geschlecht entsprechen, und spielen Sie Ihre neue Rolle auch in der sexuellen Verführung weiter. Versuchen Sie, sich vorzustellen, wie eine Frau/ein Mann sich beim Liebesspiel verhält, und probieren Sie diese Rolle aus. Natürlich muss das nicht alles völlig ernst ablaufen. Sie dürfen ruhig auch über den missglückten Versuch Ihres Partners lachen, in hohen Stöckelschuhen durch die Wohnung zu laufen.

Immerhin weiß er ab jetzt, wie schwierig das ist, und wird Ihren leichtfüßigen Gang in Zukunft noch mehr bewundern.

Gemeinsamer Austausch. Wie fühlt es sich für die gespielte Frau an, vom »Mann« verführt zu werden und sich seinem drängenden Werben hinzugeben? Sprechen Sie anschließend über Ihre Beobachtungen, über Ihre Schwierigkeiten und Ihre Gefühle. Hat dieses Spiel Sie innerlich berührt, fanden Sie es einfach nur lustig, oder hat es Sie vielleicht sogar erregt, einmal in die Rolle des anderen zu schlüpfen? Versuchen Sie, nichts zu bewerten, weder das, was Ihr Partner Ihnen erzählt, noch das, was Sie selbst an sich festgestellt haben. Sicherlich haben Sie sich bereits mehrmals in Ihrem Leben die fundamentale Frage gestellt: »Wer bin ich?« Durch dieses Verwandlungsspiel können Sie sich ein Stück weit mehr entdecken, und außerdem macht es einfach Freude, miteinander zu spielen und herumzualbern.

Der geheime Lustgarten des Mannes
Ein tantrisches Ritual

Bei diesem tantrischen Ritual können Sie die unterschiedlichen Rollen in der Sexualität intensiv erleben. Sie sollten besonders einfühlsam miteinander umgehen und sich gegenseitig Feedback geben, wenn Ihnen etwas unangenehm oder peinlich ist. Seien Sie sehr ehrlich miteinander, und beenden Sie das Ritual, wenn Ihnen oder Ihrem Partner aus irgendeinem Grund nicht mehr wohl bei der Sache ist.

Vorbereitung. Ein Teil des Rituals wird aus einer tantrischen Massage bestehen. (Bei jeder Massage sollten die Fingernägel sehr kurz geschnitten sein, und das ist hier nun besonders wichtig.) Außerdem werden Sie einen Dildo benutzen, den Sie in einer schönen Schale mit Rosenblättern dekorieren können. In dieser tantrischen Liebesübung werden Sie die Rollen wechseln, und der Partner, der sonst immer den männlichen Part übernommen hat, wird die empfangende, weibliche Rolle übernehmen. Ziehen Sie sich aus, und setzen Sie sich gegenüber.

Die Liebeserklärung. Fassen Sie sich an den Händen, und sagen Sie sich gegenseitig drei Dinge, die Sie am anderen besonders schätzen. Sagen Sie als Frau zu Ihrem Partner, wie sehr Sie ihn lieben und dass alle Gefühle, die dieses Ritual bei ihm auslösen können, in Ordnung sind und er sich vor Ihnen auch schwach zeigen darf. Versichern Sie ihm, dass Sie ihn auffangen werden und dass er sich Ihnen ganz öffnen darf. Sagen Sie als Mann Ihrer Partnerin, dass Sie ihr völlig vertrauen. Sie sollten dieses Ritual nur durchführen, wenn Sie bereit sind, sich ganz Ihrer Partnerin anzuvertrauen.

Die tantrische Massage. Beginnen Sie mit einer Massage, so wie Sie das bei der Übung für Neugierige kennen gelernt haben. Ihr Partner liegt dabei auf dem Bauch, die Beine sind ein wenig geöffnet, sodass die Oberschenkel- und Gesäßmuskeln entspannt sind. Wenn Sie Rücken, Arme und Beine liebevoll massiert haben, dürfen Sie Ihre Aufmerksamkeit dem Po Ihres Liebsten widmen. Verreiben Sie großzügig Öl auf ihm, weiten und dehnen Sie seine Gesäßmuskeln ein wenig, und beginnen Sie sehr sanft, seinen Anus mit Ihren Fingerspitzen kreisförmig zu massieren. Wenn Sie fühlen, dass Ihr Partner sich entspannt, können Sie auch ein wenig Gleitcreme benutzen und sanft die Spitze Ihres Fingers einführen.

Wenn Ihr Partner mit dieser sexuellen Technik noch nicht vertraut ist, dann sollten Sie darauf achten, wirklich sehr einfühlsam und vorsichtig einzudringen, und ihm die Möglichkeit geben, sich langsam zu öffnen. Gerade bei Männern ist oft die Angst, als homosexuell zu gelten, besonders groß, wodurch emotionale Blockaden ausgelöst werden können (besonders wenn sie beginnen, an dieser Massage Gefallen zu finden).

Wenn Sie den vollständig eingeführten Finger ein wenig krümmen und in Richtung Bauchnabel massieren, stimulieren Sie seine Prostata, den so genannten G-Punkt des Mannes, und gleichzeitig auch viele Nervenenden, die am Kreuzbein zusammenlaufen und sehr empfindsam auf Berührung reagieren. Betrachten Sie den Körper Ihres Partners als einen heiligen Tempel, und verwöhnen Sie seinen Anus mit Ihrer Zunge.

Beobachten Sie, wie weit Sie bereit sind, alle Körperteile Ihres Geliebten zu berühren. Welche Empfindungen stellen sich dabei bei Ihnen ein? Sie sollten sich sicher sein, dass Ihr Partner gesund ist, da sonst die Gefahr einer Infektion, beispielsweise von Hepatitis A, besteht.

Wenn Sie feststellen, dass Ihr Partner diese Massage genießt, können Sie auch einen Dildo für den Analbereich verwenden. Falls Sie sehr mutig sind, können Sie sich auch einen Dildo umschnallen und damit noch stärker in Ihrer männlichen Rolle aufgehen. Wie fühlt es sich für Sie an, die Kontrolle zu haben? Beobachten Sie beide, wie Sie sich in Ihren neuen Rollen fühlen. Kann Ihr Partner sich Ihnen ganz öffnen, und wie geht es Ihnen als Frau in der Rolle des aktiven, fordernden männlichen Parts?

Dreht sich Ihr Partner um, können Sie nun auch seinen Penis massieren, und wenn Sie wollen, ihm auf diese Weise den Orgasmus seines Lebens verschaffen.

Abschluss. Halten Sie Ihren Partner in Ihren Armen, und geben Sie ihm das Gefühl, ganz geborgen zu sein. Ermutigen Sie ihn, seine Gefühle zu schildern. Beschreiben Sie Ihre eigenen Reaktionen, und danken Sie sich gegenseitig für diese neue Erfahrung. Vielleicht haben Sie durch dieses Erlebnis Lust darauf bekommen, Ihre Rollen öfter einmal zu wechseln.

Der geheime Lustgarten der Frau
Ein tantrisches Ritual

Bei diesem Ritual wird die Frau von ihrem Partner liebkost und ihr G-Punkt stimuliert. Dabei kann es zu einer Ejakulation kommen. Die milchige Flüssigkeit tritt aus den Skene-Drüsen, die sich links und rechts der Harnröhre befinden. Die Frau kann damit einen weiteren Aspekt ihrer männlichen Seite erforschen. Der G-Punkt befindet sich etwa fünf Zentimeter tief an der Innenseite der Scheidenwand hinter dem Schambein und wurde 1950 von dem Gynäkologen Ernst Gräfenberg in einem Artikel erstmalig beschrieben.

Meditation mit einer Orchidee. Stellen Sie eine schöne Vase mit einer Orchidee zwischen Ihnen auf, und versinken Sie im Anblick dieser exotischen Blume. Betrachten Sie ihre Zartheit, die satten, bunten Farben und die Form der Blütenblätter. Trotz aller Weichheit haben Orchideen auch meistens einen kleinen Stiel, der aus der Blüte herausragt und phallisch wirkt. Das macht diese Blume androgyn. Schenken Sie Ihre gesamte Aufmerksamkeit dieser wunderschönen Blume, und fühlen Sie, wie sich dabei Ihr Gesicht entspannt und Sie zu lächeln beginnen. Stellen Sie sich vor, wie Ihr ganzer Körper sich entspannt und wie alle Teile Ihres Körpers zu lächeln beginnen.

Sanfte Berührung. Überraschen Sie Ihre Geliebte mit einer ungewöhnlichen Massage, und beginnen Sie mit einer Orchidee auf ihrem Körper zu spielen. Ihre Partnerin darf dabei auf dem Rücken liegen und sich ganz entspannen. Streichen Sie mit der Blume sanft über das Gesicht Ihrer Geliebten, über ihre Augenlider, ihre Stirn und ihre Wangen. Berühren Sie damit ihre Brüste, ihren Bauch, und wandern Sie langsam zwischen ihre Beine. Streichen Sie mit der Orchidee zärtlich über die empfindsame Innenseite ihrer Oberschenkel. Sie können auch Ihren Penis als Massagestab einsetzen und damit zärtlich den Körper Ihrer Geliebten berühren. Dies ist ein besonders aufregendes Gefühl für Ihre Partnerin, vor allem, wenn sie bei der Massage die Augen geschlossen hält.

Die Erforschung des geheimen Lustgartens. Wenn Ihre Partnerin sich wohlig entspannt hat und Sie spüren, dass sie bereit ist für die nächste Stufe des Rituals, können Sie langsam ihre Beine aufstellen, damit ihr Becken ganz entspannt ist und Sie leichten Zugang zu ihrer Vagina haben.

Verwöhnen Sie Ihre Partnerin mit Ihrer Zunge. Sehen Sie das keinesfalls als Pflichtübung an, andernfalls sollten Sie es besser sein lassen, denn der empfangenden Partner spürt meist sehr deutlich, ob man etwas widerwillig tut oder ob es einem selbst Vergnügen bereitet. Alles, was Sie tun, sollte auch Ihnen selbst Freude machen.

Stellen Sie sich vor, dass Sie in den geheimen Lustgarten Ihrer Liebsten eintauchen, und bewundern Sie ihr Geschlecht genauso, wie Sie zuvor die Orchidee bewundert haben. Spielen Sie mit den Hautfalten, den Lippen und der Klitoris. Machen Sie sich nicht so viel Gedanken darüber, wie und ob Sie Ihrer Partnerin Lust verschaffen, sondern genießen Sie Ihre Entdeckungsreise. (Männer geraten oftmals unter Erfolgsdruck, weil sie meinen, eine bestimmte Leistung erbringen zu müssen.) Entspannen Sie sich, und probieren Sie neue Zungen- und Fingerspiele aus. Berühren Sie Ihre Geliebte mit den unterschiedlichen Bereichen Ihrer Zunge. Schreiben Sie mit Ihrer Zungenspitze einen Liebesbrief auf die Klitoris Ihrer Partnerin. Wechseln Sie das Tempo, stellen Sie sich vor, Ihre Zunge sei ein kleiner Schmetterling mit ganz schnellen und kleinen Bewegungen. Lecken Sie mit der Breitseite Ihrer Zunge zwischen der Vagina und der Klitoris auf und ab, oder umkreisen Sie den Kitzler mit Ihren Fingern.

Suchen Sie nach neuen Möglichkeiten der Lust, indem Sie ohne

Stress experimentieren. Sie werden ganz nebenbei neue Möglichkeiten finden, Ihrer Partnerin Freude zu bereiten. Der Weg ist das Ziel!

Die Erforschung des G-Punkts. Wenn Sie feststellen, dass Ihre Partnerin große Lust empfindet und ihre Scheide feucht wird, können Sie vorsichtig Ihren Mittelfinger einführen und an der Innenseite der Vagina entlangtasten, bis Sie eine raue Erhebung im Gewebe fühlen, ungefähr in der Größe eines 2-Euro-Stücks. Reiben Sie diese erogene Zone vorsichtig, und bitten Sie Ihre Partnerin um Feedback. Oftmals kann die Stimulierung des G-Punkts auch einen Harndrang auslösen und zunächst vielleicht sogar ein wenig unangenehm sein. Sie können auch einen speziellen Dildo verwenden, der durch eine Krümmung für die Stimulierung des G-Punkts besonders geeignet ist.

Durch diese innere Massage kann Ihre Partnerin zu einem Orgasmus kommen, der auch eine Ejakulation auslöst. Dabei kann eine größere Menge an Flüssigkeit austreten. Die Frau kann diese Ejakulation begünstigen, indem sie ihre Scheidenmuskulatur zusammenzieht und dann nach außen presst.

Sanfter Abschied. Beenden Sie dieses Ritual mit einer zärtlichen Abschiedsgeste, und denken Sie daran, dass Frauen nach dem Orgasmus meist länger brauchen, um sich von ihrem Liebespartner zu lösen, als Männer. Lassen Sie Ihrer Liebsten Zeit, wieder bei sich selber anzukommen, streicheln Sie zart ihr Gesicht, und fragen Sie, was sie sich in diesem Augenblick von Ihnen wünscht.

phantasie

Im Reich der wilden Träume

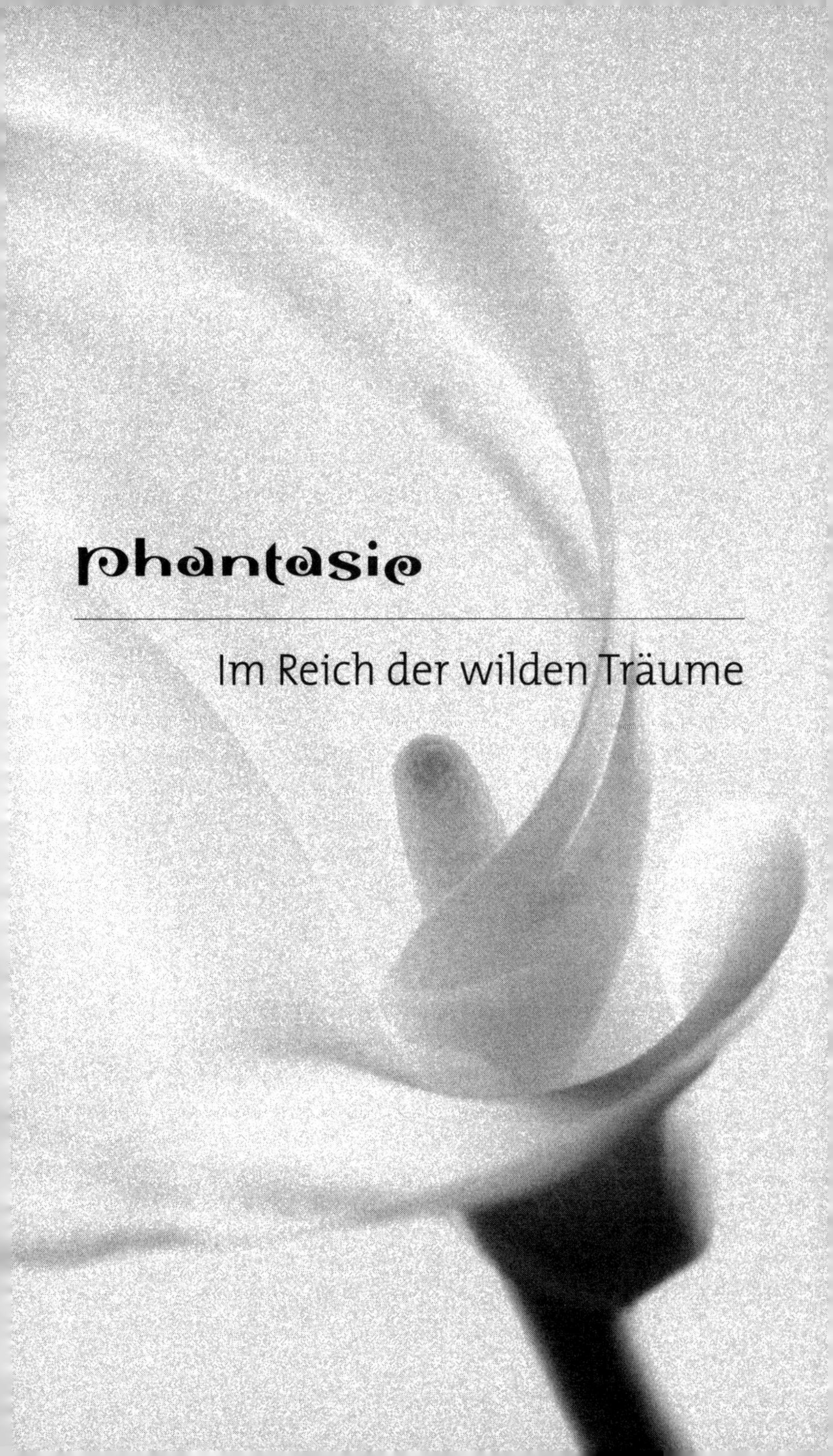

Die Verlockungen der Unterwelt

Wir waren auf einem Parkplatz verabredet gewesen, und inzwischen war es stockdunkel. Meine Schmetterlinge im Bauch verwandelten sich immer mehr in aufgeregt umherschwirrende Bienen, die nervös nach einem Ausgang suchten. Wie bescheuert von mir, mich auf so etwas einzulassen! Im Vorfeld war ich – wie immer – besonders mutig und konnte mir nicht vorstellen, dass irgendetwas schief gehen könnte – aber jetzt war ich mir nicht mehr so sicher, ob es eine gute Idee gewesen war, mit der Unterwelt in Kontakt treten zu wollen. Vielleicht hätte ich vorhin einfach wieder in mein Auto steigen und nach Hause fahren sollen. Dann würde ich, gemütlich in mein Sofa gekuschelt, mir »Liebe Sünde« im Spätprogramm ansehen und dabei fettige Erdnüsschen knabbern.

Stattdessen trotteten wir jetzt hinter Andreas durch den gespenstischen Wald. Nur der spärliche Schein unserer Taschenlampen hinderte uns daran, über die hervorquellenden Baumwurzeln zu stolpern und unsere Knöchel zu verstauchen. Am liebsten wäre ich wieder umgekehrt! Doch allein hätte ich wahrscheinlich nicht mehr zurückgefunden, und wie Hänsel und Gretel im Wald umherzuirren, darauf hatte ich wirklich keine Lust.

Die Lichtung, auf der wir schließlich unsere halsbrecherische Wanderung beendeten, wäre mir zu einem anderen Zeitpunkt und bei Tageslicht wahrscheinlich ziemlich romantisch vorgekommen, aber jetzt erschien mir dieser Ort recht unheimlich. Der Kloß in meinem Hals ging auf wie ein Hefeteig im Backofen. Ich war schrecklich nervös, als ich Andreas dabei half, einige abgebrochene Äste zusammenzusuchen und ein Feuer inmitten eines großen Steinkreises zu entflammen.

Nachdem sich alle Anwesenden vorgestellt hatten, legte sich meine Aufregung allmählich. Gerlinde befand sich gerade in Trennung von ihrem Mann, Marianne war zweifache Mutter von schwer erziehbaren Jungs, und Eberhard hatte sich schon seit

Wochen mit einer intensiven Reinigungskur auf diesen Abend vorbereitet. Langsam entspannte ich mich. Die übergewichtige Gerlinde war pausenlos dabei, sich Müslikekse in den Mund zu stopfen, eine Taktik, die ihr zwar wahrscheinlich keinen neuen Ehemann bescheren würde, sie aber anscheinend beruhigte.

»Willst du auch mal probieren?«, flüsterte sie mir verschwörerisch zu. Da ich nicht unhöflich sein wollte, biss ich mir an dem harten Keks lieber fast meine neue Goldkrone aus. Der Keks schmeckte wie Pappe, und ich überlegte krampfhaft, wie ich den Müslibrei möglichst unbemerkt ausspucken konnte.

Die anderen kannten sich bereits recht gut in der Unterwelt aus, und ich kam mir als blutige Anfängerin ziemlich unbeholfen vor. In Kürze würden wir unsere gemeinsame schamanische Reise in die Unterwelt antreten, in den Bereich der Existenz, der für die nordamerikanischen Indianer mit der Pflanzen- und Tierwelt verbunden war. Wir sollten uns dabei vorstellen, in einen Baumstumpf zu kriechen und auf diesem Weg nach unten zu gelangen. Irgendwann würden wir dann in einer imaginären Landschaft ankommen und uns auf die Suche nach unserem Krafttier machen, das uns wichtige Botschaften mitteilen möchte.

Ich hatte mich auf eine Anzeige in den »Regenbogen Nachrichten« gemeldet, weil ich meine mangelhaften Naturkenntnisse ein wenig erweitern wollte. »Ungewöhnliche Naturerfahrung durch schamanische Trancereise! Wenn du dich von dem Singen des Windes und dem Tanz der Libellen angesprochen fühlst, dann melde dich nach 18 Uhr bei Andreas. Seminargebühr auf Spendenbasis.«

Eigentlich war unser Schamane für diesen Abend sogar sehr nett, und was er uns von seinen Abenteuern mit den schamanischen Heilern in New Mexico erzählte, fand ich äußerst spannend. Tiere hatten mich schon immer interessiert. Als Kind hatte ich mir lange eine kleine Schmusekatze gewünscht. Meine beste Freundin, Martina, hatte zu ihrem achten Geburtstag eine Angorakatze mit wunderschönem langem Fell geschenkt bekommen, und ich liebte es, die Katze auf meinem Schoß zu halten und über ihre seidigen Haare zu streichen, bis sie in behagliches Schnurren verfiel und mich schläfrig aus ihren geheimnisvollen Augen anblinzelte. Ihr Geruch erinnerte mich an geraspelte Vanilleschoten. Bewundernd beobachtete ich ihre geschmeidigen Bewegungen. Ich erinnerte mich noch genau an dieses sinnliche Gefühl, wenn ich mein Gesicht in ihrem Rücken vergrub und meine Nase an ihrem Kopf rieb, bis ihr diese aufdringliche Zuwendung zu viel wurde und sie sich mit einem empörten Miauen aus meinen Armen entwand. Auf mein Drängen hin bekam ich dann zu Weihnachten auch ein Haustier geschenkt. Allerdings nur eine Schildkröte. Meine Eltern rechtfertigten ihre Entscheidung damit, dass eine Schildkröte eine wesentlich längere Lebenserwartung habe als Katzen …

Andreas riss mich aus meinen Gedanken. »Vor der Reise solltet ihr euch alle noch einen Augenblick auf das Ziel eures Aufenthalts in der Unterwelt konzentrieren und auf die Frage, die das Krafttier euch beantworten soll.« Gar nicht so einfach, auf die Schnelle eine sinnvolle Frage zu finden, die eventuell von einem Wolf oder einem Eichhörnchen beantwortet werden würde. Aber dann kam mir doch eine Idee. Ich wollte um eine Entscheidungshilfe bei meiner beruflichen Karriere bitten. Ich stand vor der Wahl, mich zur Diplomsachverständigen für Hausverwaltungen fortzubilden oder mein abgebrochenes Germanistikstudium wieder aufzunehmen. Könnte doch gut sein, dass ich dafür auf meiner Reise eine eindeutige Antwort bekam. Streng dich an, mein Krafttier!

Der gleichmäßige Klang der Trommel hatte bereits eingesetzt. Ich schloss die Augen und hoffte, nicht einzuschlafen, denn auf einmal wurden meine Gliedmaßen bleiern schwer. In meiner Vorstellung rutschte ich wie ein Maulwurf durch einen langen Tunnel nach unten. Ich fiel immer tiefer, immer schneller, und wurde schließlich von dem Tunnel ausgespuckt. Ich befand mich nun in einer merkwürdigen Berglandschaft; ein wenig benommen stand ich auf und sah mich mit Staunen um. Es hatte also doch funktioniert, und ich war in eine andere Wirklichkeit getreten. Kaum zu glauben! Ich stand in einem Kiefernwald, und meine Füße sanken ein wenig in weiches Moos ein. Einige violette Pilze hatten sich um den nächsten Baum gruppiert. Sie sahen giftig aus; für ein Pilzsüppchen würde ich sie nicht verwenden wollen. Zwischen den Bäumen zeigte sich ein Flecken blauer Himmel, und in der Ferne erspähte ich eine schneebedeckte Bergkuppe. Riesige Farne standen zwischen den Bäumen und schienen mir aufmunternd zuzuwinken.

Da ich ja nicht gerade ein Naturmädel bin, war ich mir noch nicht so ganz sicher, wie es jetzt weitergehen sollte. Ich hatte mal irgendwo gelesen, dass die Bäume auf ihrer Westseite mit Flechten bewachsen sind. Oder war es die Nordseite gewesen? Auch egal, ich wusste sowieso nicht, in welche Richtung ich laufen sollte.

Entmutigt versuchte ich, nach meinem Krafttier Ausschau zu halten. Eine Reihe von Mücken schwirrte um mich herum. Ob die auch in Frage kamen als Krafttier? Ich spazierte ein wenig in Richtung blauer Himmel und setzte mich auf einen flachen Stein, der zufällig im Weg stand. Ein schillernder blauer Vogel mit einem enorm langen Schwanz flog an mir vorbei, allerdings leider ohne mich dabei zu beachten. Vielleicht hatte mein Krafttier mich einfach vergessen oder war gerade anderweitig beschäftigt. Vielleicht hatte mir der asketische Eberhard meinen Bären weggeschnappt, oder Marianne mit den roten Haaren unterhielt sich gerade mit der für mich vorgesehenen Eidechse.

Hilfe, ich hatte keinen abbekommen – genauso wie früher in der Tanzstunde! Ich war nicht unbedingt hässlich, nein, das konnte man so nicht sagen. Und so fühlte ich mich auch nicht. Aber auch nicht sonderlich attraktiv. Sagen wir mal so, wenn mein Leben von der Wahl zur Schönheitskönigin abhängen würde, dann hätte ich ziemlich schlechte Karten gehabt. Aber den Tieren sollte das doch wohl völlig egal sein. Ich versuchte es mit einer magischen Be-

schwörung: »Krafttier, ich rufe dich! Wo bist du?« Aber auch das schien nicht zu funktionieren, und ich wollte schon fast aufgeben. Doch als ich mich umdrehte, sah ich ihn plötzlich auf einem Felsen hocken und mich anstarren. Er sah wunderschön aus mit seinem hellbraunen Fell und dem flauschigen weißen Fleck am Unterbauch. Die Pinselohren waren aufmerksam gespitzt, und er hatte mich wohl schon eine ganze Weile beobachtet.

»Hallo, ich bin Brigitte. Freut mich, dich kennen zu lernen, bist du mein Krafttier, auf das ich jetzt bereits fast zehn Minuten warte?« War wahrscheinlich unklug, gleich zur Begrüßung meinen Frust zu zeigen, aber ich hatte mich schon ein wenig geärgert, dass ich so lange warten musste.

»Ich frage dich jetzt zum zweiten Mal: Bist du mein Krafttier?« Keine Antwort. Der Luchs starrte mich nur mit funkelnden Augen an, und sein exotisches Gesicht blieb ansonsten ausdruckslos.

»Naja, da sonst kein anderes Tier in Aussicht ist, geh ich mal davon aus, dass du zu mir gehörst, oder?« Wie versteinert saß die Raubkatze vor mir, und nur die spitzen Ohren zuckten ab und zu. Na toll, und wie sollte ich jetzt bei diesem mundfaulen Tier etwas über meinen Lebensweg erfahren, bitte schön! Ich war frustriert, und entsprechend patzig sagte ich:

»Besonders höflich bist du wirklich nicht. Aber wenn du nichts zu sagen hast, dann lass es einfach bleiben. Ich verschwinde sowieso bald wieder. Dein Pech, dann hast du die Chance verpasst, mir was Wichtiges mitzuteilen.«

Na gut, ich konnte warten, denn bald würden die Trommeln mich wieder nach oben abholen. Ich ging etwas näher auf das Tier zu, und wir stierten uns beide in die Augen. Wer zuerst blinzelt hat verloren …

»Fass mich an!«, sagte der Luchs auf einmal völlig unvermittelt. Jetzt war ich doch ein wenig erschrocken.

»Hast du was gesagt? Ich glaub, mich tritt ein Pferd, mein Krafttier kann sogar sprechen!«

»Ich kann noch viel mehr als sprechen. Streich mir über den Rücken.« Irgendwie war der Ablauf ein wenig anders, als wir das vorhin mit Andreas abgesprochen hatten.

»Ich glaube, du verwechselst da was. Wir sollen sprachlich miteinander kommunizieren, und du sollst mir Dinge über mein Leben erzählen. Ich hätte da auch gleich eine Frage an dich.« Die Zeit wurde knapp und ich wollte sie nicht mit unsinnigem Geplänkel vergeuden.

»Stell dich nicht so an, und komm endlich her! Ich kenne jeden Gedanken von dir und weiß, was du brauchst.« Mein Krafttier war schon recht bestimmend, und ich trat einen Schritt zurück.

»Ich würde gerne wissen, ob ...« Ich kam gar nicht dazu auszureden, denn er unterbrach mich.

»Das, was du wissen willst, ist völlig nebensächlich.« Ich war sprachlos und fast ein wenig sauer. Ich fühlte mich nicht ernst genommen. Wie konnte dieses arrogante Wesen mir einfach ins Wort fallen.

»Ich glaube, du spinnst. Du kannst mich doch nicht einfach so herumkommandieren. Was denkst du dir eigentlich dabei?!« Da änderte der Luchs seine Taktik. Er kam ein wenig näher auf mich zu und begann, seinen Kopf an meiner Schulter zu reiben.

»Schhhhh, sei still und genieße einfach. Ich kenne dich so gut. Du denkst pausenlos. Von morgens bis abends machst du dir Gedanken über dieses und jenes, und dabei hast du etwas Wichtiges vergessen: Du weißt nicht mehr, wie sinnlich und wie wunderschön du bist.« Ich schluckte und kämpfte mit meinen Tränen. Wie kam es, dass dieser Satz mich so berührte? Es war in der Tat schon eine ganze Weile her, dass Karl-Heinz, mein Mann seit über 15 Jahren, mir gesagt hatte, dass ich schön sei. Ich versuchte, meine Gefühle zu unterdrücken, doch es gelang mir nicht. Ich spürte das weiche Fell der großen Katze an meinen Beinen und begann langsam, meine Hände über ihren anmutigen Rücken gleiten zu lassen. Ich beugte mich über sie und atmete ihren Duft ein. Sie roch nicht nach Vanille, *wie Sansibar, die Angorakatze, es war eher ein moschusartiger Raubtiergeruch. Ich schloss die Augen und atmete diesen wilden Duft bis hinunter in meine Fußspitzen ein.*

»Oh, du riechst so gut … mmmhh.« Meinem Luchs schien dies offensichtlich gut zu gefallen, denn er begann, seinen Kopf auf meine Brust zu drücken und zu schmusen, so wie Katzen das gerne tun. Dabei biss er mir spielerisch ein wenig in den Arm.

»Pass auf, du wirst mich doch nicht verletzen, oder?«

»Mach dir mal keine Sorgen, ich bin vorsichtig und werde dir nicht wehtun«, flüsterte er mir leise ins Ohr. Ich umfasste den sehnigen Körper dieser großen Katze und presste ihn an mich.

»Du bist so wunderschön und stark. Ich liebe Katzen, wusstest du das?«

»Ich habe dir doch gesagt, dass ich alles weiß über dich. Kraule meinen Bauch und streiche mir dabei über den Kopf … Ja, genau so. Das machst du wunderbar. Wenn ich schnurren könnte, würde ich genau das jetzt gerne machen.« Lachte mein Luchs oder bildete ich mir das ein? Ich zeichnete die Konturen seines geheimnisvollen Katzengesichts mit meinem Zeigefinger nach und berührte vorsichtig seine sensiblen Ohren. Ich streichelte langsam über seinen flauschigen Bauch und zählte die dunklen Tupfen auf seinem schneeweißen Fell. Mit beiden Händen fuhr ich zärtlich über die langen Beine, die sicherlich sehr kräftig waren und mit denen er bestimmt recht weit springen konnte.

»Du wunderschönes Tier, ich liebe deine Weichheit und deine Stärke.« Der Luchs begann zärtlich meine Unterarme zu lecken, Sansibar hatte das auch immer getan. Aber irgendwie war es diesmal ein wenig anders. Mir wurde ganz heiß, und ich begann zu schwitzen. Mit Hingabe leckte die große Katze meinen Schweiß unter den Achselhöhlen auf und wanderte dann mit ihrer rauen Zunge nach unten zu meinen Brüsten. Ich spürte, wie meine Brustwarzen sich genüsslich aufrichteten, und ich bekam eine leichte Gänsehaut. Die Situation schien mir aus der Hand zu gleiten und

mein wohl trainierter Verstand wollte sich zur Wehr setzen: Hör sofort auf mit dem Unsinn. Was tust du da?! Du bist wohl übergeschnappt, dich so gehen zu lassen!

Aber die Sehnsucht, mit diesem weichen Fell zu verschmelzen, war einfach größer. Ich umarmte den warmen Katzenkörper und vergrub mein Kinn in seinem Nacken. Der Luchs drückte mich mit seinen stark behaarten Pfoten auf den Boden und legte sich auf mich. Ich fühlte das Gewicht seines athletischen Körpers, und wir wälzten uns auf dem moosigen Waldboden. Inzwischen war mein kraftvolles Tier mit seiner Zunge bei meinem Bauchnabel angelangt und schnupperte zwischen meinen Beinen. Eigentlich geht mir das zu weit, dachte ich, als ich meine Hose auszog und neben mich warf, aber die Raubkatze hatte mit ihren schweren Pranken bereits meine Schenkel weit geöffnet und begann, mit ihren Krallen vorsichtig meinen Slip zur Seite zu ziehen und aus meinem vollen Milchtopf zu schlecken.

So hingebungsvoll war ich noch nie geleckt worden. Karl-Heinz waren immer wieder andere Ausreden eingefallen, wieso er mich nicht mit seiner Zunge verwöhnen wollte. Und irgendwann dann hatte ich es einfach aufgegeben, ihn darum zu bitten, und es mir mit einem Vibrator selbst besorgt, wenn er auf Geschäftsreise war.

Die Katze schien fast in meine Lusthöhle hineinkriechen zu wollen, und mein milchiger Saft floss ihr in Strömen entgegen. Ich öffnete meine Schenkel so weit ich nur konnte und presste ihren haarigen Kopf an mein Becken. Das Echo meines lauten Stöhnens hallte im Wald. Die kreischenden Vögel schienen in meine stammelnden Lustschreie einzustimmen, und aus dem Augenwinkel sah ich den blauen Vogel, der sich neben uns auf den Stein gesetzt hatte und belustigt zusah. Der lauwarme Wind vermischte sich mit dem heißen Atem der Katze und strich sanft über mein verschwitztes Gesicht. Der mit Fichtennadeln übersäte Waldboden umarmte mich, ich leistete keinen Widerstand mehr. Mein Körper begann, in alle Richtungen zu zucken, meine kurvigen Brüste vergruben sich im weichen Fell. Ich krümmte und streckte mich wie eine Schlange, bis alle meine Sinne auf einmal zu explodieren schienen. Mit einem wilden Schrei verlor ich mich in grenzenloser Lust ...

Wie lange ich so hingebungsvoll ausgestreckt lag, weiß ich nicht. Als ich wieder zu mir kam, lag ich auf dem Waldboden, meine Wildkatze war verschwunden, und stattdessen blickte ich in die besorgten Augen von Andreas, der über mich gebeugt war.

»Wie geht es dir? Wir haben uns Sorgen um dich gemacht. Du hast so laut geschrien, und ich dachte, du hättest eine unangenehme Erfahrung gehabt. Wie geht es dir?« So gut wie in diesem Augenblick ging es mir schon lange nicht mehr. Ich strahlte ihn einfach nur an. Meine Spende für dieses Seminar fiel recht großzügig aus, und ich versprach, mich demnächst zum Folgeseminar anzumelden.

Kreativität
Die Liebe neu entdecken

Natürlich ist es in erster Linie Ihre tiefe Zuneigung füreinander, die in der Erotik ausschlaggebend ist. Aber Sexualität drückt sich über den Körper aus, und es steigert daher Ihre Lust, wenn Sie lernen, kreativ zu lieben und sich anmutig zu bewegen. Je mehr Sie sich dem spontanen Fluss der Liebe hingeben können, desto eher wird die Sexualität zu einem schöpferischen Ausdruck Ihrer Seele werden.

Jeder Mensch ist kreativ! Auch wenn Sie denken, dass Sie kein Talent haben zum Schriftsteller, Maler oder Komponisten, können Sie trotzdem kreativ leben und lieben. Sie sollten jeden Tag so intensiv erfahren, als ob es der wichtigste Tag in Ihrem Leben wäre. Es kommt nicht so sehr darauf an, was Sie tun, sondern mit welcher Einstellung zum Leben Sie es tun. Ein kreativer Mensch kombiniert alltägliche Dinge in ungewohnter Form miteinander und findet neue Lösungsmöglichkeiten in allen Lebenslagen. Die langweiligste Tätigkeit kann spannend und neuartig sein, wenn Sie diese mit größter Achtsamkeit erledigen und sich dabei auch immer wieder einen anderen Aspekt einfallen lassen, unter dem Sie diese Arbeit betrachten. Wir alle haben uns bestimmte Verhaltensmuster angewöhnt, die unseren täglichen Ablauf erleichtern. An sich ist das auch nichts Schlimmes, denn es hilft uns, Energie zu sparen und unnötige Gedanken zu vermeiden. Würden wir z. B. beim Zähneputzen immer darüber nachdenken, ob wir von rechts unten oder links oben beginnen sollen, müssten wir morgens sicherlich eine Stunde früher aufstehen.

Halten Sie jetzt im Lesen einen Moment inne, und verschränken Sie Ihre Hände. Welcher Daumen liegt oben? Nun verschränken Sie die Hände so, dass der andere Daumen nach oben zeigt, und Sie werden sicherlich feststellen, dass sich das ungewohnt anfühlt. Beide Variationen sind möglich, aber wir haben unsere persönlichen Vorlieben, und alles was davon abweicht, kommt uns seltsam vor.

Die Routine, die uns im Alltag vieles erleichtert, wirkt sich auf die Erotik allerdings eher hinderlich aus. Im Bereich der Sinnlichkeit ist Phantasie gefragt, und nur wer sich öfter einmal etwas Neues einfallen lässt, wird die Sexualität auch in einer langjährigen Partnerschaft genießen können. Es erfordert ein wenig Mut, sich mit dem verborgenen erotischen Potenzial auseinander zu setzen, das in jedem von uns ruht und nur darauf wartet, erweckt zu werden. Wenn Sie Kindern beim Spielen zusehen, werden Sie vieles über Kreativität und Phantasie lernen. Sie scheinen sich niemals zu langweilen und erfinden immer wieder neue Spielvariationen.

Jeder von uns war als Kind kreativ, und erst im Laufe des Lebens haben wir diese Eigenschaft verloren und sie durch praktisches Denken ersetzt. Nehmen Sie sich Zeit dafür, Ihre ursprüngliche

Sinnlichkeit und Neugierde wieder zu entdecken. Wenn Sie das nächste Mal mit Ihrem Liebsten im Bett sind, tun Sie so, als ob Sie seinen Körper noch nie gesehen oder gespürt hätten. Lernen Sie, wieder neugierig zu werden und sich völlig frei von Urteilen und Gewohnheiten auf den anderen einzustellen. Wie würden Sie Ihren Partner normalerweise stimulieren? Vermeiden Sie Ihr erotisches Standardprogramm, und spielen Sie mit dem Geliebten auf eine Weise, wie Sie früher als Kinder gespielt haben. Kreativität lässt sich trainieren, und Sie können einiges dafür tun, dass es Ihnen auch im Bett nicht langweilig wird. Eine Möglichkeit, um Ihre Kreativität langfristig wieder zu entdecken, bietet die Feldenkrais-Methode®.

Der Physiker und Ingenieur Dr. Moshé Feldenkrais (1904–1984) war ein Multitalent und ein Pionier auf vielen Gebieten. Eine alte Knieverletzung, die schwer zu operieren war, inspirierte ihn schließlich dazu, ein neues Bewegungs- und Lernsystem zu entwickeln. Er studierte die eigenen Bewegungsmuster, um sie dann effektiver zu gestalten. Moshé Feldenkrais beschäftigte sich in seinen späteren Jahren intensiv mit dem kreativen Potenzial, das in jedem von uns verborgen ist, und entwickelte einen philosophischen Hintergrund zu seiner Arbeit, die er unterrichtete und in zahlreichen Büchern beschrieb.

Er geht davon aus, dass Kreativität, Lernen und Bewegung in einem engen Zusammenhang stehen. Bei Säuglingen lässt sich gut beobachten, dass sie Lernerfahrung mit Bewegung koordinieren, wodurch sich das Gehirn weiterentwickeln kann. Die Feldenkrais-Methode® ist ein faszinierendes Lernkonzept, das Bewusstheit über die eigenen Bewegungsabläufe verschafft und uns hilft, Bewegungen noch effektiver, mit weniger Muskelspannung und anmutiger auszuführen. Während sich Kinder noch an der eigenen Beweglichkeit begeistern können, haben die meisten Erwachsenen aufgehört sich weiterzuentwickeln; sie benutzen nur mehr zirka 20 Prozent ihres Bewegungspotenzials. Jeder zweite Mensch klagt über Schmerzen im Bewegungsapparat, die meist auf ungünstige Bewegungsgewohnheiten zurückzuführen sind.

Wenn wir mehr Bewusstheit über Bewegungsabläufe erhalten, überträgt sich diese Achtsamkeit auch auf andere Verhaltensmuster, die wir dadurch besser erkennen und dann entsprechend verändern können. In Gruppen- oder Einzelsitzungen wird der Schüler dazu aufgefordert, die einzelnen Bewegungsabläufe mit großer Achtsamkeit auszuführen und sich somit der eigenen Bewegungsmuster bewusst zu werden. Das Nervensystem wird dazu angeleitet, neue Bewegungsmöglichkeiten zu finden und damit ganz allgemein kreatives Verhalten zu trainieren. Nach jeder Lektion fühlt sich der Körper anders an, die Haltung verbessert sich, der Gang wird mühelos, und die Bewegungen fließen harmonisch ineinander.

Im Gegensatz zu anderen Bewegungssystemen muss die Lernerfahrung nicht ständig trainiert werden, sondern wird in das Bewegungsrepertoire integriert und fließt organisch in die alltäglichen Bewegungsabläufe ein. Dadurch können Sie Ihre eigene Beweglichkeit, Ihre Spontaneität in der Sexualität und ganz allgemein Ihr kreatives Verhalten verbessern. Sie können noch so viele Erotikführer studieren oder die verschiedenen Positionen des Kamasutra trainieren, letztlich zeigt sich die Qualität Ihres Liebesspiels vor allem in Ihrer Fähigkeit, sich spontanen Einfällen hinzugeben und sie in Ihr sinnliches Liebesspiel mit einfließen zu lassen.

Erotisches Kopfkino
Sinnliche Visualisierung für Tagträumer

Sie benötigen für dieses Kapitel:

- Eine Kuscheldecke
- Einige Tropfen Jasminöl für Ihre Duftlampe
- Ggf. einen Kassettenrecorder und eine leere Kassette
- Schreibzeug
- Viel Ruhe und Neugierde

Beantworten Sie folgende Frage ganz ehrlich: Wann haben Sie das letzte Mal von Ihren erotischen Phantasien erzählt? Oder wissen Sie vielleicht nicht so genau, was Sie sich sehnlichst wünschen, aber noch nicht mal davon zu träumen wagen? Wir alle haben gewisse Vorlieben und ein Standardrepertoire – auch beim Sex. Das ist etwas ganz Normales, und es ist herrlich angenehm, wenn beide Partner sich gut kennen und sich nicht ständig jeden Tag neu erforschen müssen. Aber damit Ihnen die Lust an der Liebe nicht abhanden kommt, sollten Sie hin und wieder ein wenig Abwechslung in Ihr Liebesspiel bringen. Setzen Sie sich mit Ihren erotischen Phantasien auseinander, die vielleicht nicht ganz alltäglich sind und die Ihnen möglicherweise noch nicht einmal richtig bewusst sind.

In der nachfolgenden Tiefenentspannung und Visualisierung können Sie all Ihren Gefühlen und Phantasien freien Lauf lassen. Ihr Verstand kann getrost die Kontrolle dem Unterbewusstsein übergeben, und wenn Ihr Kopfkino zu bizarr wird, dürfen Sie diesen kleinen Ausflug in Ihre erotische Phantasie auch ganz für sich behalten. Aber es würde die Intimität zwischen Ihnen und Ihrem Liebsten beträchtlich steigern, wenn Sie sich anschließend Ihre Phantasien erzählen. Erlauben Sie es sich, ohne Tabus zu träumen, denn Ihre Phantasien sagen nicht unbedingt etwas darüber aus, was Sie gerne in Wirklichkeit tun wollen. Im Gegenteil: Die besten Träume sind oft jene, die unerfüllt bleiben.

Vorbereitung. Sorgen Sie dafür, dass die Raumtemperatur angenehm warm ist, ziehen Sie bequeme Kleidung an, und legen Sie eine Decke bereit, denn in der Tiefenentspannung sinkt die Körpertemperatur. Geben Sie einige Tropfen Jasminöl in Ihre Aromalampe. Dieser Duft wird Ihre Intuition anregen, die ihren Sitz im dritten Auge hat (Energiezentrum zwischen den Augenbrauen). Achten Sie darauf, dass das Telefon abgestellt ist, die Kinder versorgt sind und Sie für die nächste Stunde nicht gestört werden.

Sie können die nachfolgende Übung auf drei verschiedene Arten durchführen. Sie können sich bequem zugedeckt mit dem Rücken auf den Boden legen, und Ihr Partner liest Ihnen die Anweisungen vor. Anschließend tauschen Sie die Rollen. Die zweite Variante besteht darin, dass Sie die Anleitung auf eine Tonkassette sprechen und dann gemeinsam mit Ihrem Partner in die Tiefenentspannung gleiten sowie die Visualisierung machen. Sie brauchen den Text nicht wörtlich zu übernehmen, sondern können gerne ein wenig improvisieren; er dient als Anleitung für Ihre Kreativität. Achten Sie darauf, dass Sie für die Visualisierung ausreichend Zeit einräumen und die Pausen zwischen den einzelnen Phasen auch lang genug machen. Die dritte Möglichkeit für die Übung ist, den Text für die Tiefenentspannung und die Visualisierung sich selbst vorzusprechen. Dazu benötigen Sie natürlich ein gutes Gedächtnis und sollten bereits viel Erfahrung im Visualisieren haben. Darüber hinaus müssen Sie darin geübt sein, zu führen und gleichzeitig passiv aufnehmend zu sein.

1. Teil: Tiefenentspannung

Konzentriere dich auf deinen Körper, der bequem auf dem Boden ausgestreckt liegt, und richte deine Aufmerksamkeit auf deine Füße …

Spanne den rechten Fuß ganz fest an, die Zehenspitzen zeigen dabei zur Decke. Halte den Fuß einige Momente in dieser Anspannung, und lasse ihn dann ganz los …

Spanne den linken Fuß ganz fest an, die Zehenspitzen zeigen dabei zur Decke. Halte den Fuß einige Momente in dieser Anspannung, und lasse ihn dann ganz los …

Spanne dein ganzes rechtes Bein ganz fest an, dein Bein hebt sich dabei leicht vom Boden ab. Halte das Bein einige Momente in dieser Anspannung, und lasse es dann ganz los …

Spanne dein ganzes linkes Bein ganz fest an, dein Bein hebt sich dabei leicht vom Boden ab. Halte das Bein einige Momente in dieser Anspannung, und lasse es dann ganz los …

Spanne beide Beine ganz fest an. Halte die Beine einige Momente in dieser Anspannung, und lasse sie dann ganz los …

Spanne dein Gesäß ganz fest an. Halte das Gesäß für einige Momente in dieser Anspannung, und lasse es dann ganz los …

Spanne deinen Bauch ganz fest an, dein Bauch wölbt sich dabei nach innen, und dein Rücken wird flach und drückt auf den Boden. Halte den Bauch für einige Momente in dieser Anspannung, und lasse ihn dann ganz los …

Spanne deinen Brustkorb ganz fest an, dein Rücken wölbt sich dabei nach oben, und du liegst im Hohlkreuz. Halte den Brustkorb für einige Momente in dieser Anspannung, und lasse ihn dann ganz los …

Spanne beide Arme fest an, und balle deine Hände zu Fäusten, deine Arme können sich dabei leicht vom Boden lösen. Halte die Arme und Fäuste für einige Momente in dieser Anspannung und lasse sie dann ganz los …

Spanne dein Gesicht ganz fest an, stell dir vor, dass du dein Gesicht zu einer Fratze verziehst. Halte das Gesicht für einige Momente in dieser Anspannung und lasse es dann ganz los …

Spanne deinen gesamten Körper ganz fest an, Beine, Gesäß, Bauch, Brustkorb, Arme und Gesicht. Halte diese Anspannung für einige Momente, und lasse dann ganz los. Lasse alle Anspannung aus deinem Körper gleiten, und fühle, wie du tief in den Boden einsinkst …

Beobachte deinen Atem, der gleichmäßig durch deinen Körper fließt und alle deine Zellen mit Sauerstoff versorgt. Bei jedem Einatmen fließt der Atem durch deine Nase und in deine Lungen. Von deinem Herzzentrum breitet sich sanftes Licht aus in deinen Kopfbereich, in deine Arme und Hände, in deinen Brustkorb, in deinen Bauchraum, in dein Becken, in deine Beine und Füße. Du bist ganz leicht, und dein Körper scheint sich im ganzen Raum auszubreiten.

2. Teil: Visualisierung

Stell dir einen Ort vor, an dem du jetzt gerne Sinnlichkeit und Erotik genießen möchtest. Dieser Ort kann in der Natur sein, auf einer Waldlichtung, am Meer oder im Garten. Es kann ein Ort in einer Stadt sein, in einem Haus, im Schlafzimmer, im Bad oder in der Küche. Es kann ein Ort sein, der dir vertraut ist oder den du dir in deiner Vorstellung nach deinen Wünschen erschaffen darfst … (längere Pause)

Du kannst dir in deiner Phantasie auch zunächst einmal verschiedene Orte ansehen und in dich hineinspüren, wie du dich jetzt auf einer Wiese fühlen würdest … am Strand … in der Honeymoon-Suite eines Luxushotels auf den Malediven … im Konferenzraum des Vorstands …

Vielleicht hast du in diesem Augenblick auch Lust, in deiner Wohnung auf dem Kühlschrank zu sitzen, in einem leeren Zugabteil aus dem Fenster zu sehen, in einem schummrigen Hinterhof an einer Mülltonne zu lehnen oder in Dornröschens Märchenschloss auf einem Himmelbett zu liegen …

Sei neugierig, wohin dein Unterbewusstsein dich jetzt führt, und versuche, nichts zu bewerten, sondern sieh dir selbst dabei zu, wie du eine phantastische Reise antrittst. Sieh dir ganz in Ruhe verschiedene Orte an, und dort, wo du dich jetzt am besten fühlst, verweilst du und schaust dich genau um … (längere Pause)

Stelle dir diesen Ort für dein erotisches Erlebnis in allen Einzelheiten vor. Erfasse die Dinge um dich herum, die du siehst, und lasse sie so deutlich wie du nur kannst vor deinem inneren Auge entstehen. Wenn du Schwierigkeiten hast, Dinge in deiner Phantasie deutlich zu erkennen, dann tu einfach so, als ob du wüsstest, dass sie da sind, und denke dir aus, was du jetzt gerne sehen möchtest. Die Auswahl der Bilder trifft sowieso immer dein Unterbewusstsein.

Wenn du in der Natur bist, dann höre auf die Geräusche der Tiere, lausche dem Rascheln der Blätter oder dem Singen des Windes. Auch in geschlossenen Räumen kannst du Geräusche vernehmen, das Ticken einer Uhr, das Zwitschern eines Kanarienvogels, vorbeifahrende Autos oder dein Lieblingslied im Radio … (längere Pause)

Welche Düfte nimmst du wahr? An was erinnert dich der Duft? An blumenübersäte Bergwiesen, an harzigen Moschus oder an geröstete Mandeln? Ist es ein weicher oder herber Geruch, der zu deinem erotischen Ambiente passt? Wo hat du diesen Geruch das letzte Mal wahrgenommen? … (längere Pause)

Was siehst du genau in deiner Umgebung? Welche Gegenstände, Pflanzen, Tiere, Steine haben in deiner Phantasie einen Platz gefunden? … Welche Farbe dominiert in deiner Umgebung? Sind es mehrere Farben, wirken sie eher kühl, oder umschmeicheln sie dich wärmend? … Siehst du dein Bild in Schwarzweiß-Tönen oder eher bunt? … (längere Pause)

Welche Kleidung trägst du? Sind es Dinge, die zu deiner normalen Alltagskleidung gehören, oder möchtest du dich vielleicht lieber umziehen und etwas anderes tragen? Geld oder sonstige mögliche Hemmnisse spielen zum Glück keine Rolle, und du kannst dir vorstellen, in einem edlen Jil-Sander-Kostüm, in frechen Beate-Uhse-Dessous oder in einem romantischen Kleid von Laura Ashley zu glänzen. Als Mann hast du natürlich die gleiche Auswahl und kannst sowohl in ausgebeulter Jogginghose, in Jeans oder in einem teuren Hugo-Boss-Anzug oder am besten ganz nackt durch deine Phantasie schweben. Du kannst im Geiste verschiedene Kleidungsstücke anprobieren und dich dann entscheiden, worin du dich am wohlsten fühlst – nur das alleine zählt! ... (längere Pause)

Wie fühlen sich die Materialien auf deiner Haut an? Bist du gerne in knallenges Latex gezwängt, oder fühlst du dich in einem samtigen Stoff wohler? Hast du gerne Stiefel an, die bis an deine Oberschenkel reichen, oder bevorzugst du es heute, barfuß zu sein? Sieh dich an, wie schön du aussiehst in deiner Phantasie, und bewundere dich ausgiebig ... (längere Pause)

Rege deine Sinne an, und bereite dich auf ein erotisches Erlebnis vor. Wie bringst du dich normalerweise in Stimmung, wenn du dich auf ein erotisches Abenteuer vorbereitest? Das ist eine sehr persönliche Angelegenheit, und du darfst dir in deiner Phantasie dabei zusehen, wie du dich selbst verwöhnst. Beginne dich zu streicheln, berühre dein Gesicht und stelle fest, wie zart und empfindsam deine Haut ist. Berühre deine Hände, und gib dir eine sanfte Handmassage. Ertaste vorsichtig deinen Hals, streiche über deine Arme, und massiere behutsam deine Brüste. Wie magst du gerne stimuliert werden? Kneife deine Brustwarzen, wenn dir das gefällt, reibe sie, oder drücke sie einfach ganz liebevoll und vorsichtig ... (längere Pause)

Du kannst beginnen, dich auszuziehen, wenn du das möchtest. Öffne deine Bluse oder deine Hose, und streichle und massiere dich dort, wo du in diesem Augenblick gerne angefasst werden möchtest. All dies geschieht in deiner Phantasie (natürlich kannst du dich nach deiner Visualisierung auch tatsächlich per Hand stimulieren). Berühre deine Geschlechtsteile. Wie bringst du dich gerne in Stimmung? Falls du das nicht so genau weißt, probiere einfach aus, wie es sich anfühlt, wenn du dich überall streichelst und zärtlich mit dir selbst bist. Spüre, wie deine Sinne immer mehr erwachen und deine Körpersäfte zu fließen beginnen. Probiere aus, wie du dich in verschiedenen Positionen berühren kannst. Deiner Kleidungsstücke hast du dich halbwegs entledigt, oder vielleicht bist du inzwischen auch ganz nackt in deiner Phantasie ... (längere Pause)

Das erotische Abenteuer nimmt seinen Lauf. Du kannst dir in deiner Phantasie nun einen Spielgefährten/eine Spielgefährtin vorstellen oder irgendetwas anderes, was deine Lust jetzt noch steigern könnte. Wen oder was hättest du in diesem Augenblick gerne bei dir? ... (längere Pause)

Du kannst dir alles vorstellen, was du möchtest, denn deine Phantasie kennst bis jetzt nur du, und du alleine entscheidest anschließend, ob du sie für dich behalten möchtest oder ob du sie deinem Partner mitteilen willst. Hättest du jetzt gerne einen knackigen Surfboy an deiner Strandliege oder eine verführerische Meeresnixe an deiner Brust? Wie wäre es mit einer gestrengen Lehrerin, in die du gerne verliebt wärst, oder mit einem stets lächelnden Latin Lover? Oder einem Leinwandhelden ...

Wolltest du schon immer mal deinen homoerotischen Neigungen nachgehen, aber hast dich bisher nicht getraut? Jetzt ist die Gelegenheit dazu, denn außer dir bekommt es keiner mit! Hattest du schon immer mal Lust auf einen sehr viel jüngeren oder älteren Liebespartner? Hole ihn dir in deine Phantasie, und erlebe mit ihm die Erfüllung deiner Träume. Vielleicht genügt dir ein einzelner Mensch nicht, und du möchtest dich gerne von mehreren verwöhnen lassen ...

Falls du eine dir bekannte Person in deine Phantasie einlädst, solltest du sie im Geiste auch immer fragen, ob sie gerne kommen möchte, denn diese Energien sind sehr real. Daher ist Respekt geboten vor dem geistigen Körper eines Menschen ... (längere Pause)

Erlaube dir alles. Vielleicht hast du dir solche Gedanken nie gestattet, weil du sie für pervers gehalten hast. Mach dir keine Sorgen, die meisten Menschen haben ungewöhnliche Phantasien, wenn sie nur den Mut haben, sich diese einzugestehen. Die Vorstellung weicht oftmals extrem von dem ab, was wir später dann auch wirklich ausprobieren wollen. Deshalb gestatte es dir zu träumen!

Wen hättest du jetzt gerne an deiner Seite? Vielleicht ist es dein Partner, dann kannst du anschließend offen mit ihm darüber sprechen. Stelle dir deinen erotischen Spielgefährten in allen Einzelheiten vor, welche Augenfarbe hat er oder sie, wie sehen die Haare aus, wie fühlst sich die Haut an? ... (längere Pause)

Es geht zur Sache. Was sollte dein erotischer Traumpartner nun in diesem Augenblick mit dir anstellen, um deine Lust zu steigern? Wo soll er dich zuerst berühren? Wie soll er dich anfassen, eher weich und liebevoll oder hart und fordernd? ... (längere Pause)

Es gibt unzählige Varianten des Liebesspiels, und je abwechslungsreicher, desto spannender ist es. Du kannst dir in deiner Phantasie alles erlauben, was du dir vielleicht im realen Leben bisher verboten hast. Wir haben im Laufe unseres Lebens so viele Verbote verinnerlicht, dass wir oft vergessen haben, wie es ist, frei zu lieben und geliebt zu werden. Sei neugierig wie ein kleines Kind, beobachte dich bei deinem erotischen Treiben im Kopfkino, und sei gespannt darauf, welche Abgründe sich vielleicht für dich auftun werden, wenn du dir erlaubst, ganz du selbst zu sein. Lasse auch die Dinge zu, die dir im Alltag vielleicht peinlich wären – die Phantasie kennt keine Tabus, und sie legt auch keine moralischen Wertmaßstäbe an. Lasse dich fallen, und spiele mit deiner Vorstellungskraft! ... (längere Pause)

Alles ist möglich. Bist du in deinem erotischen Abenteuer so gelenkig wie ein Yogi und kannst dich in jede Stellung des Kamasutra hineinbegeben? Bist du dicker oder dünner, oder hast du andere Körperproportionen? Nimm das alles gelassen wahr, und sieh es dir an!

Bist du lieber aktiv und übernimmst gerne die Führung, oder lässt du dich gerne verwöhnen? Macht es dir Freude, ganz sanft und zärtlich geküsst zu werden, oder bevorzugst du in deiner Phantasie anonymen Sex mit einem Fremden auf der Zugtoilette? Wirst du gerne von einem finsteren Gesellen an eine Mülltonne gekettet und hart rangenommen, oder möchtest du wie Dornröschen von einem Prinzen wachgeküsst werden? Willst du mit deinem Liebsten auf einem goldenen Teppich in eine einsame Höhle in den Himalaja entschweben und dort in tantrischer Vereinigung bis an dein Lebensende glücklich werden? Erlaubt ist, was gefällt.

Nimm dir für dein erotisches Abenteuer so lange Zeit, wie du möchtest ... (längere Pause)

Alles hat einmal ein Ende. Wenn du dich lange genug amüsiert hast und das Gefühl hast, dass es Zeit ist, wieder zurückzukehren in deine Alltagsrealität, dann finde für deine Phantasie einen passenden Abschluss. Verabschiede dich von deinem Liebespartner und bedanke dich dafür, dass er oder sie dir Lust bereitet hat ... (längere Pause)

Beginne langsam, deinen Atem wahrzunehmen, der durch deinen Körper fließt. Bewege sanft deine Zehen und deine Füße, öffne und schließe deine Hände, und rolle dich dann langsam auf die Seite. Finde einen Weg, um entspannt zum Sitzen zu kommen, und öffne dann langsam deine Augen.

Teilen Sie Ihre Lust. Nehmen Sie ein Blatt Papier und schreiben Sie Ihre Phantasie auf. Achten Sie dabei auch auf scheinbar nebensächliche Einzelheiten. Beschreiben Sie ebenfalls auch Ihre Gefühle, die bei Ihrer Reise aufgetreten sind. Waren Sie überrascht, neugierig, entsetzt oder belustigt über das, was sich Ihr Unterbewusstes ausgedacht hat?

Wenn Sie möchten, teilen Sie Ihre Geschichte Ihrem Partner mit, und tauschen Sie sich über Ihre Empfindungen aus. Dies ist eine wunderbare Gelegenheit, die Intimität mit dem Geliebten zu vertiefen und ihm Einblick zu gewähren in die eigenen Schattenseiten, die man normalerweise nicht so gerne zeigt oder vielleicht auch selbst nicht kennt. Je mehr Paare den Mut haben, sich auch die geheimsten Wünsche einzugestehen, desto tiefer kann auch die Verbundenheit werden.

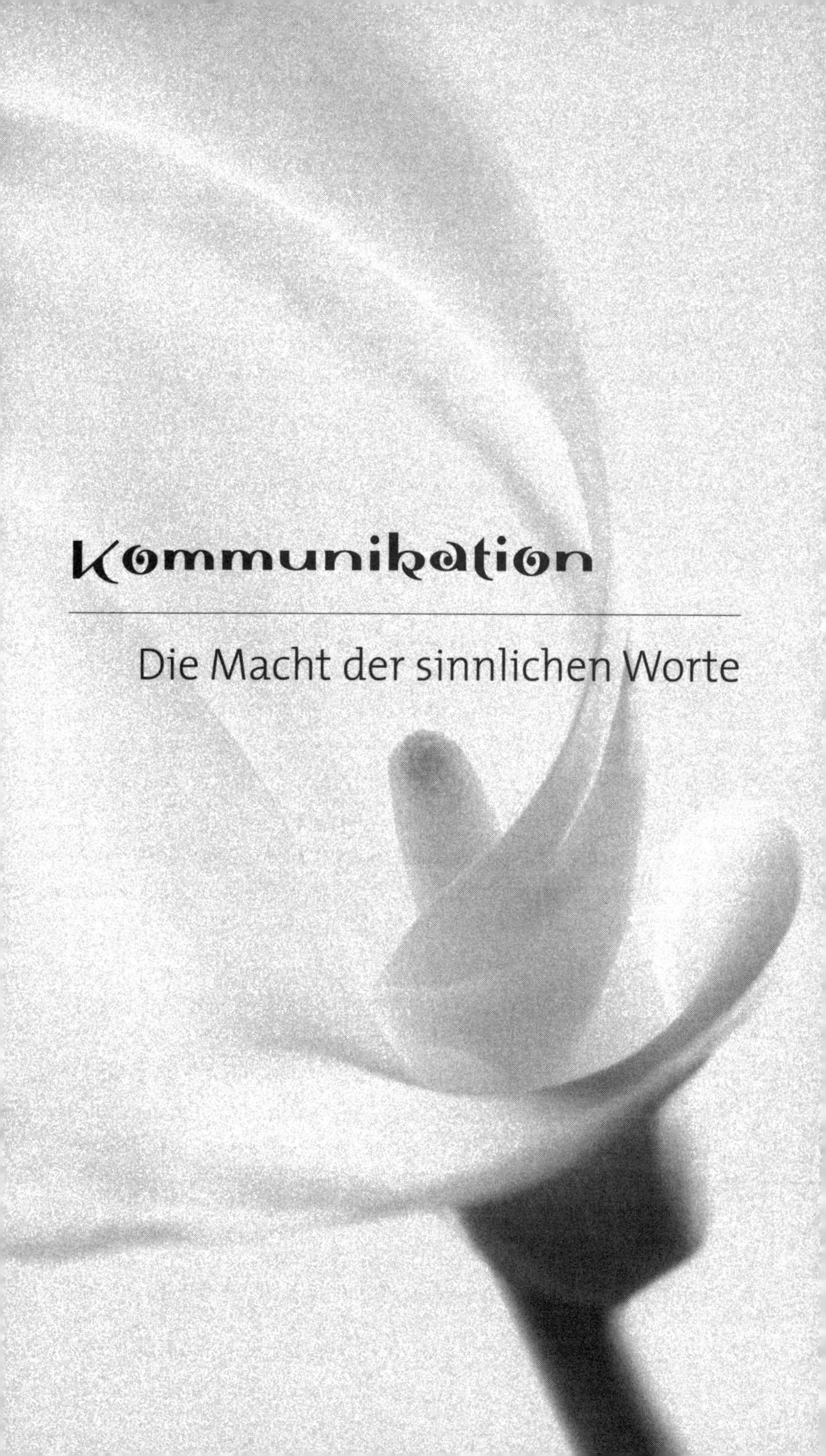

Kommunikation

Die Macht der sinnlichen Worte

Der Flüsterraum

Sie konnte es kaum erwarten, bis alle endlich aus dem Haus waren. Heute sogar noch weniger als sonst. Klaus schien allerdings keine besondere Eile zu haben. Er schmierte sich mit großer Hingabe ein zweites Marmeladenbrötchen und vertiefte sich dann erneut in den Zeitungsartikel »Wieso behaarte Männer potenter sind!«.

»Schatz, jetzt beeil dich doch endlich, du kommst sonst zu spät ins Büro.« Klaus lächelte seine fürsorgliche Ehefrau nachsichtig an und ließ sich erst recht Zeit. Es machte ihm Spaß, sie zu ärgern, vor allem, wenn sie ihn unbedingt loswerden wollte. Sie waren ein ganz normales Paar – nicht außergewöhnlich glücklich, aber meistens auch nicht sehr unglücklich.

Sie hatten sich im Laufe der Jahre an die Macken des anderen gewöhnt und gelernt, sich zu arrangieren. Es störte Christiane inzwischen nicht mehr sonderlich, wenn sie die schmutzige Wäsche ihres Liebsten in einer täglichen Schnitzeljagd in der ganzen Wohnung zusammensuchen musste oder seine Bartstoppeln den Abfluss verstopften. Klaus sah dafür amüsiert zu, wie seine Frau sich sogar im Hochsommer mit Socken ins Bett legte, weil sie Angst hatte, sich zu erkälten. In den seltenen erotischen Momenten ihrer Ehe musste er sich meist durch mehrere Schichten von Gesundheitsunterwäsche, Wollstrümpfen und Pullover hindurchwühlen, bis er endlich ein Stückchen nackter Haut zu spüren bekam.

»Anne und Lisa, jetzt macht mal los! Es ist schon gleich halb acht vorbei und ihr habt doch heute eine Mathearbeit in der ersten Stunde.« Diese Erinnerung an die bevorstehende Prüfung wirkte nicht sehr aufmunternd auf die Zwillinge. Sie waren gerade in einer schwierigen Phase und hatten eigentlich auf alles null Bock.

Womit habe ich das verdient, fragte Christiane sich in der letzten Zeit häufiger. Die Wechseljahre konnten für diese innere Unzufriedenheit sicherlich noch nicht verantwortlich gemacht werden, immerhin war sie erst Mitte dreißig. Eine Frau in der »Blüte ihres

Lebens«, wie sie neulich in einer Zeitschrift gelesen hatte! Trotzdem breitete sich diese seltsame Unruhe immer mehr in ihr aus.

Endlich fiel die Wohnungstür hinter ihren Lieben ins Schloss, und Christiane stolperte in ihrer Aufregung fast über den halb erblindeten Dackel Rudi, der sich auf vier wackeligen Beinen zu seinem Futternapf bewegte.

»Rudilein, mein Süßer, heute gibt's was Extrafeines für dich.« Sie schnitt ihm schnell noch ein Stück von der Fleischwurst ab, die sie eigentlich für heute Abend reserviert hatte. Aber Rudi war ihr Herzblatt. Dafür blickte er sein Frauchen dankbar aus seinen braunen Hundeaugen an.

Ungeduldig drückte sie auf den Startknopf, und das vorsintflutliche Ungetüm baute sich langsam auf. Viel zu langsam! Eigentlich sollte ich mir statt der neuen Kücheneinrichtung lieber einen superschnellen PC kaufen, dachte Christiane. Aber Klaus würde das sicher auffallen, wenn sie auf einmal so großes Interesse an derlei Dingen zeigte. Wo sie es doch noch nicht mal schaffte, die simple Beschreibung des schnurlosen Telefons zu verstehen.

Endlich erschien das heiß ersehnte Bild ihres virtuellen Briefkastens. Eine neue E-Mail! Hoffentlich von IHM – und keine dieser nervigen Werbesendungen. Sie hatte Glück. Aber bevor sie den Inhalt dieser neuen Mail genauestens studieren würde, wollte sie es sich gemütlich machen. Sie schenkte sich noch eine Tasse rabenschwarzen Kaffee ein, der ihr Herz eine Oktave höher schlagen ließ. Aber vielleicht lag das auch an ihrer Vorfreude auf den bevorstehenden Lesegenuss. Im Radio wurde gerade »Love me tender« von Elvis gespielt. Extra für die gefrusteten Hausfrauen, die in diesem Augenblick ihre Staubsauger über die verdreckten Teppichböden schoben und sich von deren phallischen Ausmaßen zu allen möglichen Phantasien inspiriert fühlten. Christiane drückte mit zittrigen Fingern auf die Posteingangstaste und errötete. Die Überschrift der Mail lautete »Warte auf dich im Flüsterraum«.

Vor vier Monaten hatte sie zum ersten Mal in ihrem Leben auf eine Anzeige geantwortet. Es war einer jener Tage gewesen, an denen ihr das eigene Leben so grau erschienen war wie ein verregneter Sonntagnachmittag im Spätherbst. Die ersten Jahre mit Klaus waren recht schön gewesen. Aber irgendwann hatten sie beide einfach vergessen, miteinander Spaß zu haben, der Alltag hatte seine Spuren in ihre Liebe gegraben, und die erotischen Momente wurden immer seltener. Christiane war ziemlich attraktiv, und eigentlich war es zu früh, um die Sinnlichkeit aus ihrem Leben zu streichen.

Eher aus Langeweile begann sie vor einigen Wochen, das Internet nach einschlägigen Inseraten zu durchforsten. Eine Anzeige hatte sich dabei besonders verlockend angehört: »Ich möchte mich wieder verlieben. Ohne Grund einfach lachen, über Gott und die Welt diskutieren und das Blaue vom Himmel träumen. Bist du diese spontane und lebenslustige Frau, die mit mir die Leidenschaft entdecken will und die Lust hat, mit mir Pferde zu stehlen? Wie du aussiehst, ist nicht so wichtig. Hauptsache, du verstehst Spaß und kannst dich an den kleinen Dingen des Lebens erfreuen. Es freut sich auf dich der Tristan.«

Wieso gerade diese Zeilen sie so sehr angesprochen hatten, konnte Christiane nicht genau sagen. Es war eine bisher verborgene Sehnsucht nach einem heimlichen Abenteuer in ihr entstanden. Sie antwortete noch am gleichen Tag:

»Lieber Tristan, habe deine Anzeige mit Freude gelesen. Du hast in mir etwas angerührt, was ich schwer in Worte fassen kann. Auch mir geht es so, dass ich mich nach Sinnlichkeit und Leidenschaft sehne. Habe Lust, mit dir Pferde stehlen zu gehen, denn ich bin eine gute Reiterin ...«

Sie kicherte, als sie den letzten Satz geschrieben hatte. So frivol hatte sie sich schon lange nicht mehr gefühlt. Sie musste sich noch einen passenden Namen einfallen lassen. Eigentlich war Christiane blond mit kurzen Locken und einer weiblichen Figur. Sie hatte immer davon geträumt, ein Rasseweib mit geheimnisvoll langer schwarzer Haarmähne zu sein. Also unterzeichnete sie die Mail mit »Kleopatra«.

Die Antwort ließ nicht lange auf sich warten, und bald entstand zwischen den beiden ein reger Austausch. Sie hatten es bisher vermieden, sich über ihren Alltag zu unterhalten, aus Andeutungen ging hervor, dass er auch nicht besonders erwähnenswert war. Christiane wusste nicht einmal den Namen der Ehefrau ihres virtuellen Verehrers – aber das war auch gut so, denn das hätte der Illusion ihrer heimlichen Liebe wahrscheinlich eher geschadet. Allerdings hatte er ihr gestanden, dass er sich von seiner Frau sexuell nicht verstanden fühlte. Bei jedem seiner Sätze wurde Christiane wärmer ums Herz, denn ihr ging es ja ebenso. Deshalb konnte sie seine innere Einsamkeit umso besser nachempfinden.

Mit der Zeit wollte sie seine täglichen Mails nicht mehr missen, und wenn sie an einem Tag keine Nachricht von ihm erhielt, litt sie regelrecht unter Entzugserscheinungen. Sie hatte all seine Mails gespeichert, und in trüben Stunden, wenn Klaus mal wieder in seinem Verein war oder beruflich unterwegs, schenkte sie sich ein Glas Weißwein ein, tupfte sich einen Spritzer Chanel No. 5 auf ihren Brustansatz und las ihre Lieblingsmails zum hundertsten Mal.

Eine ganz besondere Mail hatte sie am 20. 12. 2002 erhalten. Die Überschrift hieß ganz knapp »Spiegelwelten«. Jedesmal, wenn sie diese Zeilen las, schien die Welt um sie herum zu verschwinden, und sie versank in einer anderen Dimension, in der es völlig unwichtig schien, ob die Zwillinge in diesem Schuljahr sitzen blieben, Klaus seine Beförderung erhielt oder sie sich das Haar einen Ton blonder färben lassen sollte.

»Hallo Kleopatra, ich bin schon immer ganz aufgeregt, wenn ich mich an meinen PC setze und ins Netz gehe. Es ist so, als ob ich dabei in deine Gedankenwelt eindringe und mich mit dir geistig verbinde. Was gäbe ich darum, dich in meinen Armen halten zu können. Es kommt mir so vor, als würden wir uns bereits ewig kennen, und dabei habe ich dich noch nicht einmal gesehen.

Heute habe ich einen interessanten Artikel über Spiegelwelten gelesen. Hast du davon schon mal etwas gehört? Es gibt in der Physik zu jedem Teilchen ein Antiteilchen. Es geht so weit, dass 1908 z. B. ein Meteorit auf die Erde gestürzt ist, der große Verwüstungen angerichtet hat, es wurde aber nie ein Teilchen des Meteoriten gefunden – Antimaterie. Es gibt Planeten, die scheinbar ohne Sonnensystem im Weltall kreisen, was de facto nicht möglich ist. Jetzt geht die Theoretische Physik so weit, dass sie sagt, wenn es Antimaterie gibt, dann könnte das ja auch für jeden Menschen gelten – quasi ein Paralleluniversum aus Antimaterie. Und sie gehen davon aus, dass z. B. ein Gedanke in der Spiegelwelt zu Materie wird und umgekehrt, ein Gedanke oder Traum erst entsteht, weil er in der Spiegelwelt real ist.

Ich meine, es könnte doch gut sein, dass wir auch in einer anderen Dimension existieren und unsere Gedanken neue Wirklichkeiten erschaffen, die genauso real sind, wie der Stuhl, auf dem du gerade sitzt …«

Es war eine lange Mail gewesen, und sie hatte das mit den Spiegelwelten auch erst mal nicht so recht verstanden. Aus diesem Grund musste sie den Abschnitt immer wieder lesen. Aber dann dämmerte ihr, was er meinte: Sicherlich ging er davon aus, dass sie beide in einer anderen Realität ein echtes Paar waren und sich die Wirklichkeiten im Netz irgendwie überschnitten. Christiane hatte mal ein Buch von Jane Roberts gelesen, es hieß »Gespräche mit Seth«, eine Freundin hatte es ihr empfohlen. Darin ging es auch um die Vorstellung, dass Menschen gleichzeitig auch noch in anderen Dimensionen miteinander verkehren … im wahrsten Sinne des Wortes. Sie schmunzelte, denn Tristans Mails waren in den letzten Wochen zunehmend frecher und fordernder geworden. Er hatte ihr seinen geheimsten sexuellen Wunsch gestanden, und das hatte sie einerseits erschreckt, gleichzeitig aber auch erregt. Sie ertappte sich dabei, dass ihr die Vorstellung daran sogar Vergnügen zu bereiten begann, und sie fühlte sich sehr verrucht und sündig.

Christiane öffnete Tristans neue Mail, rückte mit ihren kurzsichtigen Augen ein wenig näher an den Bildschirm heran und begann zu lesen:

»Liebe Kleopatra, ich bin heute Morgen mit Gedanken an dich aufgewacht, und ich war auch ganz schön erregt, wenn du verstehst, was ich meine. ;-) Du hast mir geschrieben, dass du lange schwarze Haare hast, die schwer bis zu deinen Brüsten fallen ... Da würde ich jetzt gern mal drüber streichen, über die Brüste mein ich. Wie du merkst, habe ich ein ziemliches Verlangen nach dir, und ich will dich treffen. Komm um Punkt 12 Uhr in den Flüsterraum bei www.allegra.de – ich werde auf dich warten. Dein sehnsuchtsvoller Tristan«

Christianes Herz vollführte einen doppelten Salto ohne Sicherheitsnetz. Sie war noch nie in einem dieser Chat-Räume gewesen. Aber es gibt immer ein erstes Mal, dachte sie, und war dabei so aufgeregt wie ein verliebter Teenager. Sie hatte noch über drei Stunden Zeit, nervös zu sein, und so stürzte sie sich auf den schmutzigen Geschirrberg, den sie in Windeseile in der Spülmaschine verstaut hatte. Ihre Erregung kam dem Teppichboden im Zimmer der Zwillinge zugute, den sie wie eine Besessene mit Textilshampoo bearbeitete, bis er jeglichen Widerstand aufgab und wieder in seinem ursprünglichen Kobaltblau erstrahlte. Ein wenig beschämt befreite sie das Waschbecken im Bad von Klaus' Barthaaren, und ein Anflug von schlechtem Gewissen überkam sie. Allerdings verflüchtigten sich diese reumütigen Gedanken noch schneller, als sie gekommen waren, denn eigentlich tat sie ja nichts besonders Schlimmes. Sie würde sich bloß mit Tristan unterhalten, und daran konnte wohl niemand etwas Verwerfliches finden. Ob sie sich vielleicht später zur Feier des Tages einen Piccolo genehmigen sollte? Schnell machte sie sich noch über die sowieso schon spiegelklaren Fensterscheiben her. Immerhin sollte ihr niemand vorwerfen können, dass sie ob ihres Geheimnisses ihre Hausarbeit vernachlässigte.

Viertel vor zwölf! Der Sekt perlte im Glas neben dem Computer, und Christiane genehmigte sich davon einen großzügigen Schluck, während sie darauf wartete, in den geheimnisvollen Flüsterraum bei Allegra vordringen zu können. Ein virtuelles Häuschen lud den Besucher dazu ein, es sich in der Küche, im Loft oder auf den Dachterrassen gemütlich zu machen. Christiane interessierte sich nicht für eine Hausbesichtigung, sondern klickte zielstrebig auf die Taste, die ihr den Eintritt in den Flüsterraum verschaffen sollte. Sobald sie sich als »Kleopatra« eingeloggt hatte, wurde sie von virtuellen Verehrern gejagt. Ein »wilder Hengst« wollte sie zu einem Ausritt verführen, und ein »Zehenschlecker« bat ihr freizügig seine Dienste an. Igitt, dachte Christiane, als ein »Schmusebär« sich mit ihr ein aufregendes Abenteuer in der Küche ausmalte. »Tut mir Leid, ich bin bereits verabrede«, antwortete Christiane höflich, aber resolut. Am liebsten wäre sie so schnell wie möglich wieder entschwunden, aber sie wollte natürlich mit Tristan sprechen. Endlich!

»Tristan: Hallo meine Schöne. Ich hoffe, du hast noch nicht lange auf mich gewartet. Freut mich so, dich endlich zu treffen. Wie fühlst du dich?« Christiane überlegte einen Moment, wie ehrlich sie antworten sollte, und entschloss sich dann zur nackten Wahrheit.

»Kleopatra: Hallo Tristan, also ganz ehrlich, ich finde es ziemlich schrecklich hier. Diese versauten Kerle machen mir ganz schön zu schaffen.«

»Tristan: Kümmere dich nicht drum, und konzentriere dich einfach nur auf mich. Was hast du heute an? Ich bin neugierig und will wissen, wie du aussiehst.« Christiane schaute an ihrer ausgebeulten Jogginghose hinunter und wischte sich mit dem Zipfel ihrer verwaschenen Bluse den Schweiß aus dem Gesicht. Sie konnte ihm unmöglich schildern, was sie im Moment trug. Stattdessen schrieb sie:

»Kleopatra: Hab mich für dich schön gemacht und trage halterlose Strümpfe unter einem engen schwarzen Rock. Mein Pulli ist ziemlich tief ausgeschnitten, und ich glaube, wenn der ›Zehenschlecker‹ mich so sähe, würde er wohl in Ohnmacht fallen.« Wieso

macht mich denn jetzt sogar der Gedanke an diesen widerlichen Zehenschlecker an, fragte Christiane sich, als sie ihre Nachricht abschickte. Tristan schien von dieser Vorstellung recht angetan.

»Tristan: Ich würde dir jetzt gern deinen Pulli hochschieben, deine Brustwarzen lecken und dabei zärtlich deine Brüste massieren. Habe große Lust auf dich.« Christiane errötete, am helllichten Tag dachte sie eher selten an Sex, aber mit Tristan war es etwas ganz Besonderes. Sie hatte das Gefühl, ihn schon gut zu kennen, und er war ihr bereits so vertraut.

»Kleopatra: Hey, du gehst ja ganz schön ran heute Morgen! Ich mag es, wenn du mich zwischen meinen Beinen berührst. Lass deine Hand über meine Strümpfe nach oben gleiten, und streichle dann sanft meine Klitoris mit deiner Zunge.« Eigentlich wäre es logischer gewesen, wenn Tristan sie erst mal mit seinen Fingern gestreichelt hätte, wenn er mit den Händen nach oben fährt, dachte Christiane, aber zu spät, der Satz war bereits abgeschickt, und sie konnte ihn auf dem Bildschirm nachlesen.

»Tristan: Ich will deinen Saft trinken und mein Gesicht in deinem Schoß versenken. Meine Hose wird mir zu eng, und ich hab schon einen Mordsständer. Komm, fass dich an, ich will, dass du dein Höschen ausziehst und dich streichelst. Habe eben mein Büro abgeschlossen und mach jetzt auch meinen Reißverschluss auf.«

»Kleopatra: Ich bin wirklich schon ganz feucht, und jetzt fasse ich zwischen meine Schenkel. Das erregt mich total und ist ziemlich neu für mich. Ist nur schwierig, dabei gleichzeitig zu schreiben …« Christiane hatte das Gefühl, nicht mehr sie selbst zu sein. Noch nie hatte sie sich vor einem anderen Mann befriedigt und schon gar nicht am Computer. Irgendwie war das Ganze schon etwas bizarr.

»Tristan: Ich fühle deine Geilheit im Moment ziemlich heftig. Das macht mich rattenscharf. Würde dir jetzt gerne meinen harten Ständer zeigen und ihn in deinen feuchten Mund stecken. Magst du mich ein wenig blasen?« Christiane wurde es ganz anders, sie hatte

das Gefühl, neben sich zu stehen. Sie stellte sich Tristans mächtiges Glied vor und wie es in ihren Mund passen sollte. Aber es war eigentlich auch egal, wie groß es war, in Gedanken geht alles. Auch sie verspürte ein seltsames Kribbeln, das durch ihren ganzen Körper ging. Es kam ihr vor, als ob Tristan vor ihr stehen und zärtlich ihren Kopf auf seinen Penis zubewegen würde.

»Kleopatra: Mein Geliebter, ich will alles für dich tun! Will dich tief bis in meinem Rachen spüren und dich glücklich machen. Ich liebe dich so sehr!« Sie hatte zum ersten Mal geschrieben, dass sie ihn liebte. Auch Tristan schien etwas verdutzt und zögerte einen Moment, bevor er sich wieder meldete.

»Tristan: Du bist so süß! Ich will dich auch verwöhnen und glücklich machen. Aber erst mal zu deinem großzügigen Angebot. Hast du Lust, mir meinen geheimen Wunsch zu erfüllen? Du weißt schon, das, was ich dir neulich mal gestanden habe.« Christiane wusste genau, worauf er anspielte, aber sie genoss es, mit ihm zu spielen.

»Kleopatra: Was meinst du? Kann mich nicht mehr so genau erinnern. Sag mir, was du willst … Vielleicht kann ich es für dich tun.«

»Tristan: Zieh deinen Slip nach unten, knie dich auf den Stuhl, und zeig mir deinen Po. Du weißt, wie sehr ich es lieben würde, mich zwischen deinen Pobacken zu vergraben. Erst würde ich dein Hinterteil einölen, bis es ganz glitschig ist, und dann einen Finger in deine Rosette gleiten lassen …« Meine Güte, dachte Christiane, also wenn mich jetzt hier jemand so sitzen sehen könnte: mit einer Hand zwischen meinen Beinen, und mit der anderen Hand tippe ich dieses perverse Zeugs in die Tastatur. Aber eigentlich fühlte sie sich ganz wohl bei dem Gedanken, Tristan alles zu geben. Sie wollte ihn in jeder Öffnung ihres Körpers spüren, von seinem Geruch durchdrungen werden, seine starken Hände an ihrem Bauch und ihren Brüsten fühlen.

Christianes rechter Mittelfinger verursachte ein schmatzendes Geräusch, das durch einen Sog in ihrer feuchten Spalte erzeugt wurde. Sie rieb immer heftiger, bis sie fast einen Krampf in ihrer Hand hatte. Sie schloss die Augen und stellte sich vor, wie Tristan hinter ihr kniete und ihr vorsichtig sein mächtiges Geschoss zwischen die Pobacken schob und seine Hoden gegen ihren Hintern klatschten. Dann würde er sich von hinten auf sie legen, zärtlich ihr Ohr küssen und dabei immer tiefer in sie eindringen. Sie wollte für immer mit ihm verschmelzen und diese starke Erregung nie mehr vergessen, sie wollte ihn ganz in sich aufnehmen, ihn mit ihrem Anus ganz verschlingen, weit und eng werden, pulsieren, immer schneller, immer dichter, bis sich alles auflöst in unendliche Weite ... in Wolken baden ... auf Watte schweben ...

Noch nie hatte Klaus einen so heftigen Orgasmus gehabt wie eben. Sein ganzer Schreibtisch war versaut. Die Putzleute würden sich wundern. Er wischte mit einem Kleenex die gröbsten Spuren seiner Lust in den Papierkorb. Noch ganz benommen knöpfte er sich wieder die Hose zu und meldete sich bei der Sekretärin aus der Mittagspause zurück.

»Tristan: Kleopatra, meine Geliebte, du bist einfach klasse! Ich bin noch ganz weg von unserem Erlebnis eben. Habe dich die ganze Zeit so deutlich gespürt, du warst mir so nah. Ich küsse dich liebevoll und muss jetzt wieder arbeiten. Vergiss mich nicht. Bis morgen, und denk an mich, wenn du heute Nacht träumst, damit wir uns in unserer Spiegelwelt treffen.«

Am Anfang war das Wort
Die Magie der Sprache

Für viele Menschen beginnt Erotik im Kopf. Doch erst wenn sie sich dem geliebten Menschen mitteilen, kann er teilhaben an ihren sinnlichen Gedanken und sie mit ihnen ausleben. Worte können eine ungeheure Kraft besitzen, uns tief berühren oder zu sinnlichen Höhenflügen inspirieren. Worte sind eine Ausdrucksform unserer Vorstellungskraft. Wenn wir Worte aussprechen, werden sie realer, sie erhalten einen Klang und stellen dadurch die Verbindung zwischen der geistigen und der physischen Welt dar, zwischen der Phantasie und dem erotischen Liebesspiel. Es gibt linguistische Theorien über den Ursprung der Sprache, die davon ausgehen, dass es vor allem das Bedürfnis nach Wärme und Intimität war, das zur Entwicklung der Sprache geführt hat. Interessant ist auch, dass in vielen Schöpfungsmythen Worte oder Laute eine zentrale Rolle spielen.

Auch in der Bibel wurde das Wort zum göttlichen Instrument der Schöpfung, und so heißt der bekannte erste Satz im Johannes-Evangelium: »Am Anfang war das Wort und das Wort war bei Gott und Gott war das Wort.« Gott verleiht seinen Gedanken Ausdruck, indem er sie in Worte fasst. Damit schafft er die Verbindung zwischen Vorstellungskraft und Materie.

Das erste Schöpfungswort in der indischen Überlieferung heißt Nada, der Klang, und entstand in dem Augenblick, als Brahman, das universelle Bewusstsein, den Wunsch verspürte, sich zu vervielfältigen.

Im Hinduismus wird der Ursprung der Welt durch den heiligen Laut OM erzeugt. Nada Brahma – die Welt ist Klang. Dieser heilige Urlaut wird in den Upanischaden, den heiligen Texten, als der Ursprung der Schöpfung bezeichnet, aus seiner Schwingung hat sich die Welt gebildet, und er umschließt die Vergangenheit ebenso wie die Gegenwart und die Zukunft. Die Versenkung in diesen Ursprungslaut soll dem Menschen dazu verhelfen, wieder zu diesem Ursprung zurückzufinden und sich mit der Schwingung des kosmischen Seins zu vereinigen. Deshalb wird in Indien bei vielen Meditationen der Laut OM gesungen, der alle Zellen des Körpers zum Vibrieren bringt.

Sie können die Wirkung von Klang zusammen mit Ihrem Partner ausprobieren. Setzen Sie sich entspannt mit aufrechter Wirbelsäule auf einen Stuhl oder im Schneidersitz gegenüber und schließen Sie die Augen. Tönen Sie langsam die Laute A U M, und spüren Sie die Schwingungen in Ihrem Unterleib, im mittleren Teil Ihres Körpers und im Kopfbereich. Lassen Sie die Töne dann ineinander fließen, sodass die Silbe OM entsteht. Fühlen Sie die Verbindung zu Ihrem Partner, und lassen Sie die Töne ganz bewusst in den Raum fließen. Genießen Sie die Schwerelosigkeit, die Sie jetzt empfinden, lassen Sie Ihre Stimme anschwellen und leiser werden, stimmen Sie sich aufeinander ein, und lassen Sie diesen heiligen Laut gemeinsam ausklingen. Spüren Sie dem Klang nach, und fühlen Sie die Harmonie, die eingekehrt ist. Das ist ein wunderschöner Beginn für eine erotische Begegnung mit Ihrem Partner und wird Sie auf die Schwingung der Liebe einstimmen.

Auch die Schöpfungsgeschichte der Hopi-Indianer erzählt von einer Entstehung der Welt aus einem Urlaut. Die Göttin der Unterwelt, Kokyanwuthi oder auch Spinnenfrau genannt, beschließt, mit dem Sonnengott Tawa neue Wesen zu erschaffen. Die beiden polaren Mächte stimmen ein magisches Lied an, wiegen ihre Körper zum Rhythmus der Musik und verschmelzen zu einer leuchtenden Kugel, aus der die Erde entsteht. Die Menschen werden aus verschieden gefärbtem Lehm geformt, und ihnen wird Leben eingehaucht.

Die magische Kraft der Worte wurde schon immer für Anrufungen von Geistern genutzt, für Beschwörungen, und sogar Krankheiten sollen durch so genanntes »Besprechen« verschwinden. Besonders gut soll das bei Warzen funktionieren, und das zu Beginn des abnehmenden Mondes. In der Magie geht man davon aus, dass jeder Gedanke Sprache in ihrem Urzustand ist, und dass die laut ausgesprochenen Worte die Verbindung zur Materie und deren Veränderung schaffen können. Außerdem sollen bestimmte geistige Wesen auf die Schwingung bestimmter Tonabfolgen reagieren und dem Meister bei seiner Aufgabe dienlich sein. Einer der bekanntesten Magier seiner Zeit war Heinrich Cornelius Agrippa von Nettesheim, der 1486 geboren wurde und später in Köln Jura und Medizin studierte. Er befasste sich intensiv mit dem Studium der Kabbala und der Magie und gründete eine Gesellschaft für die praktische Anwendung von Geheimwissenschaften. Er wurde als Kabbalist, Magier, Alchemist, Astrologe und Mystiker bekannt und schuf mit seinem dreibändigen Werk »De occulta philosophia« eine entscheidende Grundlage für die gesamte Tradition des Okkultismus.

Agrippa wurde nachgesagt, mit dem Teufel im Bunde zu stehen, und er war daher der katholischen Kirche ein Dorn im Auge. Zur damaligen Zeit war es allerdings nicht schwer, als Ketzer aufzufallen, denn schon allein der Besitz eines schwarzen Hundes ließ böse Gerüchte aufkommen. Agrippa setzte sich 1519 dafür ein, dass eine unschuldige Frau vor der Hexenverbrennung bewahrt wurde, und sorgte damit für Aufsehen. Die Gerüchte überschlugen sich, und sein ungewöhnliches Leben führte dazu, dass ihm die seltsamsten Geschichten angedichtet wurden. In Agrippas Abwesenheit soll ein junger Mann in sein Studienzimmer gekommen sein, in seinem Zauberbuch gelesen und damit versehentlich einen Dämon heraufbeschworen haben, der ihn dann tötete. Als Agrippa zurückkam, soll er den Geist zur Rede gestellt und ihn dazu gezwungen haben, den jungen Mann vorübergehend wieder zum Leben zu erwecken, damit dieser dann erst außerhalb des Hauses auf dem Marktplatz zusammenbrechen und man ihn damit nicht in Verbindung bringen würde.

Die schillernden Berichte über Heinrich Cornelius Agrippa von Nettesheim inspirierten Goethe zu der Figur des Faust, der bezeichnenderweise ebenfalls Heinrich heißt. In seiner Ballade »Der Zauberlehrling« beschreibt Goethe einen unvorsichtigen und neugierigen Zauberlehrling, der die Macht der magischen Worte nicht zu handhaben weiß. Als der Hexenmeister das Haus verlässt, versucht sich der Lehrling im Zaubern und will einen alten Besen damit beauftragen, aus dem Fluss Wasser für ein Bad zu holen. Das fällt ihm auch nicht schwer, der Zauberspruch funktioniert, doch hat er vergessen, wie er den Besen, der nach und nach die ganze Stube mit Wasser füllt, wieder abstellen kann.

Unterschätzen Sie also nicht die magischen Kräfte Ihrer Worte, und überlegen Sie sich gut, was Sie sich wünschen, denn es könnte sein, dass sich Ihr Wunsch erfüllt und zwar in einer Weise, die Sie vielleicht gar nicht erwartet haben. Das richtige erotische Wort zum passenden Zeitpunkt kann wahre Wunder vollbringen und Ihnen grenzenlose Möglichkeiten bieten, miteinander in die Freuden der Liebe einzutauchen und immer wieder neue Spiele zu erfinden. Das nachfolgende Kapitel wird Ihnen dafür einige Anregungen geben.

Ich will dich JETZT!
Reizvolle Spiele für Sprachbegabte

Sie benötigen für dieses Kapitel:

- Ein handliches Objekt, das für Sie »Liebe« symbolisiert (Sprechobjekt)
- Schreibzeug
- Handy
- Internet
- Telefon
- Kassette
- Kreativität
- Ein offenes Ohr und eine scharfe Zunge

Von Herz zu Herz – Das erotische Gespräch

Viele Paare haben es verlernt, miteinander zu sprechen, und vor allem Gespräche über Sexualität finden selten statt. Oft ist die Angst zu groß, etwas Unangenehmes vom anderen zu erfahren, oder es sind einfach die Sorgen des Alltags, die keine erotische Stimmung aufkommen lassen. Beziehungen sind nicht statisch, und selbst das innigste Liebespaar kann nicht davon ausgehen, dass die erotische Anziehung in der gleichen Weise bestehen bleibt, wenn die Auseinandersetzung mit dem Partner fehlt.

Erotische Worte an einem ungewöhnlichen Ort. Haben Sie schon einmal ausprobiert, wie erotisch es sein kann, wenn Sie sich über Ihre sexuellen Phantasien an einem öffentlichen Ort, der für solche Gespräche eigentlich nicht vorgesehen ist, austauschen? Gehen Sie mit Ihrem Partner sonntags gemütlich in Ihrem Lieblingscafé frühstücken, und erzählen Sie sich gegenseitig, was Sie jetzt besonders scharf finden würden. Welche Phantasien gehen

Ihnen seit geraumer Zeit durch den Kopf, und was haben Sie neulich gelesen und würden es gerne einmal ausprobieren? Teilen Sie Ihrem Partner Ihre sexuellen Phantasien mit, und lassen Sie ihn an Ihrer Entwicklung teilhaben. Das Aufregende an dieser Situation ist, dass Sie wahrscheinlich ziemlich erregt sein werden, aber sich natürlich in der Öffentlichkeit nichts anmerken lassen dürfen.

Konflikte auflösen – Ein Kommunikationsritual

Es kann viele Gründe geben, wieso Paare sexuelle Probleme haben. Oftmals ist es der Alltagsstress, der es ihnen unmöglich macht, sich zu entspannen, aber häufig sind es auch Beziehungsprobleme, die sich in der Verweigerung der Sexualität äußern. Nehmen Sie sich einmal pro Woche für ein kleines Kommunikationsritual Zeit, und lösen Sie damit kleinere Konflikte auf, bevor sich diese unnötig auftürmen und Spuren in Ihrer sexuellen Beziehung hinterlassen.

Lernen zuzuhören. Einer der häufigsten Fehler, die sich in Beziehungen einschleichen, ist die mangelnde Bereitschaft, dem anderen zuzuhören. Vielleicht meinen Sie, schon genau zu wissen, was der andere sagen möchte, und fallen ihm ins Wort. Damit nehmen Sie ihm die Möglichkeit, sich auszudrücken, und er fühlt sich von Ihnen nicht respektiert. Keine sehr guten Voraussetzungen für eine rauschende Liebesnacht!

Wie fühle ich mich in diesem Augenblick? Nehmen Sie ein besonders »Sprechobjekt« in die Hand, und sprechen Sie aus, was Ihnen auf dem Herzen liegt. Nur derjenige, der dieses Objekt in der Hand hält, darf sprechen, der andere muss zuhören und darf nicht unterbrechen. Beginnen Sie damit, dem anderen zu erzählen, wie es Ihnen geht, und bemühen Sie sich, immer von sich und den eigenen Gefühlen zu sprechen. Bei diesem Kommunikationsritual gibt es keine Anschuldigungen. Wenn Sie fertig sind, geben Sie das »Sprechobjekt« und damit die Sprecherlaubnis an Ihren Partner weiter.

Den Partner wertschätzen. Sagen Sie Ihrem Partner, was Sie besonders an ihm schätzen. Selbst wenn Sie schrecklich wütend auf etwas sind, hilft Ihnen der Fokus auf die positiven Eigenschaften des anderen, wieder objektiver zu sein. Der Partner wird dann auch Kritik von Ihnen besser annehmen können. Geben Sie das »Sprechobjekt« an Ihren Partner weiter.

Liebevoll Kritik üben. Sprechen Sie aus, welchen Konflikt Sie im Moment spüren oder welche sexuellen Ängste Sie plagen. Welche Veränderungen wünschen Sie sich von Ihrem Partner? Versuchen Sie immer, in der Ich-Form zu sprechen und Ihre Verletzungen und Gefühle zu schildern und nicht in Beschuldigungen zu verfallen. Geben Sie Ihrem Partner anschließend die Möglichkeit, sich zu äußern, und versuchen Sie, verständnisvoll zuzuhören. Es gibt in Beziehungen niemanden, der Recht hat oder im Unrecht ist. Es sind immer zwei Menschen, die ihre eigenen Wünsche, Hoffnungen und Ängste mit sich herumtragen, und jeder hat ein Anrecht auf seine Gefühle.

Sich bedanken. Wenn Sie eine Zeit lang auf die eben geschilderte Weise miteinander gesprochen haben, hat sich wahrscheinlich schon einiges an Konflikt aufgelöst. Mit Sicherheit haben Sie geübt, die Denkweise des anderen nachzuvollziehen, und das ist eine sehr gute Basis für weitere Gespräche. Bedanken Sie sich bei Ihrem Partner für die Bereitschaft zuzuhören, und umarmen Sie sich.

Der Yoni- bzw. Lingam-Monolog
Ein tantrisches Ritual

Bei diesem Ritual geht es darum, die innersten Gefühle über Sexualität zum Ausdruck zu bringen und sich dem anderen in aller Verletzlichkeit zu zeigen. Einer von Ihnen darf damit beginnen, sich auf das Bett oder eine weiche Unterlage zu legen, und der andere ist stummer Zeuge eines ungewöhnlichen Monologs.

In das Becken atmen. Legen Sie sich nackt mit aufgestellten, leicht geöffneten Beinen vor Ihren Partner, und beginnen Sie, in Ihren Bauchraum zu atmen. Spüren Sie, wie sich dabei Ihr Becken bewegt und Sie in einem leichten Hohlkreuz liegen. Gehen Sie dann beim Ausatmen in die Ausgangsstellung zurück. Wiederholen Sie diese Atembewegung einige Male mit großer Achtsamkeit.

Ziehen Sie nun beim Ausatmen den Bauch ein wenig ein, dabei kippt Ihr Becken leicht nach vorne, und Ihr unterer Rücken wird flach. Kombinieren Sie die Ein- und Ausatembewegungen, rollen Sie mithilfe des Atems Ihr Becken vor und zurück.

Stellen Sie sich nun beim Einatmen vor, dass Sie Ihren Beckenboden zusammenziehen, so als ob Sie etwas festhalten wollten, und beim Ausatmen drücken Sie ihn nach außen, so als ob Sie etwas hinausstoßen wollten.

Bleiben Sie einige Augenblicke mit ausgestreckten Beinen ruhig liegen, und spüren Sie, wie sich Ihr Beckenbereich nun anfühlt.

In Kontakt treten mit Yoni bzw. Lingam. Stellen Sie Ihre Beine wieder auf, und bitten Sie Ihren Partner, mit der Hand sanft Ihr Geschlecht zu berühren. Konzentrieren Sie sich auf alle Gefühle, die dabei in Ihnen auftauchen, und stellen Sie sich vor, dass Ihre Yoni (Vulva) bzw. Ihr Lingam (Penis) sprechen kann. Sprechen Sie all das, was Ihnen in diesem Augenblick in den Sinn kommt, aus. Versuchen Sie nicht, dahinter einen tiefen Sinn zu sehen oder das Gesagte zu bewerten. Lassen Sie die Worte frei fließen, und werden Sie somit zum Zuhörer Ihres eigenen Yoni- bzw. Lingam-Monologs.

Lassen Sie Ihr Geschlecht mitteilen, wie es in diesem Moment fühlt, was es schon lange einmal sagen wollte, welche Wünsche oder Beschwerden es hat, welchen Ratschlag es Ihnen mitgeben möchte. Was möchte Ihr Geschlecht Ihrem Partner mitteilen? Ein solcher Monolog könnte beispielsweise folgendermaßen aussehen: »Ich fühle mich von dir vernachlässigt, ich habe dir bereits so viel Lust verschafft in deinem Leben, aber du versteckst mich und zeigst Peter nicht, wie wunderschön ich bin. Ich habe das Gefühl, dass du dich für mich schämst. Du fasst mich auch viel zu selten an, und oft weine ich, weil ich mich so einsam fühle. Ich wünsche mir mehr Aufmerksamkeit und möchte wieder öfter spielen.«

Der Partner ist Ihr liebevoller Zuhörer und begleitet Sie auf dieser interessanten Reise zu sich selbst. Haben Sie keine Scheu vor den Gefühlen, die durch diese intensive Beschäftigung mit Ihrem Geschlecht ausgelöst werden, und erlauben Sie sich die Freiheit, authentisch zu sein.

Die Antwort. Derjenige von Ihnen, der soeben zugehört hat, soll jetzt ein wenig aktiver werden und dem anderen den Wunsch erfüllen, den er vernommen hat. Streicheln Sie die Yoni bzw. den Lingam Ihres Partners, oder massieren Sie ein wenig Öl ein.

Den Monolog sanft ausklingen lassen. Bitten Sie Ihren Partner, sich von Ihrem Geschlechtsteil liebevoll zu verabschieden, und bleiben Sie noch eine Weile körperlich miteinander verbunden (z. B. durch das Halten Ihrer Hände), bevor Sie die Rollen wechseln.

Die Sprache der Liebe – Ein tantrisches Wortspiel

Sie können dieses phantasievolle Wortspiel mit ihrem Liebsten spielen oder auch gemeinsam mit Freunden. Dieses Spiel sorgt nicht nur für Heiterkeit und Unterhaltung, sondern erweitert auch Ihren erotischen Sprachschatz, den Sie dann an passender Stelle anwenden können.

Wer die meisten Worte findet, hat gewonnen. Nehmen Sie Papier und Stift, und stellen Sie eine Eieruhr auf. Jeder von Ihnen hat nun diese Zeit zur Verfügung, um alle Worte aufzuschreiben, die ihm zum Thema »Liebe« einfallen.

Sie können das Thema natürlich auch etwas gezielter formulieren und nach Worten für die männlichen und weiblichen Geschlechtsteile suchen, den Geschlechtsverkehr oder andere Praktiken. Sie können dabei natürlich auch neue Begriffe erfinden: Beschreiben Sie Ihre Vagina als »Garten der Lust« oder als »duftende Orchidee« ... Haben Sie Mut zum kreativen Spiel mit Sprache!

Die Bildbeschreibung
Eine sinnliche Studie am lebenden Objekt

Stellen Sie sich vor, dass Sie für Ihren Partner Modell stehen sollen. Wählen Sie dafür ein besonderes wirkungsvolles Kleidungsstück aus, oder präsentieren Sie sich ihm nackt. Nehmen Sie eine besondere Haltung ein, etwa lasziv an den Stuhl gelehnt, unschuldig auf dem Bett ausgestreckt oder kokett auf dem Sofa lümmelnd. Ihrer Phantasie sind keine Grenzen gesetzt.

Ihr Partner soll Sie nun in aller Ausführlichkeit beschreiben. Er beginnt damit, möglichst genau aufzählen, was sich seinem Auge bietet. Welche Haltung haben Sie eingenommen, welche Körperteile gefallen ihm besonders gut und welche poetischen Umschreibungen fallen ihm dazu ein? Schritt zwei besteht dann darin, dass er Ihnen mitteilt, was er mit Ihnen in diesem Augenblick gerne anstellen würde. Wie würde er sich Ihnen nähern wollen, welchen Teil von Ihnen möchte er zuerst anfassen, und wie gedenkt er, Sie jetzt zu verwöhnen? Die beiden ersten Schritte in diesem Spiel sind verbaler Natur, weshalb sich die Spannung erhöht, wenn er Sie nur im Geiste begehrt, aber noch nicht berühren darf. Und wie der dritte Stufe aussieht, bleibt ganz Ihrer Phantasie überlassen ...

SMS – In der Kürze liegt die Würze

Erregung per Knopfdruck. Im Zeitalter der schnellen Kommunikation kann auch eine Kurzmitteilung über Handy das Herz Ihres Geliebten ein paar Takte schneller schlagen lassen. Erinnern Sie Ihren Partner an etwas, das ihn erregen wird, machen Sie ihn neugierig auf ein kommendes Abenteuer mit Ihnen, oder sagen Sie ihm auf immer neue Weise, wie sehr Sie ihn lieben und schätzen. Sie werden erstaunt sein, wie wirkungsvoll es ist, wenn Ihr Liebster gerade in einer Sitzung ist und von Ihnen folgende Mitteilung erhält: »Würde jetzt gerne deine Hose öffnen« oder »Habe jetzt Lust auf dich.« Wenn Sie möchten, dass Ihr Liebster Sie auch nicht über seiner Arbeit vergisst, dann rufen Sie sich öfter mal mit einer erotischen SMS in Erinnerung.

E-Mail – Es darf auch ein wenig länger sein

Eine sinnliche Liebesbotschaft schreiben. Der romantische Liebesbrief ist zwar ein wenig aus der Mode gekommen, aber dafür geht es jetzt umso schneller mit der erotischen Datenübermittlung, was auch seine Vorteile hat. Falls Ihr Partner im Büro arbeitet, sollten Sie ihm ab und zu eine erotische E-Mail schicken. Diese sinnliche Kontaktaufnahme wird in den meisten Fällen begeistert aufgenommen werden – es sei denn, Ihr Liebster teilt sich den PC oder die E-Mail-Adresse mit Kollegen.

Sie wollen wissen, wovon Sie schreiben sollen? Wie wäre es mit einer detaillierten Schilderung Ihrer letzten Liebesnacht, die besonders aufregend war. Gehen Sie ganz ausführlich auf die brisanten Einzelheiten ein oder auf die tiefen Empfindungen, die Sie dabei hatten. Sie können sich natürlich auch ausmalen, was Sie im Liebesspiel gerne einmal erleben möchten, und dies Ihrem Liebsten minuziös schildern …

Telefonerotik – Orgasmische Sprache

Der heiße Draht. Wenn Sie Lust auf Ihren Liebsten haben, der sich aber mal wieder auf Geschäftsreise befindet, dann rufen Sie ihn doch einfach an und erzählen ihm, was Ihnen in diesem Augenblick durch den Kopf geht. Beschreiben Sie, was Sie anhaben (Sie können dabei natürlich auch ein wenig mogeln, denn er sieht es ja nicht). Wenn Sie Lust darauf haben, sich bei diesem Anruf selbst Lust zu verschaffen, dann sagen Sie dies Ihrem Partner, und erzählen Sie ihm genau, welche Fingerübungen Sie im Moment auf Ihrem Instrument der Lust vollführen. Variieren Sie mit Ihrer Stimme, und versuchen Sie, einmal tief und verführerisch und dann wieder befehlend zu klingen. Experimentieren Sie mit unterschiedlichen Tonlagen und auch Geräuschen der Lust. Je mehr Sie sich von Hemmungen frei machen, desto intensiver wird dieses Telefonat werden. Beziehen Sie Ihren Partner in das Spiel mit ein, und fragen Sie ihn, was er in diesem Augenblick gerne machen möchte ... Ein Orgasmus am Telefon kann äußerst intensiv sein, und mit entsprechender Achtsamkeit lässt sich die Erregung des Partners sogar sehr genau spüren.

Ein besonderes Geschenk: die erotische Kassette

Verewigen Sie Ihre sinnlichen Worte auf Kassette. Wenn Ihr Liebster bzw. Ihre Liebste ohne Sie verreisen muss, dann können Sie ihm eine von Ihnen besprochene Kassette unter die Wäsche schmuggeln, damit er auch unterwegs viel an Sie denkt. Wahrscheinlich tut er das sowieso, aber er wird sich dann noch mehr als sonst sehnsüchtig nach Ihnen verzehren.

Sie können sich notieren, was Sie sagen wollen, oder aber ganz spontan sprechen, je nach Lust und Laune. Machen Sie ihm bzw. ihr eine poetische Liebeserklärung, singen Sie ein Liebeslied, oder falls Sie beim Orgasmus gerne laut werden, dann nehmen Sie das zur Erinnerung in einsamen Nächten auf.

Chat im Internet

Das reizvolle Spiel mit der anonymen Intimität. Die Kommunikation im Internet kann ihre besonderen Reize haben, und wenn Sie Single sind oder sich Anregung für Ihre Beziehung suchen, können Sie auch in erotischen Chat-Räumen spannende Begegnungen haben. Denken Sie aber daran, dass auch diese Treffen auf einer energetischen Ebene sehr real sind. Daher sollten Sie immer sehr achtsam mit Ihrem Gegenüber umgehen, selbst wenn Sie es nicht sehen und kennen.

Es kann durchaus interessant sein, sich im Netz mit einer anderen Person über Erotik und Sex auszutauschen, vielleicht können Sie auf diesem Gebiet noch etwas hinzulernen. Inwieweit Sie bei einem virtuellen Abenteuer Ihrem Partner »untreu« geworden sind, müssen Sie selbst entscheiden. Für mich persönlich besteht kein erheblicher Unterschied zwischen Sex in der Phantasie und in der Realität. Das aber ist eine ganz individuelle Angelegenheit, und vielleicht haben Sie und Ihr Partner sich auch für eine freiere Liebesbeziehung entschieden. Natürlich können Sie sich auch mit Ihrem Liebsten in einem Chat-Raum treffen, den Flüsterraum bei Allegra gibt es nämlich wirklich …

Die erotische Phantasie – Ein kreatives Schreibspiel

Aller Anfang ist schwer. Eine wirklich gute erotische Geschichte zu schreiben ist nicht so einfach, und jeder, der das schon mal ausprobiert hat, wird dies bestätigen können. Bei der nachfolgenden Übung geht es nicht so sehr darum, ein Kunstwerk zu schaffen, sondern vielmehr darum, miteinander Spaß zu haben und verrückte Einfälle zuzulassen. Sie können Ihrer Kreativität ein wenig auf die Sprünge helfen, indem Sie sich beim Schreiben Ihrer Geschichte kleine Einschränkungen auferlegen. Damit verleiten Sie Ihr Gehirn dazu, aus den gewohnten Denkmustern auszubrechen und sich neue Lösungsmöglichkeiten einfallen zu lassen. Mit anderen Worten: Sie können damit Ihre Phantasie anregen.

Denken Sie sich fünf Worte aus, die unbedingt in der erotischen Phantasie vorkommen sollen und die möglichst wenig mit Sex oder Liebe zu tun haben. Bitten Sie Ihren Partner, eine erotische Geschichte zu schreiben, in der diese Begriffe eine Rolle spielen. Dann kann auch er Ihnen eine entsprechende Aufgabe stellen. Sie werden erstaunt sein, auf welch abwegige Ideen Sie bei Ihrer Geschichte kommen. Oder haben Sie etwa schon einmal darüber nachgedacht, wie Sie Bahnhofsrestaurant, Feigenblatt, Gummiente, Autoschlüssel und Streichholz in einer erotischen Phantasie unterbringen könnten?

Die sinnliche Geschichte
Ein heiteres Spiel für trübe Tage

Erfinden Sie gemeinsam eine Geschichte. Für Kurzweil und neuen Gesprächsstoff sorgt das Erfinden einer erotischen Geschichte. Einer von Ihnen beginnt zu erzählen, und bevor es allzu spannend wird, bricht er plötzlich ab; nun liegt es am anderen, den Faden weiterzuspinnen. Sollte Ihnen auf Anhieb kein origineller Anfang einfallen, können Sie auch den Anfang einer der erotischen Phantasien in diesem Buch lesen und die Geschichte nach Ihren eigenen Vorstellung fortführen.

Für den Wechsel im Erzählen können Sie ein Codewort vereinbaren, beispielsweise »Neumond«. Immer dann, wenn dieser Begriff auftaucht, heißt das, dass sich nun der andere einen weiteren Teil der Geschichte ausdenken muss. Sie können dieses Spiel hervorragend auch zu mehreren spielen, und meistens wird es dabei sehr lustig zugehen. Zeigen Sie Mut zum absurden Theater, und lassen Sie sich von Ihren eigenen bizarren Einfällen überraschen.

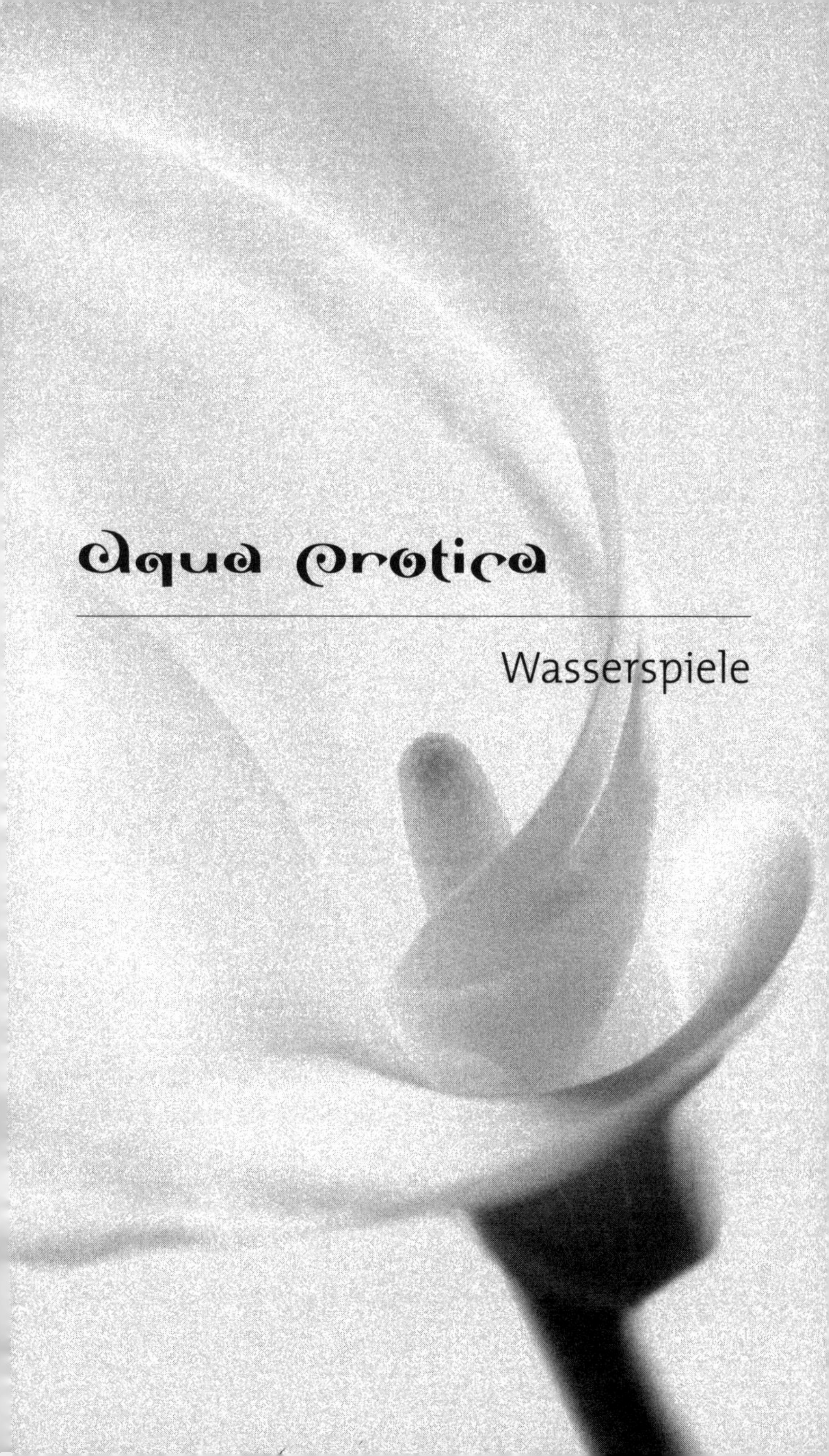

aqua erotica

Wasserspiele

D I E Welle

Der Moment, in dem sich die Welle bricht, ist der »Tod« einer Welle, die durch kosmische Energie entstanden ist. Sonne und Mond beeinflussen die Gezeiten und das Wetter. Draußen auf dem Ozean entladen sich gewaltige Stürme und bringen die Wassermassen zum Schwingen. Diese kosmischen Schwingungen formieren sich irgendwann zur so genannten Dünung. Diese Dünung wandert oftmals Tausende von Kilometer, bis sie plötzlich auf ein Hindernis trifft. Eine Landzunge, ein Riff oder eben einen Strand. Es entsteht eine Welle, die sich irgendwann bricht. Der Surfer surft nun auf dieser Entladung kosmischer Energie und begibt sich teilweise selbst in Lebensgefahr, wenn die Welle stirbt.

Justin, der philosophische Surfer

Die heiße Sonne hatte sich in einen feuerroten Ball verwandelt und stand kurz davor, ins kühlende Meer einzutauchen. Die Sonnenanbeter hatten sich in der Strandbar versammelt, um den Untergang mit einer Caipirinha zu feiern und die Hitze des Tages aus ihren verschwitzten Körpern dampfen zu lassen.

Es war mein letzter Urlaubstag auf Bali, der Insel der Götter, der herrlichen Tempel, der malerischen Reisterrassen und nicht zuletzt der knackigen Surfer. Ich setzte mich in den noch warmen Sand und starrte aufs Meer. Ich hätte stundenlang so sitzen bleiben und den sich auftürmenden Wellen zuschauen können. Wie seltsame Tiere paddelten die Surfer mit schier endloser Geduld auf die nächste Welle zu und erhoben sich scheinbar mühelos aus ihrer Seehund-Position. In Sekundenschnelle verwandelten sie sich in graziöse Schwäne, die mit ausgebreiteten Schwingen auf dem stürmischen Rücken einer Welle zu reiten versuchten. Die Surfer vertrauten darauf, dass diese gewaltigen Wassermassen ihnen wohlgesinnt waren. Doch nicht selten wurden sie wie ein Stück Treibholz herumgewirbelt und bald darauf wieder an Land gespuckt.

Der Mond kletterte aus dem Meer hervor, er sah rund und voll aus und zeigte sich heute Nacht in seiner berauschenden Fülle. Ich legte mich in den warmen Sand und zählte die Sterne über mir. Ich atmete den Duft von Meer und Fisch ein und genoss es, für einige Sekunden nicht mehr Sklave meiner eigenen Gedanken zu sein. »Ich denke, also bin ich« – welch dummes Zeug! Wenn ich mich an mein bisheriges Leben zurückerinnere, dann waren die einzigen Augenblicke, die wirklich von Bedeutung waren, diejenigen, in denen ich vergessen hatte zu denken. Es gab in meinem Leben Momente, in denen ich so überwältigt gewesen war von einem Empfinden, das stärker als ich selbst war und mich in eine Dimension des Seins versetzte, das meinem ehrgeizigen Verstand weit überlegen war.

»Hallo Sternenfrau, so ganz allein am Strand? Darf ich mich zu dir setzen?« Ich fuhr völlig verschreckt hoch, Spontaneität war normalerweise nicht gerade meine Stärke. Eigentlich wollte ich dem Unbekannten mit einem distanzierten Blick jegliche Hoffnung nehmen, es sich neben mir gemütlich zu machen. Es war verdammt noch mal mein letzter Tag, und ich wollte in Ruhe meinen Abschied genießen! Aber als ich ihn ansah, brachte ich es nicht fertig, unfreundlich zu sein. Er sah nett aus und viel zu schön, um ihn einfach wieder abziehen zu lassen. Ich wurde sogar ein wenig rot, was mir schon lange nicht mehr passiert war.

»Es ist zwar nicht so, dass ich unbedingt Unterhaltung suche«, immerhin bin ich eine unabhängige Frau, wollte ich ihm damit zu verstehen geben, »aber wenn du Lust hast, dann setz dich einfach zu mir.«

»LUST hab ich meistens, wenn ich nicht gerade beim Surfen bin«, grinste er mich ein wenig anzüglich an. In diesem Augenblick ärgerte ich mich fast, dass ich so nett zu ihm gewesen war – eingebildeter Affe! Nur weil er extrem muskulöse Oberarme hatte *und ich seinen knackigen Po am liebsten ohne die verwaschene Jeans betrachtet hätte, brauchte er sich noch lange nichts einzubilden.*

»Ich hab's nicht so gemeint, wollte dich nur etwas ärgern«, lachte mein jugendlicher Verehrer und setzte sich zu mir. Immerhin war er einfühlsam und hatte bemerkt, dass er etwas zu weit gegangen war. Na klar, ich fühlte mich auch ein wenig geschmeichelt von seiner Anmache. Es kommt schließlich nicht jeden Tag vor, dass ein Adonis mit mir flirtet, zudem war er mindestens zehn Jahre jünger als ich.

»Bist du zum Surfen hier?«, fragte ich ihn und biss mir fast auf die Zunge, weil mir nichts Originelleres eingefallen war, um eine Unterhaltung zu beginnen. Logisch war er zum Surfen da, hatte er ja bereits gesagt! Aber mein Interesse schien ihn zu freuen, und Surfer erzählen nun mal am liebsten von ihrer einzigen Leidenschaft: dem Surfen.

»Vorletztes Jahr war ich zum ersten Mal hier auf Bali, und ich habe angefangen zu surfen. Ohne Wind. Das ist meine große Leidenschaft geworden. Meine Perspektiven haben sich verändert, und so habe ich den größten Teil meiner Firma verkauft und ein neues Leben angefangen.« Ich dachte nicht richtig gehört zu haben. Hatte dieser Beachboy tatsächlich etwas von einer eigenen Firma erzählt? Nun wurde ich doch neugierig auf ihn.

»Bist du etwa bereits in der Midlife-Crisis und hast dein Arbeitsleben hinter dir gelassen?« Er lachte und zeigte mir dabei seine perfekten weißen Zähne, die in seinem braungebrannten Gesicht noch strahlender wirkten. Mein Gott, war der Junge schön! Das war ja schon fast ein wenig unheimlich! Vielleicht gab es ihn gar nicht, und ich bildete mir das alles nur ein. Wahrscheinlich war der Kleine Prinz nur für kurze Zeit von seinem Stern auf unseren Planeten gereist, um jetzt mit mir zu plaudern. Mein Traumprinz rückte ein wenig näher an mich heran, und seine kräftigen Finger schlossen sich zart um meine Hand. Ich entzog sie ihm nicht und hörte ihm

stattdessen fasziniert zu, wie er mir von seiner Sehnsucht nach dem »Endless Summer« erzählte.

»Ich hatte immer den Traum von meinem eigenen ›Endless Summer‹. Von der *Welle. Jetzt reise ich um die Welt, zu den besten Wave Spots der Erde, immer dem Sommer folgend ... dann wieder bei Null beginnend. Ich kenne viele Leute in Asien, vielleicht werde ich danach dort noch mal anfangen ... Ich bin halt ein Abenteurer.«*

Und ich war wie gesagt kein Teenager mehr, und natürlich gingen mir alle möglichen Gedanken durch den Kopf, während wir so beieinander saßen. Ich würde morgen früh um 11.30 Uhr im Flieger nach Köln sitzen und den Jüngling an meiner Seite wahrscheinlich niemals mehr im Leben wieder sehen. Andererseits war ich ihm bereits halb verfallen und konnte mich nur schwer seinem jugendlichen Charme entziehen.

»An was denkst du, Sternenfrau?«, schreckte er mich aus meinen Gedanken.

»Erzähl mir, wieso du das Surfen so sehr liebst, dass du alles andere dafür aufgegeben hast.« Er lachte wieder sein unverschämt gewinnendes Lachen.

»Hast du noch einige Stunden Zeit, mir zuzuhören?« Am liebsten hätte ich ihm Ewigkeiten zugehört, aber das sagte ich ihm natürlich nicht.

»Sollte ich einschlafen, war's zu lang, aber ansonsten mach dir mal keine Sorgen.«

»Der Moment, in dem du eine Welle anpaddelst, lässt dich leben, alles um dich herum verschwindet. Du lebst nur noch im Jetzt, in diesem Augenblick, und deine ganze Konzentration ist auf diese eine Welle gerichtet. Es hilft auch kein Planen, denn jede Welle ist anders, es gibt nicht zweimal die gleiche Welle. Du begibst dich in Gefahr, denn du hast keine Chance gegen die Kraft einer Welle. Du musst lernen, dich der Welle ganz hinzugeben. Das ist der eigentliche Begriff des ›Flow‹ für mich, dem Zustand der Zeitlosigkeit. Und das Größte am Surfen ist: Es macht null Sinn! Es gibt kein Ziel,

keinen Grund dafür, außer Spaß! Es ist sinnlos, es ist ... Leben ... und besser als Sex. Sagen manche«, zwinkerte er mir zu. »Du lebst völlig im Hier und Jetzt.«

In diesem Augenblick, als er mir von der Welle erzählte, war es um mich geschehen, ich war ihm gänzlich verfallen, mit Haut und Haar. Ich zog seinen Kopf näher zu mir. Er strich mir sanft eine Haarsträhne aus dem Gesicht und küsste mich zart auf meine trockenen Lippen. Meine Stimme war ganz heiser, als ich ihn fragte:

»Sag mir, was du dir heute Nacht von mir wünschst.« Er zögerte keine Sekunde und antwortete mir in einem einzigen Satz:

»Zieh mir den Boden unter den Füßen weg!« Es schien, als ob er mir einen lang verborgenen Wunsch offenbart hätte, den er sich nun traute, zum ersten Mal auszusprechen, und ich verstand ihn genau.

»Wer den Boden unter den Füßen verliert, wird Fliegen lernen. Lass uns zusammen davonschweben heute Nacht.« Ich spürte seinen Atem ganz nah an meinem Gesicht, zum Küssen nah. Ich kostete ihn aus, diesen Augenblick, bevor sich zwei Verliebte gierig aufeinander stürzen, um sich gegenseitig zu verschlingen. Mein jugendlicher Liebhaber schien sich ziemlich gut mit der weiblichen Anatomie auszukennen. Genüßlich streifte er die Träger meines T-Shirts nach unten und beugte sich über mich, um meinen Nacken sanft zu liebkosen. Er ließ keine Stelle aus, und ich streckte ihm jeden Halswirbel wie eine wollüstige Giraffe entgegen. Ich wollte überall in den Genuss seiner Zungenspitze kommen. Dann biss er mir zärtlich in den Nacken, wie ein frecher Hund, der spielen will. Mein Gott, der Junge war hellsichtig! Woher konnte er wissen, dass hier die empfindsamste Stelle meines Körpers darauf wartete, von ihm erforscht zu werden?

»Mach weiter, du tust mir so gut, mein Süßer«, ermunterte ich ihn. Mein Beachboy war in der Tat keine Mogelpackung, sondern fühlte sich noch besser an, als er aussah – was bei seinem unverschämt appetitlichen Körper schon eine recht beachtliche Steige-

rung bedeutete. Ich ertastete jeden einzelnen Muskelstrang seines durchtrainierten Bauches und streichelte mit meinen Fingerspitzen zart über seine Brustwarzen, die von der Berührung angenehm überrascht waren. Seine Erregung nahm sichtlich zu. Ein tastender Griff zwischen seine Beine ließ keinen Zweifel zu, dass er mehr als bereit war, mich nach allen Regeln der Liebeskunst zu verwöhnen.

»Bingo. Du weißt, wie man einen Kerl heiß macht. Ich wollte schon immer mal mit einer reiferen Frau schlafen«, witzelte er. Mein scharfer Prinz zog sich wie ein geübter Stripper mit einer coolen Bewegung das Shirt aus und zog meinen Kopf auf seine Brust. Ich liebte seinen männlichen Geruch, den ich mit wilden Piraten und Abenteuer in Verbindung brachte. Jetzt lag er bereits halb auf mir. Das war mir allerdings nun doch ein wenig zu forsch, zumal wir uns im Scheinwerferlicht des Vollmonds befanden. Auch waren wir nicht auf einer einsamen Insel im Pazifik, sondern an einem balinesischen Touristenstrand; ich hatte nicht die geringste Lust, von den prüden Moslems gesteinigt zu werden. Früher oder später würden sie uns hier entdecken. Typischer Fall von jugendlichem Leichtsinn!

Lichterloh brannte das Feuer der Leidenschaft in seinen jugendlichen Lenden, und er war kaum mehr zu bremsen. Ich entzog ihm resolut meine Lippen und versuchte, unsere heißen Gemüter ein wenig abzukühlen.

»Komm lass uns 'ne Runde schwimmen gehen«, schlug ich vor. »Ist einfach zu gefährlich hier am Strand. Du weißt doch, wie streng die Moslems damit sind.«

»Ich kenn hier um die Ecke eine kleine Bucht, da sind wir ziemlich ungestört«, schlug er vor. Hand in Hand wanderten wir über den mondhellen Sand. Ich konnte mich nicht erinnern, wann ich das letzte Mal so glücklich war. Was war bloß mit mir geschehen? Da kam ein junger Typ daher, verzauberte mich mit seinem Charme, und schon war es um mich geschehen. Null Widerstand. Er kam mir so vertraut vor, als ob wir uns bereits ewig kennen würden.

»Glaubst du an Wiedergeburt?«, fragte mich mein Prinz aus dem Nichts heraus, als ob er meine Gedanken erraten hätte.

»Ich weiß nicht. Keine Ahnung. Wenn ich den Balinesen hier zusehe, wie ehrfürchtig sie im Tempel dafür beten, dass sie es im nächsten Leben leichter haben, dann berührt mich das schon. Aber es ist doch noch so lange hin«, erwiderte ich scherzhaft »lass uns lieber den Augenblick genießen.«

»Du hast recht, Sternenfrau.« Er blieb stehen, umarmte mich mit seinen bärenstarken Armen, und ich fühlte, wie mein Herz vor Aufregung aus dem Takt geriet. Wir standen einfach nur eng umschlungen unter einer Palme, als ob es nichts Schöneres sonst zu tun gäbe – und es gab nichts Schöneres zu tun, absolut überhaupt nichts!

»Du machst mich einfach fertig«, flüsterte er mir ins Ohr, »ich will dich jetzt auf der Stelle.«

»Geht leider nicht, mein Lieber, ich brauch 'ne Abkühlung.« Ich entwand mich seinen Armen und rannte auf das Meer zu. Natürlich holte er mich nach wenigen Sekunden mühelos ein, er versuchte mich festzuhalten, was ihm aber nicht gelang. Ich zog schnell meinen Rock und mein T-Shirt aus. Einen Augenblick zögerte ich noch, aber da die Bucht in der Tat sehr abgelegen war, streifte ich auch meinen Bikini-Slip ab und stürzte mich in das einladende Meer. Das Wasser war angenehm warm, und ich genoss es, mit kräftigen Zügen auf silbernen Mondstrahlen den Wellen entgegenzuschwimmen. Ich fühlte ihn dicht hinter mir und konnte es kaum erwarten, von ihm berührt zu werden.

Plötzlich schwamm er über mich, sein Gewicht drückte mich fast unter Wasser. Doch dann zog er mich zu sich heran, drehte mich blitzschnell zu sich und schob mir seine Zunge in den Mund. Unsere Körper pressten sich aneinander. Das Wasser schien seine Leidenschaft in keinster Weise abgekühlt zu haben – eher im Gegenteil. Ich fühlte seine Hände überall auf meinem Körper. Meine Güte, war dieser Mann ein Oktopus? Sein harter Ständer glitt zwischen meine

Schenkel, und ich konnte ihn nicht mehr aufhalten. Ich startete einen letzten mühsamen Versuch:

»Hast du Kondome dabei?«, fragte ich ihn.

»Normalerweise schwimm ich immer mit Gummis, aber heute hab ich sie ausnahmsweise vergessen«, witzelte er. »Aber mach dir keine Gedanken, ich hab mich kürzlich testen lassen, ich bin o.k. und du hoffentlich auch?« Mein Verstand sagte mir, dass ich sofort wieder an Land schwimmen sollte, aber ich wollte ihn so sehr. Wie bescheuert wir manchmal sind, unser Leben für eine Liebesnacht zu riskieren – aber irgendwie wusste ich auch, dass er mich nicht anlog. Ich spürte, wie er in mich eindrang.

»Du fühlst dich so gut an in mir. Ich will, dass du mich stundenlang vögelst.«

»Kannst du haben, meine geile Sternenfrau.« Er öffnete meine Schenkel mit seinen muskulösen Beinen ganz weit, und seine tiefen Stöße brachten meine Auster zum Überfließen. Wir hatten eine Menge Spaß zusammen. Nie im Leben hatte ich mir vorgestellt, die 69-Stellung unter Wasser auszuprobieren. Es war äußerst lustig, und beinahe hätte ich mich verschluckt. Durch die Schwerelosigkeit im Wasser kamen uns die tollsten Ideen. Er tauchte nach unten, nur seine Beine waren sichtbar, mit der einen Hand hielt ich mich an seinem knackigen Hintern fest, und mit meinen Händen führte ich seinen harten Penis in meine feuchte Muschel. Als er wieder auftauchte, glitt ich kopfüber ins Wasser, und so drehten wir uns eine Weile wie ein Mühlrad. Dann ritt er mich wie eine Seehündin und umklammerte mich von hinten wie ein Tintenfisch. Wir wurden zu Delphinen, völlig versunken in unserem Liebesspiel, und ließen uns von den Wellen treiben. Meine Lust war grenzenlos, ich wollte ihn ganz in mich aufnehmen, den Augenblick seiner göttlichen Ekstase erleben und mich ihm willenlos hingeben.

»O komm, mein Süßer, ich will alles von dir«, hörte ich mich sagen. In diesem Augenblick hatte ich nicht nur den Orgasmus mei-

nes Liebsten heraufbeschworen, sondern offensichtlich auch die Aufmerksamkeit einer ziemlich hohen Welle auf uns gelenkt. Aus den Augenwinkeln sah ich sie auf uns zurollen. Meine Schenkel klammerten sich an seiner Hüfte fest, und eine gewaltige Explosion ließ meinen ganzen Körper erbeben. Ich schrie laut:

»Die Welle, die Welle, da kommt sie!« Wahrscheinlich dachte mein Geliebter, das wäre meine Art, den Orgasmus anzukündigen, und küsste mich heftig auf meinen salzigen Mund. Ich spürte, wie er in mir kam, gewaltige Ströme schienen sich in mir zu ergießen, als uns die Welle erfasste. Sie wirbelte uns herum, oben und unten waren nicht mehr voneinander zu unterscheiden, alles schien um uns herum zu verschwinden. Mein Geliebter war alles, was ich in diesem Augenblick fühlte. Er hielt mich fest, und wir verschmolzen zu einem seltsamen Meeresgetier, das sich mit vier Armen und Beinen selbst umschlungen hielt und sich dem gewaltigen Sog der Welle hingab. Widerstand war zwecklos. Unsere Körper wurden von der Kraft der Welle ein wenig angehoben, um dann umso tiefer zum Mittelpunkt der Erde, in den unergründlichen Schlund des Ozeans gezogen zu werden. Ich fühlte, wie mir die Luft ausging, doch in diesem Augenblick war es mir fast egal, ob ich noch einmal an der Oberfläche auftauchen würde.

Doch schließlich lösten wir unsere Umklammerung, er hielt mich noch an der Hand, und ich ließ mich von ihm wieder nach oben ziehen. Ziemlich ermattet schwammen wir an den Strand und lagen noch eine Weile im seichten Wasser aufeinander.

»Ich wollte zwar, dass du mir den Boden unter den Füßen wegziehst, aber ganz so hatte ich mir das nicht vorgestellt«, neckte er mich.

»Mit seinen Wünschen sollte man eben vorsichtig sein, sonst erfüllen sie sich am Ende noch«, lachte ich. Meine Mundwinkel schienen zu einem ewigen Grinsen erstarrt zu sein – so glücklich war ich schon lange nicht mehr gewesen!

Zu Hause in Köln stürzte ich mich natürlich sofort auf meinen PC, in der Hoffnung, von meinem Traumprinzen eine Nachricht zu erhalten, und in der Tat, ich hatte Post bekommen:

»Hi Sternenfrau, ich war gestern … nein … ich bin doch ziemlich verwirrt und erstaunt, welche Seiten du aus mir herausholst. Seiten, die ich selbst nur erahnt habe bzw. teilweise wirklich nicht gekannt habe. Es ist wunderschön hier, und ich stell mir grad vor, wie wir zusammen schwimmen gehen. Falls wir uns in früheren Leben schon mal begegnet sind, waren wir bestimmt ein heißes Team, wir beide … Caesar und Kleopatra vielleicht … oder vielleicht nur ein rammelndes Hasenpärchen. Auf alle Fälle musst du bald wiederkommen! Vergiss mich nicht in der Zwischenzeit! Justin«

Noch bevor ich meinen Koffer auspackte, studierte ich meinen Terminkalender. In zwei Monaten könnte ich vielleicht wieder ein wenig Urlaub gebrauchen …

Badefreuden
Die heilende Kraft des Wassers

Wasser ist der Ursprung des Lebens. Bereits als Embryo schwimmen wir in Flüssigkeit und assoziieren damit Geborgenheit und Wohlbefinden. Wasser bedeckt zirka 70 Prozent der Erdoberfläche, der menschliche Körper besteht zu 50 Prozent aus diesem Ur-Element.

In einigen Mythen wird die Welt aus dem Wasser geboren. Bei den Ägyptern wurde die Wassergöttin Neret, die sowohl männliche als auch weibliche Symbole in sich vereinte, als die schöpferische Kraft des Universums verehrt. Neret gebar den Sonnengott Re, der dem trüben Urozean Nun entstieg und Apopis, die

Schlange der Finsternis, besiegte, um endlich Licht in die Welt zu bringen. Der Mythos besagt, dass Re jeden Tag die Schöpfung neu vollzieht, morgens in der Gestalt eines Kindes aus dem Meer auftaucht, zur Mittagszeit als erwachsener Mensch über den Wolken schwebt und abends als Greis wieder in die unendliche Tiefe des Ozeans versinkt.

Auch im griechischen Schöpfungsmythos spielt Wasser eine entscheidende Rolle. Da der Himmelsgott Uranus auf die mit Gaia gezeugten Kinder eifersüchtig war und ihnen das Tageslicht vorenthielt, entmannte der rachsüchtige Kronos seinen Vater und warf dessen Penis weit über die Erde hinweg ins Meer. Aus diesen göttlichen Überresten entstand die Göttin Aphrodite, die Schaumgeborene. Kein Wunder also, dass sie bei dieser ungewöhnlichen Zeugung die sexuelle Potenz ihres Vaters erhielt.

In Indien hat das Bad in den Fluten des heiligen Flusses Ganga eine rituelle Bedeutung, denn er wird mit Leben und Wiedergeburt in Verbindung gebracht. Der Mythos besagt, dass einst der König Baghirata Shiva um Hilfe bat, als eine lang anhaltende Dürre sein Land bedrohte. Daraufhin ließ Shiva die Fruchtbarkeitsgöttin Ganga von seinem Haupt als Fluss auf die Erde strömen. Seither baden die Inder auch heute noch in dem von Bakterien verseuchten Wasser und putzen sich sogar zwischen schwimmenden Leichenteilen die Zähne. Es gilt nämlich als besonders gutes Omen, wenn die verbrannten Überreste der Toten in diesem Fluss versenkt werden, denn diese letzte Ruhestätte soll sich günstig auf eine mögliche Wiedergeburt auswirken oder sogar eine erneute Geburt verhindern und zur ewigen Erlösung führen. Es ist bemerkenswert, dass die Inder meist keinen Schaden davontragen, wenn sie ihre morgendlichen Waschungen in diesem Totenfluss vollziehen. Sollte allerdings ein westlicher Mensch diesem Beispiel aus falsch verstandener kultureller Anpassung folgen, kann dies zu schlimmen Infektionskrankheiten führen oder gar tödlich enden.

Die Badekultur stammt wahrscheinlich aus Asien. Insbesondere in Japan haben die öffentlichen Badehäuser eine lange Tradition. Wer in Japan baden will, muss vorher bereits sauber sein, denn die Badezeremonien dienen weniger der äußeren Reinigung als vielmehr der Entspannung des Geistes. In dem äußerst heißen Wasser werden auch soziale Kontakte gepflegt, und man sitzt oft stundenlang zusammen. In der islamischen Kultur war vor allem das Schwitz- und Dampfbad (Hammam) sehr beliebt. Anschließend regenerierte man sich bei einer Bürstenmassage, die, kombiniert mit warmen und kalten Güssen, die Durchblutung förderte.

Die positive körperliche und geistige Wirkung des Wassers war bereits den alten Griechen bekannt. Doch ihre größte Glanzzeit erfuhr die Badekultur durch die Römer. Sie bauten die ersten öffentlichen Thermen, die bis zu 1000 Menschen aufnehmen konnten und gleichzeitig auch als Ort der Erholung und der Kommunikation dienten. Die gigantischen Anlagen waren in ihrer technischen Raffinesse beispiellos, so wurden sie bereits damals durch ein komplexes Röhrensystem zentral beheizt. Unter Kaiser Agrippa wurden die öffentlichen Thermen der Bevölkerung sogar kostenlos zur Verfügung gestellt, da sie sich positiv auf die Gesundheit auswirkten. Bereits 23 v. Chr. soll Kaiser Augustus mit kalten Bädern geheilt worden sein. Dies führte zur Entdeckung der Hydrotherapie, die später von Pfarrer Sebastian Kneipp weiterentwickelt wurde. Jeden Tag stieg er in die kalte Donau und kurierte damit sogar seine Tuberkulose.

Je nach Temperatur kann Wasser zu unterschiedlichen Therapiezwecken eingesetzt werden. Kaltes Wasser wirkt anregend auf die Durchblutung, stärkt dadurch das Immunsystem und fördert die Entgiftung von Schadstoffen. Warmes Wasser entspannt die Muskulatur und wirkt beruhigend auf das Nervensystem. Durch den Zusatz von ätherischen Ölen und Kräuteressenzen wird die heilende Kraft des Wassers verstärkt.

Der lustvolle Aspekt des Badens wurde in Europa im Mittelalter entdeckt. Man vergnügte sich in Badestuben, in denen Männer und Frauen auch gemeinsam in die Bottiche steigen durften. Der Bader legte ein Brett über die Wanne und servierte darauf ein opulentes Mahl. Die Badenden waren alles andere als schüchtern und erfanden zahlreiche Vergnügungsmöglichkeiten im Wasser. In einigen Badehäusern gab es sogar eine Balustrade, von der aus die Voyeure auf ihre Kosten kommen konnten.

Die Vorstellung einer Aqua-Anti-Aging-Kur hatte den Maler Lucas Cranach im 16. Jahrhundert zu seinem berühmten Gemälde »Der Jungbrunnen« inspiriert, in dem die gebrechlichen Alten zu einem Verjüngungsbad gekarrt werden, aus dem sie neue Lebenskraft und Potenz schöpfen. Das führte folgerichtig dazu, dass sich einige Paare bereits im Wasser oder hinter dem Busch vergnügten.

Nackte Frauen beim Baden zu beobachten hat schon so manchen Mann in Wallung versetzt. In der griechischen Mythologie wurde es dem Jäger Actaeon allerdings zum tödlichen Verhängnis, Artemis und ihren Nymphen beim Baden zuzusehen. Zur Strafe wurde er von der erbarmungslosen Göttin in einen Hirsch verwandelt, der von seinen eigenen Jagdhunden zerfleischt wurde.

Der voyeuristische Aspekt des gemeinsamen Bads wurde auch von zahlreichen Malern aus unterschiedlichen Epochen ausgekostet. Albrecht Dürer beispielsweise verewigte zahlreiche Badeszenen der Bibel auf der Leinwand, und in seiner Tuschezeichnung »Das Frauenbad« waschen sich die abgebildeten Frauen recht ungeniert für den Betrachter des Bildes.

Auch in der Literatur erfreuen sich Badeszenen großer Beliebtheit. In Boccaccios erotischem Bestseller »Decamerone« wird der Tuchhändler Salabetto von einer Dame aus Palermo durch ein erotisches Bad gefügig gemacht. Nachdem er mit Muskat- und Nelkenseife abgerieben und in nach Rosen duftenden Tüchern eingehüllt wurde, erbat sie sich von ihm eine größere Geldsumme, die sie natürlich niemals zurückzahlte. Sogar Casanova, der berühmte Verführer der Frauen, wurde bereits im zarten Alter von zehn Jahren im Bad seiner sexuellen Unschuld beraubt. In seinen Memoiren beschrieb Casanova, wie er als junger Knabe in die Obhut des Priesters Dr. Gozzi gegeben worden war und wie dessen dreizehnjährige Schwester Bettina ihn jeden Morgen unter kindlichen Liebkosungen wusch und ankleidete, wobei ihre neugierigen Finger es mit der Reinlichkeit ein wenig zu weit trieben und seine männliche Glut entfachten.

Das Bad war zu allen Zeiten ein sinnliches Vergnügen, und auch heute gibt es kaum etwas Entspannenderes, als sich der Schwerelosigkeit des warmen Wassers hinzugeben und für eine Weile alle Sorgen zu vergessen. Wer ein außergewöhnliches Erlebnis sucht, sollte einen »floating tank« ausprobieren. Sie liegen darin in einer hochkonzentrierten Salzlösung, diese erzeugt ein wohliges Gefühl des Schwebens.

Das Bad der Aphrodite
Ein sinnliches Ritual zum Entspannen

Wenn der Alltag Sie zu überrollen droht, wird es Zeit, eine Ruhepause einzulegen und einen sinnlichen Abend mit einem entspannenden Bad zu planen. Sie können sich dieses Vergnügen alleine gönnen und in die Schwerelosigkeit eines betörenden Duftbades eintauchen. Aber es macht natürlich noch mehr Spaß, wenn Sie diese Wonnestunden mit Ihrem Partner teilen können. Überraschen Sie Ihren Liebsten mit einer SMS, die ihn neugierig macht: »Wasserspiele heute Abend um 20 Uhr. Bitte pünktlich zur Entkleidung erscheinen« oder »Bitte besorge Gummiente und Spritzpistole für gemeinsames Planschen heute Nacht.« Sie können sicher sein, dass Ihr Geliebter heute sein Büro extra pünktlich verlassen wird, um in den Genuss eines gemeinsamen Badevergnügens zu kommen. Bereiten Sie sich in Ruhe und ausgiebig auf dieses Baderitual vor, so werden Sie bereits in glänzender Stimmung sein, wenn Ihr Partner erscheint.

Wählen Sie für diese erotische Nacht ein wohlriechendes Badeöl. Hier einige der verführerischsten zur Auswahl:

Betörendes Duftbad:

ZUTATEN:

- 3 EL Honig
- 3 Tropfen Rosenöl
- 3 Tropfen Jasminöl
- 2 Tropfen Ylang-Ylang-Öl

ZUBEREITUNG:

Vermischen Sie den Honig mit den ätherischen Ölen, und geben Sie diese anschließend in das Badewasser.

Der Duft der Rose öffnet das Herz, Jasmin benebelt die Sinne, und Ylang-Ylang lässt Sie in einen berauschten Zustand verfallen.

Amors Liebesbad:

ZUTATEN:

- 150 ml Sahne
- 5 Tropfen Rosenholzöl
- 3 Tropfen Rosenöl
- 5 Tropfen Vanilleöl
- 4 Tropfen Veilchenöl

ZUBEREITUNG:

Vermischen Sie die Sahne mit den ätherischen Ölen, und lassen Sie sich von dem weichen Duft der Vanille und dem verführerischen Aroma des Veilchens zu einer unvergesslichen Nacht anregen.

Verführung im Paradies:

ZUTATEN:

- 1/2 Tasse Epsom-Salz
- 15 Tropfen Orangenöl
- 9 Tropfen Zitronenöl
- 4 Tropfen Bergamotteöl
- 4 Tropfen Rosmarinöl

ZUBEREITUNG:

Vermischen Sie alle Zutaten, und geben Sie die Badesalzmischung in das Wasser.

Der Duft der Zitrusfrüchte entspannt das Nervensystem, Bergamotte heitert die Stimmung auf, und Rosmarin wirkt anregend auf die Durchblutung.

Orientalisches Entspannungsbad:

ZUTATEN:

- 3 EL Mandelöl
- 10 Tropfen Zitronenöl
- 7 Tropfen Patschuliöl

ZUBEREITUNG:

Vermischen Sie alle Zutaten, und lassen Sie sich von dem anregenden Duft dieser exotischen Mischung betören.

Erotisches Sitzbad:

ZUTATEN:

- 3 EL Honig
- 6 Tropfen Rosmarinöl
- 5 Tropfen Wacholderöl
- 5 Tropfen Bohnenkrautöl

ZUBEREITUNG:

Diese besondere Bademischung wirkt extrem anregend auf die Geschlechtsteile und den Kreislauf und sollte deshalb nur als Sitzbad verwendet werden.

Gut geplant ist halb gewonnen. Besorgen Sie sich die Zutaten für ein Duftbad, ein ausreichendes Sortiment von Teelichtern und Kerzen, einen Naturschwamm, kuschelige Handtücher, lustige Badetiere, und wenn Sie Lust haben, dann stöbern Sie in einem Sex-Shop nach wasserfesten Dildos. Es gibt sie in den erstaunlichsten Varianten, beispielsweise als Delphine, Badeentchen ...

Putzen Sie Ihr Bad mit großer Sorgfalt, und stellen Sie sich dabei vor, es sei ein heiliger Liebestempel, den Sie für ein besonderes Fest vorbereiten. Verwandeln Sie das Putzen Ihres Badezimmers in eine Meditation, und Sie werden erstaunt sein, dass Ihnen jede Handlung, die Sie mit großer Achtsamkeit ausführen, sogar Freude machen wird.

Augenblicke der Ruhe. Vermeiden Sie es, Ihrem Geliebten mit hektisch gerötetem Gesicht und verschwitzten Klamotten die Tür zu öffnen und sich damit zu trösten, dass Sie sich gleich in der Wanne entspannen können. Sie haben einen besonderen Abend vorbereitet und sollten diesen auch wie eine Liebesgöttin zelebrieren.

Gönnen Sie sich ein wenig Zeit für sich selbst, legen Sie Ihre Lieblings-CD auf, und entspannen Sie sich einige Minuten lang. Legen Sie sich auf den Boden, und fühlen Sie die Verbindung zur Erde. Stellen Sie sich vor, wie sich jede Zelle Ihres Körpers mit Lebenskraft füllt. Schließen Sie die Augen, und streichen Sie mit langen und sanften Bewegungen über Ihren Körper, erwecken Sie Ihre eigene Sinnlichkeit zum Leben. Stellen Sie sich vor Ihren frisch geputzten Badezimmer-Spiegel und bewundern Sie sich.

Stilgerechte Begrüßung. Erinnern Sie sich daran, wie verliebt Sie am Anfang Ihrer Beziehung waren, und stellen Sie sich noch einmal genau vor, wo und wie Sie sich zuerst begegnet sind. Was hat Ihnen an Ihrem Partner damals besonders gut gefallen, welche Eigenschaften haben Sie stark beeindruckt?

Wie sahen Sie selbst damals aus, und worauf hat Ihr Geliebter sehr intensiv reagiert? Kleiden Sie sich so, wie Sie Ihrem Geliebten besonders gut gefallen, und natürlich sollte das auch etwas sein, worin Sie sich wohl fühlen. Selbstverständlich können Sie aber auch witzig und kreativ sein. Sie könnten ihm beispielsweise als geheimnisvolle Nixe oder als verführerischer Backfisch die Wohnungstür öffnen oder ihn in einem besonderen Badeoutfit empfangen. Einen meiner Freunde lernte ich an einem Strand in Thailand kennen, und als wir uns danach in einem Hotelzimmer in Paris wiedersahen, öffnete er mir die Tür in der gleichen Badehose, die er am Strand getragen hatte. Ich fand das damals äußerst romantisch.

Das Bad ist gerichtet. Verwöhnen Sie heute Ihren Partner, er hat es verdient, und das nächste Mal sind Sie an der Reihe. Sollte er unter mangelnder Kreativität leiden, so drücken Sie ihm dieses Buch in die Hand, und er kann sich für die nächste besondere Nacht ein Kapitel auswählen.

Entkleiden Sie Ihren Geliebten, öffnen Sie langsam die Knöpfe seines Hemdes und streifen Sie es ab. Öffnen Sie mit Raffinesse seine Hose, lassen Sie sie zu Boden gleiten, und liebkosen Sie dabei seinen Körper zwischendurch. Je langsamer Sie ihn entkleiden, desto spannender wird der Augenblick sein, wenn er völlig nackt vor Ihnen steht und Sie ihn ins duftende Bad geleiten. Nun dürfen auch Sie sich Ihrer Kleidung entledigen, genießen Sie dabei seine lüsternen Blicke, wenn er Sie aus dem ihn wohlig umfangenden Wasser beobachtet.

Eine Reinigungszeremonie. Nehmen Sie einen Naturschwamm, und waschen Sie damit liebevoll das Gesicht Ihres Partners. Sagen Sie ihm, dass er sich dabei vorstellen darf, wie alle Sorgen und alles Belastende von ihm abgewaschen werden. Lassen Sie den Schwamm über seine Brust gleiten, und erklären Sie ihm, dass nun alle alten Verletzungen der Vergangenheit, die ihn daran hindern, mit Ihnen Sex zu haben, von ihm genommen werden. Waschen Sie seine Arme und Hände, und versichern Sie Ihrem Geliebten, dass nun alle seine Handlungen von Liebe und Mitgefühl begleitet werden. Reiben Sie mit dem Schwamm über seinen Bauch, und sagen Sie ihm, dass all seine Ängste nun abgewaschen werden. Waschen Sie mit besonderer Hingabe sein Geschlecht, und stellen Sie beide sich dabei vor, wie alle einschränkenden Vorstellungen über Lust und Sexualität geklärt werden.

Entspannung im Wasser. Das wohltuende Bad vermittelt Geborgenheit und hilft Ihnen, alle Sinne zu entspannen und zu genießen. Verstärken Sie das Gefühl der Schwerelosigkeit Ihres Geliebten. Heben Sie ganz sacht den Arm Ihres Partners, und lassen Sie ihn in Zeitlupentempo durch das Wasser gleiten. Beugen und strecken Sie langsam seinen Ellbogen, bewegen Sie die Finger einzeln, beschreiben Sie mit jedem aufgestellten Bein einen kleinen Kreis, und wiegen Sie seinen Oberkörper wie eine Seeanemone. Bitten Sie Ihren Geliebten, dabei die Augen geschlossen zu halten und sich Ihnen ganz hinzugeben.

Unterwassermassage. Kneten Sie die Schultern und die Arme Ihres Partners, und üben Sie dabei besonderen Druck mit Ihren Daumen aus. Reiben Sie mit Ihrem Handballen über seine Brust, und drücken Sie mit den Handflächen seine Körperseiten. Wandern Sie dann zu seinen Oberschenkeln, und nehmen Sie beide Beine zwischen Ihre Hände. Pressen Sie Ihre Hände ein wenig zusammen, und tasten Sie sich dabei immer ein Stückchen tiefer in Richtung Füße vor. Inzwischen schwebt Ihr Liebster sicherlich auf Wolke sieben, und damit er nicht völlig in seiner eigenen Traumwelt versinkt, können Sie nun auch ganz sanft seinen Penis und die Hoden massieren. Das wird ihn bestimmt wieder putzmunter machen.

Es darf gespielt werden. Spielen Sie mit seinem Penis, als ob Sie ihn das erste Mal in diesem Leben berührten. Entdecken Sie, wie die Vorhaut sich zurückschieben lässt, ziehen Sie ganz sanft ein wenig daran, nehmen Sie ihn zwischen Ihren Mittel- und Zeigefinger, und schlenkern Sie ihn ein wenig. Versuchen Sie einmal, den Penis unter Wasser in den Mund zu nehmen – ein höchst ungewöhnliches Gefühl. Massieren Sie vorsichtig ein wenig die Hoden, spielen Sie mit dem Damm, und berühren Sie zart den Anus.

Sie werden bald feststellen, was Ihrem Partner besonders gut gefällt. Versuchen Sie zunächst nicht, ihn gezielt zu erregen, sondern spielen Sie mit seinem Geschlecht, voller Neugierde und Entdeckungsdrang. Es gibt nichts Langweiligeres als mechanische Bewegungen. Ihr Partner spürt sehr genau, ob Sie es selbst genießen, wenn Sie ihn berühren, oder ob Sie etwas nur machen, um ihm einen Gefallen zu tun.

Ungewöhnliche Positionen. Wenn Sie nicht gerade ein Badezimmer in der Größe Ihres Schlafzimmers haben und Ihre Wanne schon gar nicht einer römischen Therme gleicht, werden Sie beim Sex in der Badewanne ziemlich beengt sein. Doch jede Einschränkung kann Sie dazu anregen, sich neue Möglichkeiten der Begegnung auszudenken und phantasievolle Lösungen zu finden.

Nehmen Sie auf dem Rand der Badewanne Platz, und lassen Sie sich mit der Zunge Ihres Partners verwöhnen. Setzen Sie sich mit dem Rücken zu ihm auf seinen Penis, und halten Sie dabei die Beine geschlossen. Dadurch bleibt Ihre Vagina besonders eng, was Ihr Lustempfinden erhöht. Stützen Sie sich am Wannenrand ab, beugen und strecken Sie Ihre Arme und heben und senken Sie damit Ihren Unterkörper, so wie es Ihnen am meisten Lust bereitet. Lassen Sie beide Beine über die Wanne hängen, und sitzen Sie seitwärts auf ihm. Lassen Sie sich zu neuen Stellungen und Positionen anregen.

Lustiges Spielzeug. Gönnen Sie sich eine besondere Stimulierung Ihres Kitzlers mit einem Delphin-Dildo oder einem Gummientchen. Der Anus Ihres Geliebten wird sich womöglich ebenso über diese reizvolle Begegnung mit einem Wasserdildo freuen. Vielleicht erregt es ihn aber auch, wenn Sie ihm mit einer rauen Bürste über den Rücken fahren. Des Weiteren lässt sich der Duschkopf als kreatives Lustobjekt einsetzen. Halten Sie einen sanften Strahl auf Ihre Geschlechtsteile, und lassen Sie sich davon massieren. Zusätzlich zu Ihrem eigenen Vergnügen ist das auch ein anregender Anblick für Ihren Liebhaber.

Alles hat einmal ein Ende. Bevor Ihnen Schwimmhäute zwischen den Zehen wachsen, sollten Sie den Standort bzw. den Liegeort wechseln oder Ihr Liebesspiel für heute beenden. Erzählen Sie sich, was Ihnen besonders Spaß gemacht hat, damit Sie das in Ihr Liebesrepertoire aufnehmen können. Zum Abschluss können Sie sich gegenseitig abtrocknen und dann ein Badetuch um Sie beide schlingen. Bleiben Sie einen Augenblick lang eng umarmt stehen, und spüren Sie die liebevolle Nähe zu Ihrem Partner.

Wasserspiele für mutige Liebespaare

Wenn wir einen anderen Menschen zutiefst begehren, dann erreichen wir einen Punkt, an dem uns am anderen fast nichts mehr unangenehm ist. Wir genießen auch alle seine Ausdünstungen und Körpersäfte, einfach, weil es ein Teil des geliebten Menschen ist und weil wir uns mit Haut und Haaren nach ihm verzehren. Die »Wasserspiele« in diesem Kapitel sind nichts für zurückhaltende Naturen und erfordern auch ein wenig Mut, denn Sie werden in diesem Kapitel kennen lernen, wie man den Urin ins Liebesspiel mit einbezieht.

Vielleicht ekeln Sie sich bei der Vorstellung, diese sehr intime Körperflüssigkeit mit dem anderen zu teilen, oder meinen, das sei »pervers«. Aber vielleicht macht Sie diese Vorstellung auch neugierig, und Sie sind bereit, sich neuen Varianten des Liebesspiels zuzuwenden. Alles, was aus Liebe zu einem anderen Menschen geschieht, ist ein wunderschönes Geschenk, das Sie sich gegenseitig machen. Die extremsten Dinge können dadurch rein und unschuldig wirken. Es ist unsere innere Einstellung, die entscheidend ist, und nicht so sehr das, was wir miteinander machen. Alle unsere Körperfunktionen sind völlig natürlich und sollten jenseits von Scham oder Peinlichkeit betrachtet werden.

Speziell der Harn ist eine ganz besondere Flüssigkeit, die sogar als »gefiltertes Blut« bezeichnet werden könnte, denn in den Nieren wird unser Blut gefiltert, um den Salz- und Säuregehalt des Körpers stabil zu halten. Angereichert mit vielen Mineralien, Spurenelementen, Aminosäuren, Hormonen und Antikörpern, gilt der Urin in der traditionellen Heilkunde schon immer als besonders effektives Mittel zur Aktivierung der körpereigenen Abwehrkräfte. Die Urin-Therapie gilt als die einfachste und natürlichste Form der Homöopathie.

Bereits in 5000 Jahre alten Schriften der ayurvedischen Heiltradition und bei anderen Naturvölkern, wie den nordamerikanischen Indianern und den Eskimos, finden sich die ersten Hinweise zur Urin-Therapie. Auch der Römer Gajus Plinius Secundus schildert in »Naturalis historia« die Behandlung von Wunden und Verbrennungen mit Urin. Anfang des zwanzigsten Jahrhunderts war es vor allem J. W. Armstrong, der die Heilwirkung des Harns beschrieb und damit sogar seine Lungentuberkulose heilen konnte.

Auch bei den Ritualen der keltischen Druiden wurde Urin eingesetzt. Da sie mit halluzinogenen Pilzen arbeiteten, die auch giftige Substanzen enthielten und von den älteren Stammesmitgliedern nicht mehr so gut vertragen wurden, mussten die Pilze zunächst von jüngeren und gesunden Männern gegessen und verdaut werden. Die Leber dieser kräftigen Männer konnte die Giftstoffe herausfiltern, deren Urin wurde dann von den Ältesten des Stammes getrunken; er enthielt nun nur die erwünschten Halluzinogene, aber keine schädlichen Substanzen mehr.

Die Beschäftigung mit Urin hat also eine lange Tradition, und dieser kurze Überblick hat Sie vielleicht neugierig darauf gemacht, mit dieser ganz besonderen Körperflüssigkeit zu experimentieren.

Der richtige Ort. Es empfiehlt sich, bei dieser Variante des Liebesspiels einige Vorkehrungen zu treffen, denn es ist sicherlich nicht wünschenswert, wenn Ihre Matratze durchnässt wird. Abhilfe schafft hier eine spezielle Latexunterlage, wie sie auch für Kinderbetten gebräuchlich ist. Für die als »Wasserspiele« bekannten Experimente mit Urin eignet sich selbstverständlich Ihre Badewanne oder die Dusche, wo Sie diese Variante des Liebesspiels auch in ein gemeinsames Badevergnügen einbauen können. Auch in der freien Natur bietet es sich an, den Prozessen des Körpers freien Lauf zu lassen.

Der richtige Zeitpunkt. Bei allen Spielarten der Liebe, die ein wenig ausgefallener sind, ist es besonders wichtig, dass Sie dafür den richtigen Zeitpunkt wählen, um wirklich genießen zu können. Nach einem langen und anstrengenden Arbeitstag ist es sicherlich nicht so einfach, in eine hemmungslose Stimmung zu verfallen, wie an einem erholsamen Wochenende, an dem Sie für einander Zeit haben und ausgeruht sind. Ein klein wenig Alkohol ist vorteilhaft, um anfängliche Hemmungen leichter zu überwinden. Ein Zuviel davon wäre allerdings kontraproduktiv, denn dann haben Sie Ihren Körper nicht mehr gut unter Kontrolle.

Was Sie beachten sollten. Je mehr Wasser Sie trinken, desto verdünnter wird Ihr Urin sein und desto weniger wird er riechen. Vor allem am Anfang, wenn Sie noch nicht so vertraut sind im Umgang mit Urin, ist es gut, eine größere Menge Wasser zu trinken, um Ihnen den Einstieg zu erleichtern.

Falls Sie vorhaben, den Urin Ihres Partners zu trinken, sollten Sie darauf achten, dass Sie beide gesund sind, denn bei aller Liebe wollen Sie sich ja nicht gegenseitig anstecken. Besondere Vorsicht ist deshalb geboten, wenn Ihr Liebespartner Ihnen nicht vertraut ist und Sie dessen Gesundheitszustand oder Ernährungsgewohnheiten nicht kennen.

Ehrlich währt am längsten. Sprechen Sie auf alle Fälle offen mit Ihrem Partner darüber, wie er zu dieser Spielvariante eingestellt ist, und wenn er oder sie Vorbehalte hat, dann sollten Sie darauf verzichten. Niemals sollte sich einer von Ihnen unter Druck fühlen, etwas zu tun, was er eher als unangenehm empfindet. Doch falls Sie Lust auf Experimente haben und bei Ihrem Partner ständig auf taube Ohren stoßen, sollten Sie sich entweder sehr ehrlich fragen, ob Sie wirklich zueinander passen, oder Sie suchen sich einen Geliebten, der dafür aufgeschlossener ist. Es kommt sehr selten vor, dass man eine Person für alles findet, was einem Freude bereitet, und statt uns zu beschränken, sollten wir vielleicht offener sein für neue Formen von Beziehung und Liebe. Wie auch immer – seien Sie auf alle Fälle sehr ehrlich mit sich und Ihrem Partner!

Lass es fließen! Es ist ein wunderschönes Gefühl, von einem geliebten Menschen völlig angenommen und akzeptiert zu werden, mit all unseren Unvollkommenheiten und den Dingen, die normalerweise als peinlich oder unangenehm angesehen werden. Wenn Sie Ihren Partner so sehr begehren, dass Sie auch seine Körperflüssigkeiten auf Ihrer Haut fühlen möchten, erzeugt das ein tiefes Gefühl der Liebe und Vertrautheit. Je weniger Vorbehalte Sie auch auf der körperlichen Ebene haben, desto inniger und tiefer wird Ihre Liebesbeziehung werden.

Ermutigen Sie Ihren Geliebten, sich Ihnen ganz hinzugeben, sich völlig zu Ihnen zu bekennen, alles fließen zu lassen und Sie mit seinem warmen Strahl zu begießen. An welcher Stelle Ihres Körpers möchten Sie seinen Urin fühlen, wo ist es Ihnen eher unangenehm? Sagen Sie, was Sie in diesem Augenblick schön und erregend finden, aber auch, was Sie nicht möchten. Reiben Sie sich gegenseitig mit Ihrer Körperflüssigkeit ein, schauen Sie sich zu, wie Sie sich ganz öffnen und alle Hemmungen und Tabus überwinden. Es ist ein erregender Anblick, den Partner bei einer solch intimen Tätigkeit erleben zu dürfen.

Ein besonderer Liebestrank. Eine Steigerung der Wasserspiele besteht darin, den Urin Ihres Geliebten zu trinken. Dies kann ein ganz besonderer Vertrauensbeweis sein und zu einem Höhepunkt Ihres Liebeslebens werden. Es gibt Augenblicke im Leben, die man niemals mehr vergisst! Vielleicht möchten Sie mit Ihrem Geliebten eine solch intensive Verbundenheit erfahren, an die Sie sich beide immer erinnern werden.

Erschaffen Sie sich dafür ein besonderes Ritual. Sie können Ihren Urin direkt in den Mund Ihres Geliebten fließen lassen, Sie können seinen Urin langsam aufschlecken. Vielleicht möchten Sie diesen köstlichen Saft aber auch in einem Champagnerglas auffangen oder ihn vermischt mit etwas Fruchtsaft servieren. Schließen Sie Ihre Augen, und stellen Sie sich vor, dass Sie nun ein magisches Liebeselixier trinken. Sie sind dadurch auf ewig miteinander verbunden.

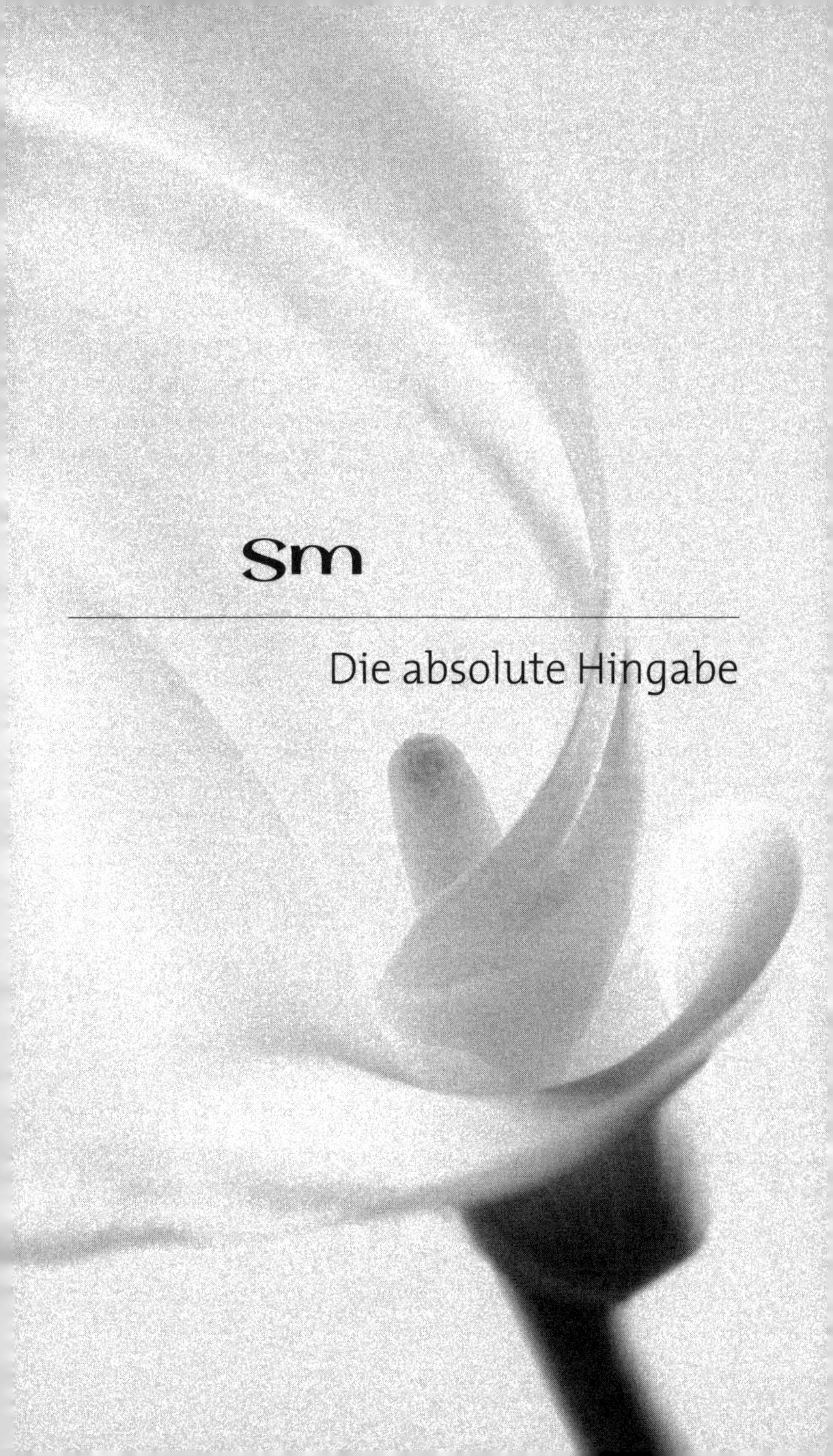

Sm

Die absolute Hingabe

Erleuchtung inklusive

Ich saß auf dem kalten Steinboden und schaute mich neugierig in meiner Zelle um. Kein sehr erfreulicher Anblick, weiß Gott nicht! Die kargen Betonwände blickten mir streng entgegen, und durch das kleine vergitterte Fenster hatten sich nur wenige Sonnenstrahlen verirrt. Eine dünne Matte war für meine kurzen Nächte vorgesehen, und mein Rücken krümmte sich bereits bei diesem schmerzlichen Gedanken. Ich trank einen Schluck abgestandenes Wasser aus einer Plastikflasche und grübelte darüber nach, wie ich in diese missliche Lage geraten war.

Noch vor wenigen Stunden war ich mit einem Glas Sekt in der Hand über den Ozean gejettet, hatte mit der netten Stewardess ein wenig geflirtet und mich dann in mein Buch »Der Weg zur Freiheit« vertieft. Über den Wolken schien mir die Freiheit zum Greifen nah, und die Worte des Dalai Lama flossen wie süßer Honig durch all meine Gehirnwindungen.

Nachdem ich die ganze Nacht in einem zugigen Bus gen Süden geschüttelt wurde und dabei kein Auge zugetan hatte, erreichten wir bei Morgengrauen endlich Surat Thani, eine der Hafenstädte Thailands. Mit verquollenen Augen starrte ich neidisch auf die jungen Rucksacktouristen, die sich auf die Fähre nach Kho Samui drängten. Einen Augenblick lang zögerte ich, ob ich nicht einfach ein paar faule Strandtage einlegen sollte statt nach der großen Freiheit zu suchen.

Der freundliche Lastwagenfahrer setzte mich vor einem Reisfeld ab, in dessen Richtung er heftig gestikulierte. Wäre mir in diesem Augenblick nicht diese dunkelhaarige Schönheit über den Weg gelaufen, um mich unter ihre Fittiche zu nehmen, wäre ich wahrscheinlich niemals zum Ziel gelangt.

»Hallo, ich heiße Suzie. Wo willst du hin?«, fragte sie mich in Englisch. Nur zu gerne folgte ich ihrem schlanken Körper über das Reisfeld und bewunderte die sanften Rundungen ihres hübschen Pos,

der sich mir zum Greifen nah entgegenstreckte und den ich dennoch nicht berühren durfte. Welch süße Qual! Suzie schien ihre Anziehung auf mich zu bemerken, denn sie drehte sich abrupt um und sagte in strengem Ton zu mir: »Du wirst lernen, keine Wünsche mehr zu haben.«

»Dafür bin ich schließlich hier, um wunschlos glücklich zu werden, das hast du ganz richtig erkannt. Vielleicht kannst du mich unterweisen«, lachte ich. Sie lächelte ein wenig amüsiert:

»Wir werden sehen.« Wenn das der Weg zur Freiheit war, liebend gerne, dachte ich bei mir und wollte sie nach ihrer Telefonnummer fragen. Aber da hatte sich die göttliche Suzie bereits weggedreht und war verschwunden.

Das Kloster empfing mich mit offenen Armen. Eine Meditationshalle strömte heiligen Frieden aus, und ein freundlich lächelnder Mönch nahm mich in Empfang. Jetzt saß ich also hier in dieser Zelle und wartete auf die Erleuchtung!

»Unsere Welt besteht aus Leiden, und erst wenn wir das erkannt haben und unser Herz nicht mehr an Dinge hängen, die vergänglich sind, werden wir das Rad der Wiedergeburten verlassen und ewige Freiheit erlangen«, erklärte uns der Mönch geduldig. Die tägliche Meditation sollte es uns erleichtern, die Fesseln der Begierde abzustreifen und im Augenblick zu leben. Das hörte sich ziemlich einfach an, aber wenn man sich vorgenommen hat, an etwas ganz Bestimmtes nicht mehr zu denken, dann überkommt es einen mit ungestümer Kraft. Ich schaffte es keine fünf Minuten lang, an nichts zu denken. Entweder ich malte mir das bescheidene Mittagessen in allen Einzelheiten aus, oder ich stellte mir vor, wie die dunkelhaarige Suzie mit wiegendem Gang vor mir durch das Reisfeld schritt, oder ich dachte krampfhaft daran, an nichts mehr zu denken. Am dritten Tag war ich innerlich derart angespannt, dass ich am liebsten den nächsten Flug nach Deutschland genommen hätte. Nach dem fünften Tag wurde es endlich besser, und ich begann erstmals, Gefallen an meinem Abenteuer zu finden.

Ich genoss die Vorträge unseres Mönchs und verstand immer mehr, wie wenig ich bisher wirklich vom Leben verstanden hatte. Ich erkannte, dass ich eigentlich fast niemals in der Gegenwart lebte, sondern meistens damit beschäftigt war, über Vergangenes nachzugrübeln oder meine Zukunft zu planen. Sogar unser Mönch hatte noch gegen seine Begierden zu kämpfen. Ich beneidete diesen Mann grenzenlos. Seine einzige Anhaftung bestand in dem Verlangen nach einer Portion Joghurt, wie er uns beschämt gestand!

Ich bemühte mich um größere Achtsamkeit und versuchte, mich beim Waschen des Geschirrs auf meinen Atem zu konzentrieren. Da ich nicht sprechen durfte, fiel mir das auch nicht so schwer, bis zu dem Moment, wo ich vor lauter Konzentration auf das Heben und Senken meines Brustkorbs ein ganzes Tablett mit Teetassen fallen ließ. Die letzten Tage meines Aufenthalts wurde ich deshalb zum Kehren des Klosterhofs eingeteilt …

Mein Abschied fiel mir nicht so leicht. Ich wanderte mit meinem Rucksack über die Reisfelder zurück zur Straße. Es war ein seltsames Gefühl, wieder sprechen zu dürfen, und ich fand den Klang meiner Stimme ungewohnt und schrill. Eigentlich fühlte ich mich ganz gut, viel friedlicher und ausgeglichener. Aber irgendetwas fehlte noch, doch ich wusste nicht, was es war.

Ich hatte noch zwei Tage Zeit, um mir Bangkok anzusehen, und schlenderte ziellos über die berüchtigte Patpong Road, die Sündenmeile dieser Stadt der Engel. Ein aufdringlicher Türsteher zog mich in den Club »Luzifer«, und bei einer abgestandenen Cola durfte ich zusehen, wie eine knabenhafte Thaifrau sich gelangweilt eine Banane zwischen die Beine schob und mit ihren durchtrainierten Beckenbodenmuskeln davon abbiss. Als nächste Attraktion verrenkte sich eine Frau auf der Bühne und begann, mit ihrem Unterleib eine Zigarette zu rauchen. Ich stand auf, um zu gehen, bezahlte meine überteuerte Rechnung – und musste plötzlich wie angewurzelt stehen bleiben. Vor mir stand Suzie, die hübsche Thailänderin, die ich in Surat Thani getroffen hatte. Sie hatte mich wohl schon die ganze Zeit beobachtet gehabt und fixierte mich nun mit ihrem durchdringenden Blick.

»Komm!«, befahl sie mir, und da ich ihr bereits einmal bedingungslos gefolgt war, konnte ich nicht anders, als ihr durch die schwach beleuchteten Straßen hinterherzugehen. Wie oft hatte ich mir im Kloster ihren schlanken Rücken vorgestellt; nun schritt sie wieder vor mir her wie eine anmutige Göttin.

Wir waren vor einer alten Villa angelangt, und ich folgte ihr durch den mit Fackeln erleuchteten tropischen Garten. Wir stiegen die marmornen Stufen zur Eingangstür hinauf, die uns ein junger Mann öffnete, ohne dabei allerdings eine Miene zu verziehen. Erstaunt sah ich mich in der prächtigen Empfangshalle um.

»Hey Suzie, das sieht ja wirklich klasse aus hier«, versuchte ich die seltsame Atmosphäre zwischen uns aufzulockern. »Wohnt hier deine reiche Tante, oder ist das etwa dein Haus?« Aber Suzie schien nicht in Stimmung zu sein, sich mit mir zu unterhalten. Stattdessen schob sie mich in ein luxuriös ausgestattetes Zimmer und verschwand wieder. »Seltsame Begegnung«, dachte ich mir.

In der Mitte des Zimmers war eine riesige Wanne in den Boden eingelassen, in der bestimmt sechs Leute Platz gehabt hätten, und in der Ecke stand ein altmodisches Himmelbett mit verziertem Eisengestell. Mein Rücken war nach der Woche im Kloster hocherfreut bei der Vorstellung, vielleicht heute auf dieser weichen Matratze nächtigen zu dürfen. Überall standen schwere Kerzenständer, und duftende Kerzen tauchten das Zimmer in ein weiches Licht. Ich wollte gerade neugierig eine große Eichentruhe untersuchen, die in der Ecke stand, als sich die Tür öffnete, zwei junge Thaifrauen in traditionellen Kostümen hereinkamen und sich unvermittelt an mir zu schaffen machten. Das war mir nun nicht gerade unangenehm. Ich genoss es, wie sie mir langsam die Schuhe auszogen, mein bunt bedrucktes Seidenhemd aufknöpften und mit geübtem Griff meinen Gürtel öffneten. Ich hörte, wie das Wasser in die überdimensional große Wanne rauschte. Der Gedanke auf ein wohliges Bad erfreute auch meinen kleinen Freund Rudi, der unter den aufmerksamen Händen der beiden Damen beachtlich groß wurde. Dabei wurde Rudi nur rein zufällig gestreift, als die beiden mir die Jeans auszogen. Nach diesem langen sexuellen Entzug reichte das bereits aus, um mich heftig zu erregen. Rudi richtete sich gespannt auf, in freudiger Erwartung der Dinge, die da noch kommen würden.

Wie ein kleiner Junge wurde ich in die Wanne gesetzt. Ich gab es auf, mir einen Reim auf diese seltsame Geschichte machen zu wollen. Die Frau in dem silbern schillernden Kleid flößte mir mit einem Strohhalm ein alkoholisches Getränk ein. Es schmeckte nach Rum und einer exotischen Frucht und stieg mir sofort in den Kopf. Ich seufzte entspannt auf, als im Wasser jede Zehe einzeln massiert wurde und die beiden Schönen mit einem weichen Schwamm jede Ritze meines Körpers erforschten. Ich schloss wohlig meine Augen und überließ mich den sanften Streicheleinheiten.

Suzie betrat das Zimmer; sie sah ganz anders aus als zuvor. Sie trug ein hautenges schwarzes Lederkleid, das vorne tief ausgeschnitten war und einen großzügigen Blick auf ihre runden Brüste freigab, und auch ihr süßer Po zeichnete sich in allen entzückenden Einzelheiten ab. In ihren hohen schwarzen Stiefeln erschien sie mir wie eine entrückte Göttin.

»Willst du mir heute Nacht als mein Sklave dienen?«, fragte sie mich in einem Ton, der keinen Widerspruch zu ließ. Damit hatte ich nicht gerechnet. Gut, ich muss zugeben, dass ich im Stillen gehofft hatte, Suzie körperlich näher zu kommen, aber so hatte ich mir das nicht vorgestellt. Einen Augenblick lang war ich sprachlos.

»Falls du nicht hierbleiben willst, nimm deine Sachen und geh! Noch hast du die Wahl, und ich werde dich nicht daran hindern.«

»Jetzt mach mal langsam, Suzie«, dachte ich bei mir, »wie kann ich mich jetzt einfach anziehen und verschwinden, ich weiß ja noch nicht mal, wie ich von hier ins Hotel finden soll!« Aber das war natürlich eine lahme Ausrede. Die Wahrheit war, dass mich die Vor-

stellung, dieser dunklen Schönheit als Lustsklave zur Verfügung zu stehen, wirklich in höchstem Maße erregte. Wie sagt man seiner Herrin, dass man zu allen Spielchen bereit ist? »Ja, sehr gerne würde ich Ihnen dienen, Madame?« Nein, das klang zu dramatisch. »Stets zu Diensten« war auch irgendwie blöd. Also nickte ich einfach nur mit dem Kopf und hauchte ein kaum hörbares »Ja«, so wie eine jungfräuliche Braut vor dem Traualtar.

Meine göttliche Herrin stöckelte auf ihren hohen Absätzen zu der geheimnisvollen Truhe und holte ein ledernes Halsband hervor, das sie mir umlegte.

»Folge mir, und blamiere mich nicht vor meinen Freundinnen, sonst wirst du leider hart bestraft werden müssen«, drohte sie mir, und ich musste ihr auf Knien durch die Empfangshalle in einen anderen Raum folgen, im dem gerade eine lustige Party zugange war. Ich fühlte mich in meine Kindertage zurückversetzt, als ich munter auf Knien durch die Wohnung rutschte und die Welt mir undurchdringlich und wahnsinnig aufregend erschienen war. Ich traute erst meinen Augen nicht, denn in dem Raum waren mindestens fünfzig höchst attraktive Thaifrauen, die sich anscheinend königlich amüsierten und sich von gutaussehenden jungen Männern exotische Früchte und andere Leckereien in den Mund schieben ließen. Die Männer waren allesamt nackt und trugen nur schwarze Lederstiefel und eine Kette um den Hals, an der jederzeit zur Strafe kräftig gezogen werden konnte.

Ein schwerer, süßlicher Duft lag in der Luft, einige Frauen lagen auf Sofas und rauchten Opium. Dabei ließen sie sich von den Männern massieren. Einige hatten sogar ihre Beine weit gespreizt und genossen die zärtliche Aufmerksamkeit der Sklaven zwischen ihren Schenkeln. Manche der anderen Frauen knieten nebeneinander und wurden von ihren Lustknaben mit ein und demselben riesigen Dildo befriedigt. Ich war sprachlos ob dieser schamlosen Freizügigkeit, abgesehen davon, dass es mir auch nicht erlaubt war zu sprechen. Suzie hatte mir strengstens befohlen, den Mund zu halten und nur ihren Anweisungen zu folgen. Wie sehr mir das gefiel! Mein ganzes Leben lang hatte ich Entscheidungen treffen müssen, hatte ich als Mann stark zu sein. Ein Junge weint nicht! Sei ein Mann! Wie oft hatte ich diese Sätze von meinem Vater gehört.

Willig wie ein kleiner Hund folgte ich Suzie durch den Raum. Die meisten meiner Leidensgenossen waren zur Sitzgelegenheit umfunktioniert, auf denen die Damen sich plaudernd entspannten. In der Mitte eines Holztisches war ein riesiges Loch. Ein Sklave kniete darin, er musste mit seinen Schultern den Tisch tragen und auf seinem Kopf einen Kerzenhalter balancieren. Es hatte den Anschein, als würde er sich in seiner Rolle tierisch wohl fühlen.

»Siehst du die Frauen hier«, klärte mich Suzie auf, »sie alle waren einmal Prostituierte, mussten Männern wie dir zu Gefallen sein. Jetzt ist es an der Zeit, für einen gerechten Austausch zu sorgen. Meinst du nicht?«

»Aber klar doch, Herrin, das versteh ich.« Ich sagte es nur so daher. Das Spektakel, das ich hier zu sehen bekam, ging über meine Verstandeskraft, weshalb ich es aufgab, irgendetwas verstehen zu wollen.

»Kommt mal alle her, und seht, wen ich da soeben für uns aufgegabelt habe«, rief Suzie in die Runde. Ich errötete bei dem Gedanken, dass sich jetzt alle Augenpaare auf mich richten würden.

»Hey, der sieht ja richtig süß aus, und noch so unschuldig. Wo hast du den denn her?«, gurrte eine ältere Dame mit schwarz umrandeten Augen und zentimeterlangen Wimpern.

»Verrat ich euch nicht«, lachte Suzi, »ist ein ganz spezieller Fall. Seht ihn euch genau an und befühlt seinen knackigen Körper.« Auch wenn die Situation bizarr war, so erregte es mich doch ungemein, von mehreren Frauenhänden gleichzeitig betastet zu werden. Rudi wusste nicht so recht, wie ihm zumute war, ob er sich ängstlich zusammenrollen oder sich neugierig auf dieses Abenteuer einlassen sollte. Er entschloss sich zur Offensive und stand wie eine Eins, was den Frauen regelrechte Entzückungsrufe entlockte.

Ich muss allerdings gestehen, dass ich außergewöhnlich gut ausgestattet bin, und das machte mich auch ein wenig stolz.

»Mach deine Beine breit, und schau nach unten!«, befahl meine Herrin in strengem Ton, und ich gehorchte. Ich spürte, wie sich tastende Finger in meine Pobacken bohrten, und es erregte mich, so willenlos und verfügbar zu sein. Suzie stellte ein Bein auf den Rücken eines vor ihr knienden Sklaven und zog am Halsband meinen Kopf zwischen ihre Beine. Ich atmete ihren moschusartigen Geruch ein, der mich an wilde Raubtiere und Adrenalinstöße erinnerte.

»Leck mich gut!«, befahl sie mir, und liebend gerne erfüllte ich ihr diesen Wunsch, der eigentlich ein Befehl war. Ich war erstaunt darüber, von dieser Situation so sehr erregt zu werden, dass ich sofort zum Orgasmus hätte kommen können. Suzie stöhnte vor Lust und schob ihr Becken immer heftiger in mein Gesicht. Ich wollte ihr dienen, ihr rasende Lust verschaffen. Suzie, meine Göttin! Ich wollte ganz von ihr in Besitz genommen werden. Ich atmete den sinnlichen Geruch von Leder ein, die Kette schnitt in meinen Hals und bereitete mir einen sehnsuchtsvollen Schmerz. Ich war betäubt von meiner eigenen Lust und dem Opium, das den Raum erfüllte.

Da erhielt ich völlig unerwartet einen ersten Schlag auf meinen blanken Po. Einen Augenblick lang war ich völlig empört und wusste nicht, was ich fühlen sollte. Da traf mich bereits ein zweiter Hieb. Jemand verband mir die Augen, und ich fühlte mich jetzt noch hilfloser. Ich hatte keine Ahnung, was passieren würde. Alle Geräusche um mich herum verstärkten sich, und ich bekam kaum noch Luft, weil Suzies Körpersäfte mir über die Wangen liefen. Ich wollte mein Gesicht in ihrer dampfenden Nässe baden, in ihrem Schoß versinken und mich in ihr verströmen. Aber das war mir nicht erlaubt. Ich stand kurz vor dem Orgasmus; es hätte nur einer kleinen Berührung bedurft, und ich wäre vor den Augen all dieser wunderschönen Frauen explodiert. Diese fühlten meine ungeheure Erregung, und dafür wurde ich anscheinend bestraft. Wieder ging ein Schlag auf mich nieder, ich stöhnte, ob vor Lust oder Schmerz, ich wusste es nicht. Aber es blieb mir auch keine Zeit, mich mit dieser Frage näher zu beschäftigen. Mein Verstand wurde völlig überrumpelt. Die Abstände zwischen den Schlägen wurden immer geringer, und ich konnte nicht mehr unterscheiden zwischen dem brennenden Schmerz und meiner sehnsüchtigen Lust. Mein Körper begann zu zittern, und ich hatte das Gefühl, neben mir zu stehen. Ich sah mich gleichzeitig aus verschiedenen Perspektiven, fühlte mich wie in einem dichten Nebel und doch ganz klar. Mein Körper schien sich zu weiten, riesengroß zu werden, ich war wie in Trance und doch ganz wach. Ich war nicht mehr ich selbst und gab jeden Widerstand auf. Ich war zwar körperlich noch vorhanden, aber trotzdem nicht mehr existent. Mein Gehirn war mir abhanden gekommen, war wie weggeblasen, und ich löste mich in grenzenlose Freiheit auf …

Schemenhaft bekam ich mit, wie ich zärtlich umarmt wurde und sanfte Hände eine lindernde Salbe über mein wundes Hinterteil strichen. Ich fühle Suzies Mund auf meinen trockenen Lippen, und sie flüsterte mir zärtlich ins Ohr:

»Ich bin stolz auf dich, du hast es geschafft, dich ganz aufzugeben. Du bist wunderbar!« Noch niemals war mir das Kompliment einer Frau so wichtig gewesen und hatte so gut getan.

Als ich aufwachte, wusste ich im ersten Augenblick nicht, wo ich war. Ich lag in dem weichen Himmelbett, und vor meinem Bett stand ein Tablett mit frischem Ananassaft, Tee, Joghurt und Früchten. Ich hatte keine Ahnung, ob ich mir die Erlebnisse der Nacht einfach eingebildet hatte, ich fühlte mich zwar noch ein wenig daneben, aber ich hatte keine Schmerzen. Ich fühlte keine Kette um meinen Hals, nur meine Gliedmaßen waren ein wenig steif, das war alles. Aber wahrscheinlich war mir der Alkohol einfach zu Kopf gestiegen und ich war eingeschlafen. Ich zog mich an und suchte nach Suzie, aber das Haus war wie ausgestorben. Keine Menschenseele war zu sehen.

Mein Verstand war beruhigt, wieder die Kontrolle übernehmen zu dürfen. Ich versuchte, mir das seltsame Erlebnis der gestrigen Nacht zu erklären. Wahrscheinlich hatte Suzie sich einen standfesteren Liebhaber gewünscht und war frustriert verschwunden, als ich bereits beim Gebadetwerden eingeschlafen war.

Ins Hotel zurückgekehrt, nahm ich eine heiße Dusche. Ich trocknete mich mit einem flauschigen Handtuch ab und betrachtete meinen Körper im Spiegel. Wie ein Champion drehte ich mich zur Seite und spannte meinen Bizeps an. Das ist einfach eine Angewohnheit von mir. Ich warf einen letzten Blick auf mein Spiegelbild, und mir blieb fast die Luft weg, als ich die roten Striemen auf meinem Hinterteil sah.

Die dunkle Seite des Mondes Auseinandersetzung mit dem eigenen Schatten

Der spirituelle Weg des Tantra will Gegensätze miteinander verbinden, von Vorurteilen befreien und den Zugang zu einer tieferen Ebene der Wirklichkeit öffnen. Die Essenz des menschlichen Daseins liegt jenseits von Werturteilen, und erst wenn Sie alle Aspekte Ihrer Persönlichkeit akzeptiert haben, werden Sie zu einer inneren Einheit finden können.

Die Beschäftigung mit SM gibt Ihnen die Möglichkeit, Seiten an sich zu entdecken, die Sie normalerweise eher verstecken, weil Ihr Verstand beispielsweise Macht und Ohnmacht ablehnt. Aber Licht und Schatten sind in jedem von uns verankert, und es kann sehr spannend sein, sich damit auseinander zu setzen.

Wir alle kennen Teile unserer Persönlichkeit, die wir oft sogar unserem Partner nicht zeigen. Das geschieht meist aus Scham oder Angst, nicht mehr geliebt zu werden, wenn wir uns in aller

Ehrlichkeit dem Geliebten offenbaren. Strebsamkeit, Dynamik und eine oberflächliche gute Laune sind nur einige Merkmale unserer westlichen Zivilisation, die uns beschränken und unser Handeln stark beeinträchtigen. Doch das ist nur die eine Seite unserer menschlichen Natur. Wenn wir den anderen, »dunklen« Anteil in uns permanent unterdrücken, kann das beispielsweise zu Depression führen, zu Krankheit oder sexueller Unlust. Wut, Trauer, Aggression und Schmerz sind ebenso Teil unserer Existenz wie Freude, Liebe und Harmonie. In der Chinesischen Medizin wird jedem Organ eine Emotion zugeteilt, die Leber etwa wird mit Zorn assoziiert und das Herz mit Freude. Erst wenn alle Organe miteinander im Gleichgewicht sind, also auch alle Emotionen zugelassen werden, ist der Mensch gesund und verfügt über seine optimale Lebenskraft.

Stellen Sie sich für einen Augenblick vor, dass das Leben hier auf der Erde ein aufregendes Theaterstück ist und Sie sind der Regisseur und gleichzeitig der Hauptdarsteller in diesem Stück. Je mehr Rollen Sie in Ihrem Leben eingenommen haben, desto vielfältiger wird Ihre Erfahrung sein, und letztendlich sind es diese Eindrücke Ihrer Seele, die Sie eines Tages in eine andere Dimension mitnehmen können.

Die Natur bietet uns immer wieder Gelegenheit, die Polarität allen Seins völlig wertfrei zu erleben. Niemand wird ernsthaft in Frage stellen, dass es wichtig ist, tagsüber aktiv zu sein und nachts den Körper sich regenerieren zu lassen. Die unterschiedlichen Jahreszeiten dienen dazu, unsere Lebensmittel hervorzubringen: Wachstum, Reife, Ruhe. Gäbe es keine Ruhephasen, könnte bald auch nichts mehr gedeihen.

Besonders anschaulich verdeutlichen ebenso die verschiedenen Mondphasen den Kreislauf der ewigen Erneuerung. Die dunkle Phase des Mondes, der Neumond, ist ebenso kraftvoll wie der Vollmond und wurde von Frauen in früheren Zeiten für Rituale und Anrufungen genutzt.

In der Mythologie sind die kraftvollsten Göttinnen die Göttinnen der Dunkelheit, wie beispielsweise die indische Göttin Kali. Als die Götter sich gegen den Dämon Raktabija nicht mehr zur Wehr setzen konnten, erschufen sie die weibliche Göttin Durga, die auf einem Tiger reitend die feindlichen Heerscharen grausam niedermetzelte. Raktabija war ein mächtiger Gegner, und aus jedem Blutstropfen entstanden weitere Dämonen, die zu gefürchteten Gegnern wurden. Durga war darüber so erzürnt, dass sie ihre Augenbrauen zusammenzog und damit die noch schrecklichere Göttin Kali erschuf, die aus ihrem dritten Auge hervorsprang. Kali tötete ihre Gegner mit ihrem vernichtenden Blick und verspeiste sie. Anschließend tanzte sie mit einer Kette aus Totenköpfen einen wilden, ekstatischen Tanz, bis sich sogar die Götter vor ihr zu fürchten begannen. Shiva versuchte zunächst relativ erfolglos, ihrem wilden Treiben Einhalt zu gebieten, und wurde von der kraftvollen Göttin fast zertrampelt. Anschließend entschuldigte sie sich aber für ihr ungehöriges Benehmen, und schließlich vereinten sich die beiden mächtigen Götter der Zerstörung in einer himmlischen Hochzeit.

Auch in Griechenland galt die dunkle Mondgöttin Hekate als eine machtvolle Verbündete und wurde später von den heidnischen Hexen verehrt. Sie ist nicht nur die Göttin des Todes, sondern auch der Zauberei, des Orakels und der weisen Entscheidung. Deshalb wurde sie in Griechenland immer an Wegkreuzungen verehrt. Auf Bildern wird sie mit drei Köpfen dargestellt, die ihre Hellsichtigkeit bezüglich Vergangenheit, Gegenwart und Zukunft symbolisieren. Sie wird mit der Zeit des abnehmenden Mondes und vor allem des Neumonds in Verbindung gebracht und steht für die Weisheit des Alters, insbesondere der Frauen nach den Wechseljahren. Der griechische Dichter Hesiod beschrieb die Dunkelheit, die »Mutter der Nacht« als den Ursprung aller Götter. Dabei steht die Dunkelheit für den weiblichen Schoß, aus dem alles Leben entstanden ist, und der deshalb der

Ursprung der Schöpfung ist. Der Mythos besagt, dass aus der Nacht das Ei des Kosmos entstand, aus dem sich der doppelgeschlechtliche Eros entwickelte.

Eine nordische Vertreterin der Unterwelt ist die Göttin Hel, die Vorläuferin der im Volksglauben so populären Frau Holle. Ihr Reich wird »Nebelland« genannt und liegt unter der Weltesche Yggdrasill, an deren Wurzeln sich der Brunnen Hwergelmir befindet. Dieser Name bedeutet »Kessel« und wird später vom Christentum als »Hölle« bezeichnet, ein Ort der Qual und des Schmerzes. In der nordischen Mythologie war dieser Ort der Dunkelheit aber vor allem ein Aufenthaltsort jenseits von Gut und Böse und sollte den Verstorbenen eine Möglichkeit geben, sich geistig zu entwickeln und sich auf ein weiteres Erdenleben vorzubereiten.

Die Dunkelheit ist traditionell immer mit Angst und Ungewissheit in Verbindung gebracht worden. Unsere visuelle Wahrnehmung wird dadurch eingeschränkt, und da wir unsere Umgebung normalerweise sehr stark mit den Augen erkennen, erzeugt der Verlust dieses Sinnes große Unsicherheit. Doch die Auseinandersetzung mit der eigenen Dunkelheit und mit dem eigenen Schatten birgt in sich die größte Chance für Wachstum. Solange Sie klare Grenzen ziehen zwischen Ihrem spielerischen Ausdruck und dem Alltag, in den Sie anschließend wieder zurückkehren, wird ein Spiel der menschlichen Extreme Ihr Liebesleben aufregender gestalten und Sie in Ihrer Entwicklung bereichern. Das nachfolgende Kapitel wird Ihnen viele Anregungen geben, wie Sie spielerisch experimentieren können und neue Möglichkeiten der Lust und Liebe für sich entdecken werden.

Das Spiel von Dominanz und Hingabe Sinnliche Übungen für Neugierige

Für dieses Kapitel benötigen Sie:

- **Hilfsmittel für zarte Fesselungen:** Weiche Hanfseile, Handschellen, Gürtel, Nylonstrümpfe, Plastikfolie
- **Instrumente der spielerischen Bestrafung:** Lederpeitschen, Küchengeräte wie Kochlöffel, Quirl, Pfannenwender oder andere phantasievolle Werkzeuge, Wäscheklammern
- **Kostümierungen:** Alles, was Sie für bestimmte Rollen benötigen, beispielsweise Mieder, Lack- und Lederkleidung, Stiefel oder Schuhe mit hohen Absätzen
- Augenbinden

Dieses und das folgende Kapitel sind nicht geeignet für Menschen, die sich in einer seelischen Krise befinden oder schwere traumatische Erlebnisse hatten!

Viele Menschen erschrecken bei der Vorstellung, SM in ihr Liebesleben zu integrieren. Die Vorurteile in Bezug auf diese spielerischen Praktiken sitzen oft sehr tief und lösen unterschiedliche Ängste aus. Wie sind Bestrafung und evtl. auch körperlicher Schmerz mit Liebe vereinbar? Ist es nicht pervers, sich dem Liebespartner als unterwürfiger Sklave zu präsentieren, und wie verträgt sich dies mit meinem Selbstverständnis als emanzipierte Frau? Darf ich als Mann schwach sein und mich völlig in die Hände meiner Geliebten geben, und wie reagiere ich, wenn mir ihre starke Hand sogar Lust bereitet?

In der Sexualität ist ein Partner meist ein wenig dominanter als der andere, der dann die eher passive Rolle übernimmt. Im Prinzip ist auch SM nicht viel anders, die Rollen werden nur bewusster und mit mehr Phantasie gespielt. Dabei sind die Grenzen dem persönlichen Geschmack überlassen. Dieser Abschnitt regt dazu an, die eigenen Verhaltensmuster beim Liebesspiel klarer zu erkennen, sich auf Neues einzulassen und damit kreativ umzugehen. Alles, was aus Liebe geschieht, ist wunderschön, solange es beiden Liebespartnern gefällt.

Alle Anregungen in diesem Abschnitt sind als spielerische Erweiterung Ihres erotischen Repertoires zu verstehen. Die Spiele setzen beiderseitiges Einverständnis voraus, sie sind als Ritual mit Anfang und Ende zu verstehen und sollten nicht in den Alltag übergreifen. Wichtig ist, dass Sie sehr behutsam miteinander umgehen und niemals den spielerischen Charakter Ihres erotischen Experiments vergessen.

Die nachfolgenden Übungen werden Ihnen Anregungen dazu geben, wie Sie das Spiel von Unterwerfung und Dominanz in Ihr Liebesleben einbringen können. Es ist sehr wertvoll, wenn Sie sich darüber austauschen, was jeder von Ihnen davon hält, die Sexualität ein wenig extremer und spielerischer zu gestalten. Sie können Ihren Partner aber auch überraschen und ihn spontan mit einer neuen Anregung konfrontieren, mit der er nicht gerechnet hat. Ziehen Sie beim Liebesspiel z. B. einmal eine Augenbinde unter dem Kopfkissen hervor, fesseln Sie Ihren Partner mit Ihrem Nylonstrumpf, und experimentieren Sie mit weiteren Einfällen, die sich daraus ergeben. Je spielerischer und unverkrampfter Sie mit Erotik und Sexualität umgehen, desto mehr Spaß werden Sie miteinander haben. Langeweile wird im Bett dann sicherlich nicht aufkommen …

Die Macht der Götter

Bei diesem tantrischen Spiel dürfen Sie Göttin oder Gott spielen. Einer von Ihnen ist Gott bzw. Göttin, und der andere ist der verehrende Diener. Beschränken Sie das Spiel anfangs auf jeweils eine halbe bis maximal eine Stunde.

Beginn des Rituals. Setzen Sie sich gegenüber und umarmen Sie sich. Sehen Sie sich in die Augen, und versprechen Sie sich, dass Sie für die nächste (halbe) Stunde ein Spiel spielen, dass Sie Ihren Partner achten und lieben. Vereinbaren Sie ein Codewort, bei dem Sie das Spiel jederzeit abbrechen können, beispielsweise Vollmond oder die Farbe Rot. Sie können auch noch ein zweites Codewort ausmachen, bei dem sozusagen die erste Verwarnung gegeben wird, etwa Halbmond oder die Farbe Gelb.

Kleiderordnung. Gott/Göttin darf sich entsprechend der Rolle kleiden und sollte ein dominantes Verhalten an den Tag legen. Wie würden Sie sich am liebsten anziehen? Das kann für die Göttin ein kostbares Samtkleid sein, ein hautenges Lederkleid, für den Gott ein weißer Smoking. Es gibt keine generelle Regel dafür, welche Kleidung der dominante Partner zu tragen hat. Gott/Göttin darf dem Diener befehlen, was dieser zu tragen hat.

Göttliche Anweisungen ganz intim. Gott/Göttin darf den ehrfürchtigen Diener nun über den vereinbarten Zeitraum alle möglichen Anweisungen geben. Sie können sich entweder vor dem Spiel darauf vorbereiten und sich einige Ideen notieren oder improvisieren. Beginnen Sie mit ganz alltäglichen Dingen. Weisen Sie Ihren Geliebten an, sich langsam vor Ihnen auszuziehen und dann mitten in der Bewegung innezuhalten, bis Sie ihm sagen, dass er sich wieder bewegen darf. Geben Sie Anweisungen, welche Position Ihr Geliebter für Sie einnehmen soll, um sich Ihnen von seiner besten Seite zu präsentieren. Stellen Sie sich vor, dass Sie ein göttlicher Bildhauer sind und eine Statue entwerfen sollen. Bringen Sie den Körper Ihres Dieners in ungewöhnliche Stellungen, so wie er Ihnen am besten gefällt.

Setzen Sie sich auf Ihren göttlichen Thron und lassen Sie sich bedienen. Soll Ihr ergebener Diener für Sie nackt ein paar Rühreier in der Pfanne braten, Ihnen ein Glas Sekt aus der Küche holen oder Sie mit Schokoladenkeksen füttern? Sie können die Aufgaben natürlich noch ein wenig erschweren. Ihr Diener darf nur auf Zehenspitzen laufen, muss auf einem Bein hüpfen, darf sich nur auf Knien vor Ihnen bewegen oder bekommt von Ihnen sogar eine Hundeleine umgelegt, an der Sie ihn durch die Wohnung führen können.

Lassen Sie sich von Ihrem Diener nach Strich und Faden verwöhnen: Sie können sich von ihm eine Nackenmassage wünschen, sich mit duftendem Rosenöl einölen oder die Füße küssen lassen – ohne ein schlechtes Gewissen dabei zu haben. Genießen Sie es, voll auf Ihre Kosten zu kommen, ohne etwas zurückzugeben (die Rollen werden erst nach dem Spiel gewechselt). Lassen Sie sich ein Märchen vorlesen, ein Liebeslied singen. Lassen Sie Ihren Diener einen Bekannten anrufen, während Sie ihn scharf machen; er darf sich dabei natürlich nichts anmerken lassen. Allerdings sollten Sie bei solchen Gemeinheiten bedenken, dass später Sie in der untergebenen Rolle sein werden und sich Ihr Partner evtl. dann fürchterlich an Ihnen rächen wird …

Göttliche Anweisungen in der Öffentlichkeit. Dieses Spiel von Dominanz und Hingabe funktioniert natürlich auch in der Öffentlichkeit. Verbieten Sie Ihrem Partner, Unterwäsche zu tragen, weisen Sie Ihre Geliebte an, Liebeskugeln in ihrer Vagina zu verstecken. Der besondere Reiz besteht darin, dass natürlich nur Sie um dieses kleine Geheimnis wissen, und Ihr Partner sich trotzdem ganz normal verhalten muss. Sie können sich auch witzige Spiele einfallen lassen: Ihr Geliebter muss vom Nachbartisch die Schale mit Salzgebäck holen, in die der seriöse Geschäftsmann gerade greift. Weisen Sie Ihren Geliebten an, der Bedienung ein Kompliment über ihre tollen Brüste zu machen, vielleicht soll er auch mitten auf dem Parkplatz einen Walzer tanzen oder Ihnen mit Kreide eine Liebeserklärung auf die Straße schreiben.

Es gibt so viele unterschiedliche Möglichkeiten, mit diesen beiden Rollen zu spielen; scheinbar ganz harmlose Aufgaben können sich mit anspruchsvollen Forderungen abwechseln. Einen derart aufregenden Abend werden Sie sicherlich nicht so schnell vergessen!

Liebevolles Feedback. Bei allen Spielen, die ein wenig ausgefallener sind, ist es sinnvoll, sich anschließend in den Arm zu nehmen, sich zärtlich zu streicheln und das Erlebnis langsam ausklingen zu lassen.

Es ist wichtig, wieder einen sanften Übergang in den Alltag zu finden und sich danach über die jeweiligen Erfahrungen auszutauschen. Sagen Sie Ihrem Partner ganz ehrlich, was Ihnen besonders gut gefallen hat, und auch, was Ihnen weniger angenehm war. Für zukünftige Spiele ist es wertvoll, dass Sie Ihre eigenen Grenzen und Tabus noch besser kennen lernen.

Gut verschnürt ist halb gewonnen
Sanfte Fesselungen

Der Reiz von Bondage. Wenn Sie noch niemals auf den Gedanken gekommen sind, Ihren Liebespartner sanft zu fesseln, dann werden Sie sich vielleicht fragen, welchen Reiz das überhaupt haben mag. Zunächst einmal kann es recht ästhetisch aussehen, einen Körper kunstvoll zu verpacken. In Japan haben diese Fesselungen eine lange Tradition, und in der SM-Szene werden sogar Seminare zu diesem Thema angeboten. Auf der Internetseite www.domantik.de finden Sie weitere Anregungen dazu.

Ein rotes Seil auf nackter Haut hat seinen ganz besonderen visuellen Reiz und kann äußerst erotisch wirken. Aber natürlich werden Sie nicht sofort mit einer Ganzkörperfesselung beginnen, sondern sich vorsichtig an dieses Thema heranwagen. Jede Einschränkung, sei es auf körperlicher oder emotionaler Ebene, birgt in sich auch die Chance, aus bekannten Bahnen auszubrechen und sich den neuartigen Gefühlen, die dabei auftauchen, zu stellen. Das kann sehr spannend sein und Ihnen neue Seiten an Ihnen offenbaren. Der Weg der menschlichen Entwicklung besteht darin, sich alle Anteile der eigenen Persönlichkeit anzusehen und letztlich auch zu lieben. Je mehr Sie etwas in sich verdrängen, desto stärker wird es in Ihnen aufbegehren und einen Weg finden, sich in irgendeiner Form auszudrücken.

Eine einfache Übung zum Anfang. Halten Sie Ihren Partner fest, und spielen Sie Ihre Überlegenheit aus. Beobachten Sie dabei sehr genau, wie sich Ihr Partner verhält. Ist er von dieser Position angetan, oder ist es ihm eher unangenehm, festgehalten zu werden? Stimulieren Sie mit der anderen Hand die Geschlechtsteile Ihres Liebsten, und bringen Sie damit seine Unterlegenheit mit Lust in Verbindung.

Macht und Ohnmacht. Wie fühlt es sich für Sie an, bewegungslos zu sein? Welche Erinnerungen tauchen in Ihnen auf? Wie fühlt sich der andere, der diese Einschränkung verursacht? Seien Sie neugierig auf Ihre Emotionen und die Entdeckungen, die Sie dabei machen werden.

Eine Fesselung kann unterschiedliche Gefühle hervorrufen. Sie können damit Bestrafung assoziieren oder auch Gefangenschaft und Ohnmacht. Vielleicht empfinden Sie aber auch sexuelle Erregung bzw. eine Mischung aus unterschiedlichen Gefühlen. In uns allen sind Urängste verborgen, die durch die Bewegungseinschränkung hervorgerufen werden können. Dadurch können Sie sich ein Stück weit besser kennen lernen und Bewusstheit über sich selber erhalten.

Wie fühlt es sich an, den Partner in seiner Bewegung einzuschränken? Genießen Sie dieses Gefühl oder ist es Ihnen eher unangenehm? Denken Sie daran, es ist ein erotisches Spiel, und Sie können die Situation jederzeit wieder verändern.

Einfache Hand- und Fußfesselung. Für diese einfache Bondage benötigen Sie ein weiches Seil von zirka drei Metern Länge. Der passive Partner hält seine Hände parallel, die Handflächen zeigen dabei zueinander. Teilen Sie das Seil in der Mitte, halten Sie die Schlaufe über die Handgelenke, und ziehen Sie die beiden Enden des Seils durch die Schlaufe – allerdings nicht zu fest, damit die Durchblutung der Handgelenke nicht behindert wird. Teilen Sie nun die beiden Enden, und wickeln Sie jedes Ende einige Male in entgegengesetzter Richtung um die Handgelenke. Überkreuzen Sie die Seilenden zwischen den Handgelenken, wickeln Sie die Seilenden noch einmal in die jeweils andere Richtung und verknoten Sie die Enden.

Die gleiche Fesselung können Sie auch bei den Fußgelenken anwenden, aber auch hier ist wichtig, dass die Seile nicht zu eng geschnürt werden. Ein Daumen sollte auf alle Fälle zwischen Seil und Haut passen. Es ist auch notwendig, die Fesselung immer wieder nachzukontrollieren, da die Gelenke anschwellen können.

Vorsicht. Halten Sie für den Notfall immer eine Gartenschere oder ein Messer für eine schnelle Befreiung bereit. Die aktive Person sollte sich immer wieder davon überzeugen, dass es dem Spielpartner körperlich und emotional gut geht. Auf empfindliche Körperstellen sollte kein Druck ausgeübt werden, dazu zählen Hals, Sehnen, große Blutgefäße. Im Zweifelsfall immer sofort den Partner befreien. Doch wenn Sie miteinander achtsam umgehen, ist die Verletzungsgefahr äußerst gering.

Das erotische Kunstwerk

Erschaffen Sie eine erotische Statue. In der Erotik spielt der visuelle Reiz eine große Rolle. Der Anblick einer ungewöhnlichen Situation stimuliert Ihr Nervensystem zu neuartigen Gefühlen.

Haben Sie Ihren Liebsten schon einmal mit Frischhaltefolie umwickelt? Probieren Sie es aus, und lassen Sie sich von diesem Material zu ungewohnten Vergnügungen verleiten. Sie sollten natürlich nicht zu fest und immer in Richtung Herz wickeln und auf alle Fälle Hals und Gesicht dabei frei lassen. Da man unter der Folie stark schwitzt, sollten Sie die Aktion nach 20 bis 30 Minuten beenden. Viele Frauen unterziehen sich aus Schönheitsgründen bei ihrer Kosmetikerin freiwillig dieser »Folter«, da sie Fettpolster durch die Wärmezufuhr abbauen wollen. Das wäre bei diesem Spiel dann auch für so manche Damen ein durchaus erwünschter Nebeneffekt.

Bitten Sie den mit Folie umwickelten Partner, eine ungewöhnliche Haltung einzunehmen, und experimentieren Sie damit, Arme und Beine aneinander zu wickeln oder an einen Stuhl zu binden. Der Spaß beginnt spätestens dann, wenn Sie anschließend Löcher in die Folie bohren dürfen und somit einen besseren Zugriff auf Ihre Lieblingskörperteile haben, um diese dann nach Belieben streicheln oder anderweitig stimulieren zu können.

Heißkalte Spiele mit Kerzenwachs

Das Spiel der Extreme. Verwenden Sie bei diesem Spiel keine Paraffinkerzen, da sie zu heiß werden. Sie können dieses erotische Spiel mit einer Fesselung beginnen und damit Ihren Geliebten noch klarer seine passive Rolle einnehmen lassen.

Lassen Sie zunächst etwas Kerzenwachs auf eine weniger sensible Stelle tropfen, etwa auf die Außenseite des Unterarms.

Halten Sie einen gewissen Abstand zwischen Kerze und Körper. Finden Sie heraus, wie schmerzempfindlich Ihr Partner ist und welcher Abstand ihm am meisten Lust verschafft (sofern es ihm überhaupt gefällt und er weiter damit experimentieren möchte). Lassen Sie das heiße Wachs dann auf seinen Po tropfen oder auf andere Stellen seines Körpers. Als Ausgleich zur Hitze können Sie die jeweiligen Körperstellen anschließend mit einem Eiswürfel abreiben. Der extreme Temperaturunterschied wirkt übrigens sehr stimulierend auf das Nervensystem.

Lustschmerz

Die Lust am Schmerz ist ein seltsames Phänomen; es zu erklären würde den Rahmen des Buches sprengen – und uns in unseren Absichten auch nicht weiterbringen.

Erst wenn uns nichts mehr in uns erschreckt, wenn wir alle Seiten an uns lieben und schätzen gelernt haben, werden wir nach tantrischer Auffassung vollkommene göttliche Einheit erfahren können. In der Tat berichten viele Menschen, die sich mit SM beschäftigen, davon, dass durch Schmerz eine Bewusstseinsveränderung stattfindet und ein losgelöster Zustand erreicht werden kann. Dies hängt mit dem Anstieg des Adrenalins und Endorphins zusammen, die der Körper im Schmerzzustand ausschüttet.

Es ist interessant, sich mit dem Thema Lust und Schmerz auseinander zu setzen, denn die meisten Menschen haben viele Varianten davon in ihren alltäglichen Verhaltensmustern gespeichert. Wieso können wir uns nicht von einem Partner trennen, der uns eigentlich nicht gut tut und ohne den wir wesentlich glücklicher wären? Aus welchem Grund verharren wir in einem Beruf, der uns keine Erfüllung bringt? Wie kommt es, dass sich viele Menschen das Leben so kompliziert einrichten, dass sie am liebsten nicht aufstehen würden und sie allein bei der Vorstellung an ihr Leben depressiv werden? Sicherlich kennen Sie auch Menschen, die es lieben, stundenlang zu jammern. Ein Teil in uns scheint den Schmerz zu lieben, sonst hätten wir uns schon längst davon verabschiedet.

Wenn Sie keine Scheu davor haben, sich intensiv mit dem Thema Leiden und Schmerz spielerisch auseinander zu setzen, werden Sie dadurch vielleicht auch auf anderen Gebieten mehr Klarheit über sich selber erhalten.

Der besondere Orgasmus. Schmerz intensiviert Ihre Empfindsamkeit, und deshalb wird leichter Schmerz im Augenblick des Orgasmus in Lustgefühle umgewandelt. Bitten Sie Ihren Partner, kurz vor Ihrem Orgasmus Ihre Brustwarzen leicht zu kneifen, Sie zu beißen, zu kratzen oder Ihnen einige Hiebe auf Ihr Hinterteil zu geben. Es gibt auch so genannte Brustklemmen, die Sie anlegen können, und Wäscheklammern lassen sich ebenso prima für derlei Zwecke verwenden. Natürlich müssen Sie auch hier darauf achten, dass Sie keine empfindlichen Körperteile abklemmen.

Flagellieren. Darunter versteht man in der SM-Szene, leichte bis mittelschwere Hiebe mit Lederpeitschen, Reitgerten, Paddeln oder anderen Schlagobjekten auszuüben. Als Anfänger sollten Sie sich dabei auf das Gesäß beschränken. Dies wird in Ihnen mit Sicherheit mehr oder weniger angenehme Erinnerungen wachrufen. Der dominante Partner sollte sehr vorsichtig beginnen und dem passiven Partner Zeit lassen, den Schlag zu verarbeiten und sich auf den nächsten Hieb einzustellen. Stellen Sie sich vor, dass dieses Instrument der Lust Ihr verlängerter Arm ist. Sie können damit einen scharfen Schmerz verursachen, zart über den Po Ihres Geliebten streichen oder ihm damit den Boden unter den Füßen entziehen. Es erfordert viel Einfühlungsvermögen seitens des dominanten Partners, um auf dem schmalen Grad zwischen

Schmerz und Lust zu wandern. Ein Musikstück, das sich aufgrund der musikalischen Steigerung als Hintergrundmusik besonders gut zum Flagellieren eignet, ist Ravels »Bolero«.

Wenn Ihnen die Vorstellung unangenehm ist, jemanden mit einem Gegenstand zu schlagen oder damit geschlagen zu werden, können Sie ausprobieren, wie sich kurz vor dem Orgasmus einige leichte Schläge mit der Hand auf den Po anfühlen. Vielleicht werden Sie über die Wirkung erstaunt sein.

Das Ende einer tantrischen SM-Session. Je außergewöhnlicher die Erfahrungen in diesem Spiel waren, desto wichtiger ist es, anschließend liebevoll aufgefangen zu werden. Nehmen Sie den passiven Partner in die Arme, seien Sie geduldiger Zeuge all seiner Emotionen, und geben Sie ihm das Gefühl, ganz für ihn da zu sein. Bereiten Sie eine Waschlotion mit Zitronenwasser und einigen Tropfen Lavendelöl zu, reiben Sie ihn mit einem damit befeuchteten Tuch ab und cremen Sie ihn mit einer Feuchtigkeit spendenden Lotion ein. Geben Sie sich gegenseitig Feedback über alles, was Sie miteinander erlebt haben. Tauschen Sie die Rollen beim nächsten Mal.

Brechen Sie stets das Spiel sofort ab, wenn es einem von Ihnen keine Freude mehr bereitet. Verlieren Sie niemals die Leichtigkeit bei Ihren tantrischen Experimenten. Sie sind auf der Suche nach einem tiefen ganzheitlichen Erlebnis, dass Sie nicht nur körperlich erfüllen, sondern Sie auch auf ihrem spirituellen Weg begleiten soll.

Erotische Inszenierungen
Tantrische Spiele für innig Vertraute

Sicherlich haben Sie und Ihr Partner heimliche Phantasien, die mehr oder weniger stark danach drängen, erfüllt zu werden. Gestalten Sie ein sinnliches Spiel, und lernen Sie sich und Ihren Partner dabei besser kennen. Denken Sie manchmal noch sehnsuchtsvoll an Ihre Lehrerin aus der Oberstufe, die mit dem strengen Blick und dem engen Kostüm? Haben Sie sich insgeheim immer schon einmal gewünscht, Ihr Chef würde Sie nach Feierabend zu einem erotischen Diktat einladen? Oder fasziniert Sie der Anblick von Schwesternhäubchen und weißen Doktorkitteln? Bekommen Sie weiche Knie beim Anblick eines strammen Feuerwehrmannes, der mit seinem riesigen Schlauch das Feuer der Leidenschaften zu stillen verspricht? Haben Sie sich schon einmal Sex mit Außerirdischen gewünscht oder sich ein Rendezvous mit einem mittelalterlichen Burgfräulein vorgestellt? Jetzt haben Sie die Chance, mit Ihrem Liebespartner sich Ihre geheimsten Wünsche zu erfüllen!

Vorbereitungen. Zunächst müssen Sie sich mit Ihrem Partner darüber einig werden, mit welchem Rollenspiel Sie beginnen wollen. Sollte Ihnen keine geeignete Phantasie einfallen, können Sie die erotische Geschichte vom Anfang des Kapitels ausleben. Schreiben Sie den ungefähren Ablauf Ihrer beiden Rollen auf und welche Kleidung und welche Raumdekoration Sie dafür benötigen.

Hier einige Vorschläge für erotische Inszenierungen:
Sklavenmarkt. Stellen Sie sich vor, dass Sie ein römischer Senator sind und sich eine hübsche Sklavin auf dem Markt aussuchen wollen. Begutachten Sie Ihr Objekt der Begierde aus allen Perspektiven, untersuchen Sie auch das Gebiss, das Gewicht der

Brüste, und inspizieren Sie all ihre Körperöffnungen. Die Sklavin muss sich alles gefallen lassen, und sollte sie aufbegehren, wird sie natürlich dafür bestraft.

Callboy gesucht. Sie sind eine erfolgreiche Geschäftsfrau und haben sich nach Feierabend ein wenig Vergnügen verdient. Sie bestellen sich einen Callboy wie eine Peperoni-Pizza und lassen sich von diesem Lustknaben verwöhnen. Sagen Sie ihm genau, was Sie von ihm erwarten, und entscheiden Sie am Ende, ob er sein Geld wert war.

Die Kontaktanzeige. Einer von Ihnen gibt eine Anzeige auf, und der andere antwortet darauf. Dieses Spiel kann sich tagelang hinziehen, und Sie tun natürlich so, als ob Sie sich nicht kennen würden und verabreden sich schließlich an einem neutralen Ort. Bei Ihrem ersten Treffen lernen Sie sich kennen, und ausnahmsweise nehmen Sie Ihre Eroberung gleich beim ersten Treffen mit nach Hause.

Die gestrenge Lehrerin. Sie sind ein Tanzschüler und werden von Ihrer Ballettlehrerin aufgefordert, Ihre Beine zu spreizen und in die Attitüde zu heben. Sie macht die Bewegungen vor und korrigiert dann Ihre zaghaften Tanzschritte. Dabei kann es natürlich passieren, dass sie ihre Hand zwischen Ihre Schenkel gleiten lassen muss, rein professionell, versteht sich ... Vielleicht übt sie mit Ihnen auch einen Pas de deux ein und schmiegt sich dabei an Ihre Lenden. Sie müssen Ihre Erregung verstecken, denn es ist immerhin Ihre Lehrerin.

Der Arztbesuch. Lassen Sie sich von Ihrem »Arzt« untersuchen, und bestehen Sie auf einer Sonderbehandlung. Da Sie privat versichert sind, wollen Sie sich ausführlich durchchecken lassen. Da sich der »Arzt« gemäß seiner Rolle natürlich zurückhalten muss, ergibt sich dadurch der Reiz des Verbotenen.

ET-Sex. Sie haben Besuch bekommen von einem Bewohner einer anderen Galaxie. Anstatt sich zu ängstigen sind Sie neugierig und wollen die Sexgewohnheiten auf anderen Planeten erforschen. Sie steigen in das Raumschiff und versuchen, jemandem das menschliche Liebesspiel zu erklären, der vielleicht bisher nur im Kopf gelebt hat. Oder Sie lassen sich in ET-Sex einweisen ... In diesem Spiel ist es vor allem die völlig ungewohnte Situation, die zu neuen Techniken führen kann.

Der Erotikfilm. Stellen Sie sich vor, dass Sie von einem namhaften Produzenten engagiert worden sind, um als Hauptdarsteller in einem erotischen Film zu spielen. Sie müssen sich vor der Kamera gut präsentieren und haben dabei natürlich auch imaginäre Zuschauer. Wenn jetzt auch noch eine reale Kamera mitläuft, kann eigentlich nichts mehr schief gehen, und Sie haben ein ganz besonderes Erinnerungsstück an einen gelungenen Abend.

Märchenstunde. Märchen wie beispielsweise Dornröschen eignen sich hervorragend als Thema Ihrer Inszenierung. Versetzen Sie sich ins Mittelalter, und stellen Sie sich vor, dass Sie von einer Hexe verzaubert wurden und in einen hundertjährigen Schlaf verfallen sind. Ihr Traumprinz kommt, um Sie zu erwecken, und macht Sie zu seiner Königin – oder Sklavin, je nach dem, wie Sie dieses Spiel gestalten wollen.

Beginn der Inszenierung. Ziehen Sie sich vor Ihrem Partner ganz bewusst jedes einzelne Kleidungsstück aus, und sagen Sie dabei, von was Sie sich in diesem Augenblick trennen möchten und was Ihr weiteres Spiel behindert hätte. Wenn Sie Ihre Alltagsidentität abgelegt haben, ziehen Sie sich langsam Ihre Kleidung für Ihr Rollenspiel an und wünschen sich mit jedem Kleidungsstück eine Eigenschaft, die Sie für Ihre Rolle gerne hätten. Ihre Wohnung sollte möglichst Ihrer Inszenierung entsprechen, denn je realer Sie diese Umgebung gestalten, desto aufregender wird Ihr Spiel werden. Auch hier sollten Sie ein Codewort vereinbaren, bei dem die Inszenierung sofort abgebrochen wird.

Hier sitzen Sie immer in der ersten Reihe. Beginnen Sie mit Ihrem Rollenspiel, das Sie in groben Zügen festgelegt haben. Lassen Sie sich dabei Zeit, Ihre Rolle besser kennen zu lernen. Bleiben Sie zunächst eher neutral, und steigern Sie langsam die erotische Spannung. Identifizieren Sie sich so gut wie möglich mit Ihrer Rolle und passen Sie sich auch sprachlich an. Nennen Sie sich nur bei Ihren neuen Namen. Wenn Sie richtig in Schwung geraten sind, können Sie auch ein wenig forscher sein und miteinander intimer werden. Kosten Sie dabei den Reiz des Unbekannten und auch Ungehörigen aus, denn das ist der eigentliche Spaß an dieser prickelnden Inszenierung.

Es ist ein Spiel, deshalb sollten Sie sich keine tiefgründigen Gedanken machen und psychologische Interpretationen anstellen. Genießen Sie es, sich in anderen Rollen kennen zu lernen, die Ihre Kreativität aufs Neue fordern. Toben Sie sich lustvoll aus.

Der sanfte Übergang. Wenn Sie Ihre Rollen zur Genüge ausgekostet haben, sollten Sie wieder einen sanften Übergang in den Alltag finden. Legen Sie ganz bewusst alle Kleidungsstücke Ihrer Rolle ab, und sagen Sie dabei, welche Eigenschaften Sie damit wieder ablegen wollen. Ziehen Sie sich langsam die eigene Kleidung an, und erzählen Sie Ihrem Partner, welche Charakterzüge damit verbunden sind. Es ist sehr wichtig, Spiel und Realität voneinander getrennt zu halten.

Gehen Sie gemütlich essen, machen Sie einen Waldspaziergang, erfrischen Sie sich bei einer Tasse englischem Tee, und sprechen Sie über Ihr Erlebnis.

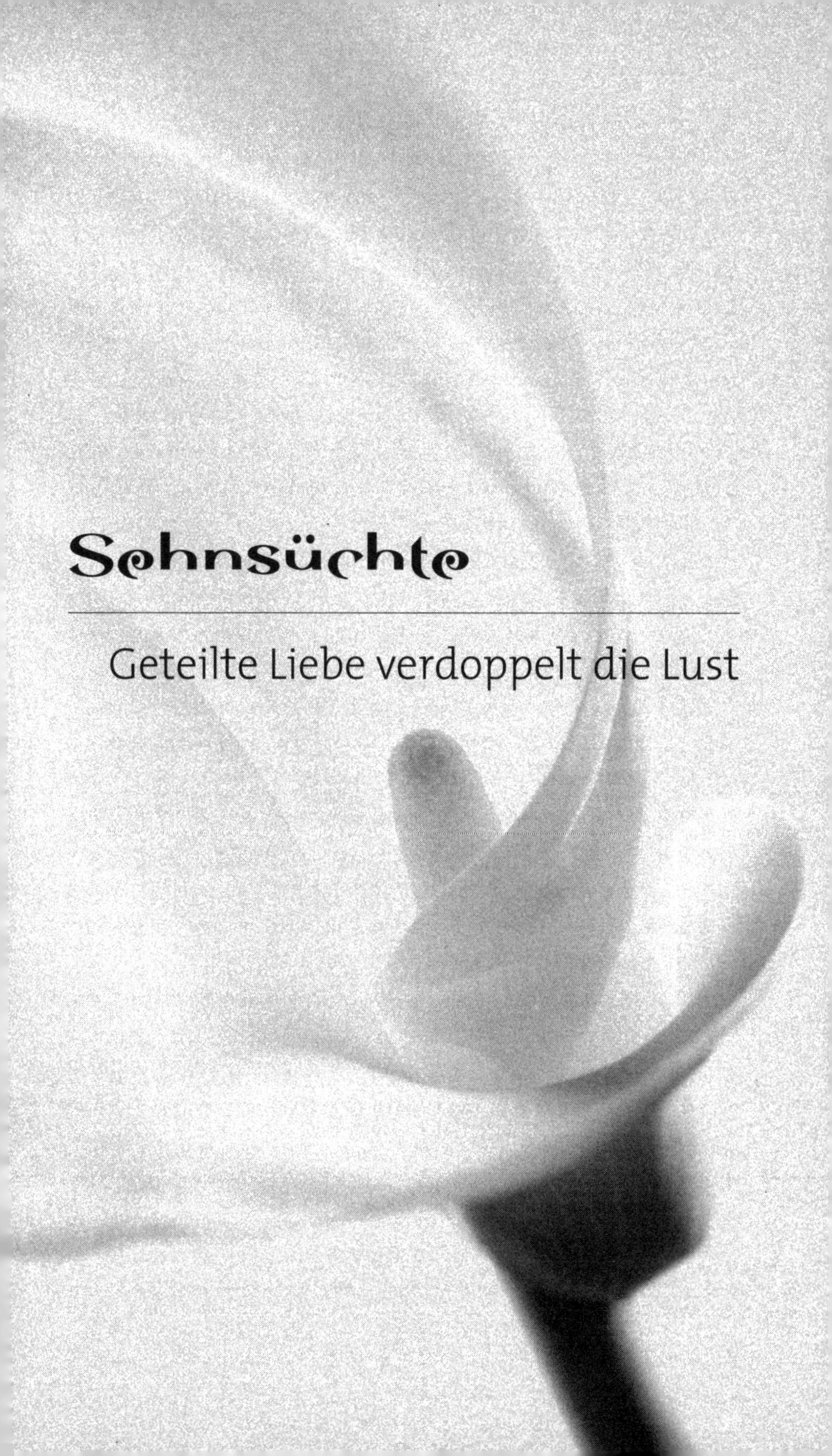

Sehnsüchte

Geteilte Liebe verdoppelt die Lust

Küssen strengstens erlaubt

Noch völlig benommen tastete Kalika in der Dunkelheit nach der Wasserflasche und stieß dabei ein halbvolles Glas Rotwein um. Die Leuchtziffern des Digitalweckers zeigten unübersehbar, wie früh es noch war. Gerade erst 4 Uhr morgens. Eine hervorragende Zeit, um Yoga zu üben, dachte Kalika mit schlechtem Gewissen. Eigentlich trank sie normalerweise kaum Alkohol. Das hatte sie sich abgewöhnt, als sie vor zwei Jahren eine Ausbildung zur Yoga-Lehrerin gemacht hatte. Normalerweise saß sie jeden Morgen im Lotossitz und tönte zehn Minuten lang OM, um ihr Herzchakra zu öffnen. Yoga war ihr Weg, um sich dem Göttlichen anzunähern und über den Körper Kontrolle zu erhalten. Die dem OM folgenden Übungen, die so genannten Asanas, sollten ihrer spirituellen Entwicklung dienen. Sie hatte sich auch einen neuen Namen zugelegt: Aus Petra war Kalika geworden.

Neben dem Fenster hing ein großes Bild der indischen Göttin Kali, zu der sich Kalika stark hingezogen fühlte. Sie bewunderte die starke Frauenpower der Göttin. »So wie Kali würde ich jetzt auch gerne auf meinem Mann herumtrampeln«, dachte sie erbost. »Am liebsten würde ich ihn mit Honig bestrichen auf einen Ameisenhügel legen, ihn dann den Grizzlybären zum Nachtisch servieren und seine Überreste lebend begraben! Wie ich ihn hasse, diesen Verräter, diesen Betrüger!«

Kalika erschrak über diesen heftigen Gefühlsausbruch. Sie hatte sich eingeredet, längst über diese niederen menschlichen Regungen hinausgewachsen zu sein. Nur Friede und Mitgefühl sollten in ihrem Herzen Platz finden. Doch stattdessen hätte sie ihre Wut nun am liebsten laut herausgeschrien.

Gestern noch hatte sie nett mit Klaus zu Abend gegessen. Das indische Reisgericht hatte hervorragend geschmeckt, und sie gönnte sich ausnahmsweise dazu sogar ein Gläschen Beaujolais. Klaus hatte darauf bestanden, dass sie zu diesem neuen Inder gin-

gen. Als ihr Körper sich nach dem Essen wohlig entspannt hatte, nahm Klaus ihre Hand und blickte ihr tief in die vom Alkohol leicht umflorten Augen. Alle ihre Poren waren hingebungsvoll geöffnet gewesen, in Erwartung einer zärtlichen Liebeserklärung.

»Du, ich muss dir was sagen, Kalika.« Irgendwie hörte sich das nicht so gut an, und instinktiv entzog sie ihm ihre Hand, deren Temperatur sich augenblicklich senkte und die dann klamm in ihrem Schoß lag.

»Ich will nicht lang drum herumreden, mir ist was Blödes passiert, mein Schatz. Du erinnerst dich doch an meine Dienstreise nach Berlin letzte Woche?« Kalika nickte wortlos, und ihr schwante bereits Fürchterliches.

»Ich habe auf dem Kongress zufällig eine frühere Kollegin getroffen.« Kalika wollte es noch nicht so recht begreifen:

»Ja und? Ich treffe doch auch pausenlos Kollegen, wenn ich bei Geschäftsterminen bin.« Klaus kippte den Rest seines Rotweins in einem Zug hinunter.

»Naja, also wir sind dann noch was essen gegangen und anschließend noch zu einem Drink an der Hotelbar, und dann … Es war schon spät, und wir hatten ganz schön was getrunken gehabt. Irgendwie ist das dann halt passiert.«

»Würdest du dich bitte ein wenig klarer ausdrücken? Was genau ist passiert?« Kalikas Stimme hatte bereits einen leicht hysterischen Klang angenommen.

»Sie ist dann kurz auf mein Zimmer gekommen, sie wollte nur mal meine Toilette benutzen. Sie geht nicht gern auf öffentliche Klos, hat sie gesagt. Und als sie dann wieder raus kam, hatte sie nur noch ihre Unterwäsche an. Ich schwör dir, genau so war es. Eigentlich sollte sie jetzt aber gehen, habe ich sie gebeten. Aber als sie dann noch so unverschämt ihre Hand auf meinen Reißverschluss gelegt hat … Ich bin einfach schwach geworden. Tut mir echt total Leid, es war ein Ausrutscher. Ich liebe nur dich, ich schwör's dir!«

Kalika war fassungslos gewesen. Sie wusste nicht mehr, wie sie nach Hause gekommen war, und konnte sich nur noch daran erinnern, dass sie sich irgendwann im Schlafzimmer mit einer Flasche Rotwein eingeschlossen hatte. Sie konnte sich kaum mehr beruhigen, kein hilfreiches Mantra fiel ihr mehr ein, um ihren Schmerz zu lindern, geschweige denn, um Vergebung und Mitgefühl zu empfinden. Stattdessen schien sich ihre Aura dunkelgrau verfärbt zu haben, und ihre Verzweiflung verwandelte sich in rasende Wut. Wahrscheinlich würde ihr Herzchakra nun für ewige Zeiten verschlossen bleiben, und sie würde in ihrer spirituellen Entwicklung um mehrere Leben zurückfallen. Aber in diesem Moment war ihr selbst das völlig gleichgültig.

Kalika schloss die Augen und versuchte, noch ein paar Stunden in die erinnerungslose Welt des Schlafes zu entfliehen. Es gelang ihr aber nicht. In ihr loderte die züngelnde Flamme der Eifersucht, und sie stellte sich Klaus in heftiger Umarmung mit dieser Unbekannten vor. Wahrscheinlich war die andere jünger und hatte größere Brüste. Obwohl Klaus ihr immer versichert hatte, wie toll er sie fand, war sie sich doch bei ihrem eher knabenhaften Körper nie so ganz sicher, ob das auch stimmte. Sie stellte sich vor, wie ihr Ehemann an einem wohlgeformten riesigen Busen saugte und durch die Lustschreie seiner Geliebten das ganze Hotel zusammengerannt kam. Vielleicht trieben die beiden es sogar »spanisch«. Das hatte sie einmal in einer Frauenzeitschrift erklärt gefunden: Dabei verschränkt die Frau ihre Hände und drückt ihre Brüste zusammen, damit der Penis des Mannes sich dazwischen reiben kann. Aus technischen Gründen war der Selbstversuch bei ihr kläglich gescheitert, da sich ihre Brüste beim besten Willen nicht zusammendrücken ließen. Ob Klaus sich wohl von seiner sportlichen Seite gezeigt und stundenlang über ihr Liegestütze gemacht hatte? Die Vorstellung, dass er sein gekonntes Zungenspiel auch zwischen den Schenkeln einer anderen Frau eingesetzt haben könnte, trieb sie fast zum Wahnsinn.

Gott sei Dank war es inzwischen draußen hell geworden. Das Telefongespräch mit Tina war kurz: »Muss dich unbedingt sehen. In zirka zwei Stunden an unserem üblichen Treffpunkt, o.k.?« Tina kannte ihre Freundin zu gut, um groß nachzufragen und ahnte bereits, dass etwas Ungeheuerliches vorgefallen sein musste.

Ein wenig beunruhigt war Tina schon, nachdem sie diesen unerwarteten Anruf von Kalika erhalten hatte. Sie machte sich ein wenig früher auf den Weg und schlenderte nachdenklich über den mit Frühlingsblumen übersäten Feldweg zu der alten Eiche, die seit vielen Jahren zur heimlichen Verbündeten geworden war. Hier hatten Kalika, damals noch Petra, und Tina sich bereits als Kinder getroffen und sich über die doofen Lehrer aufgeregt, heimlich die erste gemeinsame Zigarette geraucht und sich gegenseitig anvertraut, welche Jungs am besten küssen konnten. Später hatten sie dann an diesem Ort Vollmond-Rituale abgehalten und die Kräfte der Natur für die alltäglichen Dinge des Lebens genutzt. Tina breitete ihre mitgebrachte Decke unter ihrer *Eiche aus und lehnte sich mit geschlossenen Augen an den breiten Stamm. Wie oft hatten sie hier schon gesessen und Freud und Leid miteinander geteilt. Ein leichter Wind bewegte die Blätter dieses starken Baumes, der stets geduldig mit seinem massiven Körper Zuversicht und Hoffnung geschenkt hatte.*

Noch völlig außer Atem von ihrem Dauerlauf kam Kalika angekeucht.

»Na endlich, ich habe mir schon Sorgen gemacht, wo du steckst«, begrüßte Tina ihre Freundin und schloss sie erst einmal fest in den Arm. Nach einer halben Stunde Heulen, Schimpfen und Schreien fühlte sich Kalika ein wenig besser.

»Dieser Schuft! Dem werd ich's zeigen! Wie kann er es wagen, von Liebe zu sprechen und mich gleichzeitig mit so einem ordinären Flittchen betrügen?! Ich versteh die Männer einfach nicht!«

»Aber wieso denn, was hat seine Affäre damit zu tun, dass er dich liebt? Ich kann es ja nachvollziehen, dass du wütend und eifersüch-

tig bist, aber mit Liebe hat dein Verhalten ja noch weniger zu tun als seins.« Kalikas Jammern verstummte jäh, und erstaunt sah sie ihre Freundin an.

»Das sind ja ganz neue Töne an dir! Was verstehst du denn unter Liebe? Ich dachte, wir kennen uns seit ewigen Zeiten, und jetzt erzählst du mir auf einmal ganz merkwürdige Sachen. Ist denn irgendwas vorgefallen, seit wir uns das letzte Mal gesehen haben? Hab ich was verpasst?«

»Naja«, druckste Tina herum, »ich habe mir in den letzten Wochen ziemlich viele Gedanken gemacht über Liebe, Treue und Eifersucht und bin zu dem Entschluss gekommen, dass wir von Liebe oft nur sprechen, aber letztendlich eher Kontrolle und Besitzansprüche meinen. Ist es nicht meistens so, dass wir Angst haben, den anderen zu verlieren, und deshalb versuchen, ihm zu verbieten, sich mit anderen Menschen zu vergnügen? Was hat das denn mit Liebe zu tun? Wäre es nicht wirklich viel liebevoller, wenn wir unserem Partner erlauben könnten, sich auch mit anderen Menschen zu erfreuen, anstatt ihn daran hindern zu wollen?«

Kalika holte tief Luft. »Das hört sich ja richtig philosophisch an. Wie hast du denn bei deinen beiden Kindern noch Zeit, dir so tiefe Gedanken zu machen?«, lachte sie. »Nein, aber im Ernst. Irgendwie habe ich das Gefühl, dass du mir etwas Wichtiges verschweigst, meine liebe Freundin. Raus mit der Sprache. Was ist dir in den letzten Wochen widerfahren, das zu so einem Sinneswandel geführt hat?«

Tina zögerte eine Weile »Na gut, du scheinst mich ja wirklich haargenau zu kennen. Ich habe in der Tat etwas Aufregendes erlebt, und eigentlich wollte ich dir das die ganze Zeit schon erzählen, aber da du ja in den letzten Jahren so extrem heilig geworden bist, erschien es mir irgendwie unpassend. Aber jetzt ist vielleicht doch der richtige Zeitpunkt gekommen, um dir alles zu erzählen.«

Kalika war nun schon ein wenig über ihre eigene Courage erschrocken. Alles wollte sie nun vielleicht doch nicht erfahren.

»Bitte keine geschmacklosen Enthüllungen, davon hatte ich heute bereits genügend. Wenn du mir jetzt gestehen willst, dass du seit Jahren mit Klaus eine Affäre hattest und heimlich fünf Kinder vor mir versteckt hältst, dann kündige ich dir hiermit auf der Stelle unsere Freundschaft!«

Tina kicherte. »Nein, es sind nur zwei *Kinder, und ich verstecke sie ja auch nicht vor dir...«*

»Sehr witzig, also jetzt schieß schon los, und erzähl mir, was du mir schon immer mal sagen wolltest, aber dich nie getraut hast zu erzählen«, drängte Kalika.

»Na gut«, Tina genoss es, ihre Freundin ein wenig auf die Folter zu spannen. »Ich hatte an meinem letzten Geburtstag einfach Lust, mal was richtig Verrücktes zu erleben, und habe Norbert gebeten, mit mir an einem ganz abgefahrenen Ort zu feiern.« Kalika wurde allmählich ein wenig ungeduldig.

»Bei deinem ausschweifenden Charakter hat das sicherlich was mit Sex zu tun. Lass mich raten? Du bist mit Norbert nach Disney Land gefahren und hast einen flotten Dreier mit Mickey Mouse in der Achterbahn erlebt? Oder ihr habt euch im Zoo einschließen lassen und in der Schlangengrube gevögelt? Vielleicht habt ihr aber auch nur im Fernsehturm den Aufzug stundenlang blockiert und eine scharfe Nummer im Stehen geschoben, oder...«

»Du traust mir ja so einiges zu«, kicherte Tina. »Die Richtung ist schon nicht schlecht. Hast du schon mal was von der ›Oase‹ gehört?«

»Na klar, ich war doch im letzten Urlaub in Marokko gewesen. Habt ihr es im Beduinenzelt getrieben?«

»Du bist so bescheuert«, lachte Tina. »Nein, ich meine den Swinger-Club, der ist ziemlich bekannt.«

Kalika holte tief Luft. »Das darf doch wohl nicht wahr sein! Du machst so was Verwegenes und erzählst es mir nicht?«

Die Mittagssonne fand ihren Weg durch das Blätterdach des Eichenlaubs, und der alte Baum wartete eher ein wenig gelang-

weilt darauf, welche menschlichen Enthüllungen er diesmal zu hören bekommen sollte. So leicht konnte ihn nichts mehr erschüttern. Die vielen Liebesschwüre, die tief in seine empfindsame Rinde eingeritzt worden waren, hatte er längst verschmerzt. Er war Zeuge gewesen von lustvollen Vergnügungen und Stunden tiefster Trauer, wenn sich die im Liebesrausch gegebenen Versprechungen einige Tage später in Schall und Rauch aufgelöst hatten. »Wie dumm sie sich benehmen, diese Menschen«, dachte der Baum. »Als ob es nicht für alle genügend Liebe und Zärtlichkeit gäbe. Sie sind so festgefahren auf die eine *Liebe, von der sie sich das Glück auf Erden versprechen. Dabei gibt es nichts Vergänglicheres als menschliche Leidenschaft, die sich so oft als Liebe tarnt – sie verfliegt wie ein Windstoß, der durch meine Blätter fegt. Wirkliche Liebe hingegen hat so viele verschiedene Ausdrucksformen, und je großzügiger sie verschenkt wird, desto freudiger kehrt sie zurück.«*

Tina zerpflückte etwas verlegen ein harmloses Gänseblümchen, das sich wahrscheinlich ein erfreulicheres Ende gewünscht hätte, und fing dabei zu erzählen an.

»Ich war natürlich total aufgeregt, wie du dir vorstellen kannst. Den ganzen Nachmittag habe ich vor dem Spiegel Modenschau abgehalten und alle möglichen verrückten Klamotten anprobiert. Ich habe mich dann endlich für einen schwarzen Lackrock und eine eng anliegende Bluse entschieden. Der tiefe Ausschnitt hat grade mal so meine Brustwarzen verdeckt, und laut Norbert sah ich zum Anbeißen aus. Das war natürlich wichtig, denn mein Liebster sollte mich ja vor all den anderen Paaren vernaschen. Was wir uns unter einem solchen Abend vorgestellt hatten, war gar nicht so klar – auf alle Fälle wollten wir unseren Spaß haben, und lustig versprach der Abend allemal zu werden. Aber es war noch etwas anderes, was mich zu diesem wagemutigen Experiment verleitet hat: Ich wollte herausfinden, wie sehr ich Norbert wirklich liebe. Ich weiß, das klingt ein wenig verrückt, aber ich wollte wissen, ob ich an ihm nur hänge, weil ich mich bei ihm sicher und geborgen fühle, oder ob ich

ihn so sehr liebe, dass ich auch bereit bin, ihn zu teilen. Ich wollte dem näher kommen, was wir so selbstverständlich als Liebe *bezeichnen. Ich wollte wissen, ob es möglich wäre, jemanden aus ganzem Herzen zu lieben und ihn trotzdem in Freiheit* sein *lassen können.*

Der Empfang in der ›Oase‹ war schon ein wenig eigenartig, stell dir vor, du gehst als Allererstes in den Keller und hängst deine Kleider in einen Spind wie im Schwimmbad. Das hatte ich mir schon ein wenig romantischer vorgestellt. Dann haben wir uns zunächst mal recht neugierig an die Bar gesetzt und die Leute angestarrt, die da hingingen. War schon sehr interessant, was es da teilweise zu sehen gab. Du findest dort alle möglichen Typen: Mamas im Negligé und Papas in Unterhose mit Badeschlappen sind genauso vertreten wie scharfe Frauen in aufreizender Wäsche. Diesen Kontrast fand ich aber auch irgendwie gut, jeder hat sich so angezogen, wie er sich wohl fühlt, ganz ungezwungen. Und die Stimmung war dementsprechend recht locker.

An der Rezeption wurden uns gleich die Verhaltensregeln erklärt. Wenn ein anderes Paar dich anmachen will, dann berühren sie dich am Arm, und wenn du entschieden ›nein‹ sagst und dich entziehst, dann wirst du in Ruhe gelassen. Wird auch ziemlich streng eingehalten diese Regel, und ich habe mich deshalb die ganze Zeit auch recht sicher gefühlt.

Das Büffet sah übrigens sehr lecker aus, aber leider war mir vor Aufregung der Appetit völlig vergangen.

Mir war schon richtiggehend schlecht vor Nervosität, und endlich haben wir uns dann zu den eigentlichen Spielwiesen im ersten Stock gewagt. So etwas hatte ich in meinem Leben noch nicht gesehen! In orientalisch dekorierten Zimmern vergnügten sich unzählige nackte Paare, und lustvolles Stöhnen untermalte dieses ungewöhnliche Bild. In allen Ecken wurde geturtelt, gevögelt, geschmust, und es roch nach Sex. Wollust hing in der Luft, wurde von uns eingeatmet, stimulierte all unsere Sinne und verführte uns zu zärt-

lichen Berührungen. Wir legten uns auf eine Matte, und ich schloss die Augen. Uralte Erinnerungen aus längst vergangenen Zeiten tauchten in mir auf – ich fühlte mich an eine Szene in einem Harem erinnert: Eingeölte Körper lagen aufeinander, berührten sich ohne jede Scham, zärtlich und liebevoll. Alle Liebenden verschmolzen miteinander zu einem pulsierenden Lebewesen. Wer war ich? Die Lieblingsfrau, der Sultan oder eine seiner zahlreichen Gespielinnen? Ich wusste es nicht mehr.

Als ich die Augen wieder öffnete, lag Norbert über mir, blickte mich liebevoll an und begann, mein Gesicht mit zarten Küssen zu bedecken. Trotz dieser wollüstigen Atmosphäre war er besonders zärtlich, und das machte mich ziemlich an. Ich entspannte mich und biss spielerisch in seinen beachtlichen Bizeps. Er hatte immer noch seinen Slip an, und als sich unsere Hüften aufeinander pressten, merkte ich, wie erregt er bereits war. Ein Mann, der mich so stark begehrt, ist etwas Großartiges, und mein Unterleib wollte vor Lust überfließen. Ich zog ihm langsam die Hose aus, kniete vor ihm und begann, genüsslich an seinem besten Teil zu saugen und ihn tief in mich aufzunehmen. Darauf steht er total, und ich konnte förmlich die gierigen Blicke der anderen Männer spüren, die uns neiderfüllt zusahen und meine Haut mit ihrem lustvollen Begehren streichelten.

Norbert gefiel diese Aufmerksamkeit recht gut, wie ich bemerkte, und er bohrte sich noch tiefer in meinen Mund. Aber auf keinen Fall wollte ich unser erregendes Spiel frühzeitig beenden, deshalb übernahm ich ein wenig die Kontrolle. Ich legte meine Schenkel um seine Hüfte und geleitete seinen Penis langsam in den Eingang meiner Lusthöhle. Wie tat das gut! Egal wie oft ich Norbert bereits in mir gefühlt habe, es ist jedesmal wieder sensationell. Ich liebe das Gefühl, von ihm ganz ausgefüllt zu sein. Ich könnte stundenlang nur so daliegen und ihn in mir spüren.

Ich war so versunken in unser Liebesspiel, dass ich das Paar neben uns erst gar nicht bemerkte. Erst als eine zarte Frauenhand über meinen Arm strich, begann ich, meine Sinne wieder nach außen zu öffnen. Meine erste Reaktion war Panik: ›Hilfe Tina‹, dachte ich, ›was machst du jetzt?‹ Aber dann beruhigte ich mich ein wenig. ›Mach dich mal locker, und schau, was passiert‹, redete ich mir selbst gut zu, schließlich hatte ich ja nach neuen Erfahrungen gesucht.

Die Frau war eigentlich nicht so ganz mein Typ, im Alltag hätte ich sie wohl nicht kennen gelernt. Eine hübsche dunkelhaarige Barbie-Puppe mit knackiger Figur und einer Dauerkarte im Solarium. Wir redeten kein Wort, aber ich ließ es zu, dass sie mich weiterhin streichelte und mit ihren zarten Fingerspitzen über meine Brustwarzen strich. Das war wirklich ein irres Gefühl, noch nie im Leben habe ich mich von einer Frau erregen lassen, und gleichzeitig fühlte ich Norberts harten Penis in mir. Ich beschloss in diesem Augenblick, alles zu vergessen, was ich bisher über Sex gedacht hatte und wie sich dies hier in mein Weltbild fügen sollte. Ich beschloss, mich einfach der Sinnlichkeit des Augenblicks hinzugeben.

Bald wurde ich ein wenig mutiger, fuhr meiner Verführerin durch die langen Haare und lächelte sie an. Dann küsste ich Norbert, der vor Erregung ganz glasige Augen bekommen hatte – ich glaube, er erlebte die Erfüllung all seiner Wunschträume. Ich weiß auch nicht wieso, aber die meisten Männer scheint es total anzumachen, zwei Frauen zuzusehen, die sich gegenseitig streicheln. Ich wollte schon immer mal wissen, wie sich eine andere Frau anfühlt, hatte mich bisher aber nie getraut, das auszuprobieren. Die unbekannte Schöne öffnete ihren BH, und schon hingen zwei prächtige Brüste über meinem Gesicht. Ich ließ meine Nasenspitze über ihren samtigen Busen gleiten und betastete diese üppige Form dann neugierig mit beiden Händen. Obwohl ich über keinerlei Erfahrung auf diesem Gebiet verfügte, tippte ich auf Silikon. Aber es fühlte sich trotzdem gut an.

Ich schloss die Augen und ergab mich dem Gefühl der fließenden Schwerelosigkeit. Ich lag in den Armen meines Geliebten, spürte die *feuchten Lippen der anderen Frau zwischen meinen Schenkeln und sechs zärtliche Hände über meine Brüste und meinen Bauch streicheln. Es gab nichts zu tun, einfach nur von einem erregenden Moment in den nächsten hinübergleiten, sich der wundervollen Berührung hingebend sich öffnen und verströmen.*

Es gab Augenblicke, die mir ewig im Gedächtnis bleiben werden, z. B. als Norbert und ich an diesen wohlgeformten Brüsten saugten und trotzdem in inniger Verbindung miteinander vereint blieben. Es war, als ob unsere Liebe sich ausgebreitet hatte, die Begrenztheit unserer Existenz überwunden war und wir auch mit dem anderen Paar und allen Menschen in diesem Raum zärtlich verbunden waren.

Und jetzt kommt der für mich eigentliche Höhepunkt des Abends: In dem Moment, wo ich Norberts Erregung bei unserem gemeinsamen Spiel gespürt habe, habe ich innerlich nur Freude empfunden und keinen Funken Eifersucht. Ich habe mir eigentlich immer gewünscht, einmal so empfinden zu können. Es war ein wunderschönes Gefühl, sehr tief und bewusst – dort an diesem Ort, mitten unter teilweise sehr unbewussten Menschen. Alles ist bedeutungsvoll und rein, wenn wir es mit ganzem Herzen tun: unschuldig und liebevoll. Es kommt nicht so sehr darauf an, was wir tun, sondern wie *wir es tun.«*

Die beiden Frauen saßen noch eine ganze Weile schweigend nebeneinander, bevor sich jede wieder auf den Heimweg machte. Zurück blieb nur die uralte Eiche, deren pflanzliche Säfte bei diesem Gespräch wider Erwarten in Wallung geraten waren.

Freiheit durch Ekstase
Der Mysterienkult des Dionysos

Schon seit früher Zeit wollen Menschen das Geheimnis des Lebens erkunden und den Tod für immer überwinden. Im asiatischen und europäischen Raum entstanden daher lange vor dem Christentum verschiedene religiöse Kulte, die nach Wegen suchten, sich mit der Hilfe eines Gottes oder einer Göttin ein glückliches Leben im Jenseits zu sichern. Zu Ehren der ägyptischen Muttergöttin Isis und ihres Geliebten Osiris, des persischen Sonnengottes Mithras und der griechischen Erdgöttin Kybele wurden verschiedene Mysterienkulte entwickelt. Es wurden feierliche Rituale zelebriert und Opfer gebracht, die den Menschen läutern und ihn auf das Jenseits vorbereiten sollten. Der Begriff Mysterium stammt aus dem Griechischen und bedeutet Einweihung, Initiation. Indem der Myste (der Einzuweihende) Leben, Tod und Auferstehung der Götter durch ein Ritual nachvollzog, erlangte er göttliche Unsterblichkeit, und seine Seele konnte dadurch auch den physischen Tod überdauern. Kein Wunder also, dass sich die Einweihungsrituale großer Beliebtheit erfreuten.

Bei den Mysterien ging es für unseren heutigen Geschmack ziemlich orgiastisch und recht grausam zu, denn auch Blutopfer waren ein wichtiger Teil der heiligen Zeremonie. Beim Einweihungsritual der griechischen Göttin Kybele standen Tod und Auferstehung mit ihrem Geliebten Attis im Mittelpunkt. Der Gläubige musste sich in einer »heiligen Hochzeit« mit der Göttin in eine mit Holzbalken bedeckte Grube begeben, dann wurde über ihm ein Stier oder Widder geschlachtet. Mit dem hinuntertropfenden Blut durfte der Gläubige sich reinigen und anschließend sollte er es trinken. Das ganze Spektakel wurde mit Flöten, Zimbeln, Tamburinen und Kastagnetten begleitet. Die Musik diente auch ekstatischen Tänzen, die die göttliche Vereinigung unterstützen sollten.

Einer der beliebtesten griechischen Götter war Dionysos, der insbesondere als der Gott der Ekstase und des Rausches gefeiert wurde. Jedes Frühjahr wurde in seinem Namen ein großes Fest abgehalten, die so genannten Mysterien oder Orgien. Der Begriff Orgie stammt aus dem griechischen »órgia« und bedeutet »heilige Handlung«. Diese ursprünglich religiöse Bedeutung der Orgie hat erst später den Charakter eines »ausschweifenden Gelages« oder allgemein der »Ausschweifung« erhalten. Dionysos ist ein Gott der Fruchtbarkeit und insbesondere des Weines. Auf Bildern wird er meist mit Efeukranz, Weinreben und einem Trinkgefäß in der Hand dargestellt – umgeben von seinen ekstatisch feiernden Anhängern.

Dionysos' Mutter, die thebanische Königstochter Semele, erlag den Verführungskünsten des griechischen Frauenhelden Zeus und ließ sich von dessen eifersüchtiger Ehefrau in die Falle locken: Hera konnte mit Hilfe ihrer göttlichen Verwandlungskünste die Gestalt einer Vertrauten von Semele annehmen und überzeugte die Geliebte ihres Ehemannes, Zeus zu bitten, sich in seiner vollen göttlichen Kraft zu zeigen. Für eine Sterbliche war dieser Anblick natürlich zu gewaltig, daher löste sie sich bei seinem mit Donner begleiteten Erscheinen in alle Einzelteile auf. Zeus konnte gerade noch seinen kleinen ungeborenen Sohn Dionysos retten und ihn sich in den Schenkel einnähen. Später ließ er ihn von Semeles Schwester Io und den Maenaden aufziehen. Heras Rachedurst war natürlich keinesfalls gestillt, weshalb sie die Titanen dazu aufstachelte, den kleinen Dionysos zu zerstückeln und anschließend zu verspeisen. Auch diesmal konnte Zeus wieder seinen Sohn retten: Er suchte dessen Einzelteile zusammen und schenkte ihm neues Leben. Damit wurde Dionysos zum Experten für die Unterwelt und befreite später sogar seine Mutter Semele aus dem Reich der Toten. Darüber hinaus erstritt er ihr sogar zu guter Letzt einen Platz im Olymp, und Hera musste sich geschlagen geben. Doch davor sorgte Hera dafür, dass Dionysos vorübergehend den Verstand verlor und mit seinen weiblichen Verehrerinnen, den Maenaden, viel Unheil und Verwüstung anrichtete und schließlich von seiner Großmutter Rhea geheilt werden musste.

Das schillernde und aufregende Leben dieses ambivalenten Gottes inspirierte viele griechische Dichter, und so gilt Dionysos auch als Begründer der griechischen Tragödie, die ihm zu Ehren aufgeführt wurde.

In Rom wurde er als der Gott Bacchus verehrt, und da die Römer ausschweifenden Festen besonders zugetan waren, fanden die so genannten Bacchanalien großen Anklang unter der Bevölkerung. Man feierte den Gott der Ekstase mit großen Trink- und Fressgelagen, und obwohl anfangs nur Frauen zu solchen Zeremonien zugelassen waren, weiteten sich die Bacchanalien später zu heterosexuellen Orgien aus, die sich allen gesellschaftlichen Moralvorstellungen widersetzten. Der römische Geschichtsschreiber Livius weist darauf hin, dass die sexuelle Freiheit offensichtlich auch eine Gefahr für die gesellschaftliche Ordnung darstellte und die Bacchanalien deshalb 186 v. Chr. vom römischen Senat verboten wurden.

Das dionysische Prinzip von Freiheit durch religiöse Ekstase steht im Gegensatz zum apollinischen Prinzip, das Ordnung und gebändigte Schönheit als Ideal preist. Diese beiden Gegensätze von Disziplin und Verstand einerseits und absolutem Kontrollverlust und Ekstase andererseits haben die Menschen schon immer beschäftigt und auch stets für spirituelle Meinungsverschiedenheiten gesorgt. Es kann nicht darum gehen, einen spirituellen Weg über den anderen zu stellen – jeder Mensch hat andere Neigungen und eine andere Vorgeschichte. Da wir in unserer westlichen Gesellschaft allerdings meist zu stark von unserem Verstand geleitet werden, ist der Weg der Ekstase sicherlich eine interessante Erfahrung, um aus den eingefahrenen Denk- und Verhaltensmustern zumindest vorübergehend auszubrechen.

Auch einige Denker der Neuzeit haben sich mit der ekstatischen Liebe auseinander gesetzt und damit die dionysische Tradition weitergeführt. Der französische Sozialphilosoph Charles Fourier (1772–1837) wurde für seine utopischen Gesellschaftsideen bekannt; er setzte sich insbesondere für neue Beziehungsmodelle ein, die auf Freiheit und weniger auf Besitzansprüchen basierten. Politische Freiheit beginnt für ihn bereits in Liebesbeziehungen, die stellvertretend für eine gesellschaftliche Ordnung stehen. Für ihn sind es nicht die Vergnügungen an sich, die zu Ausschweifungen führen, sondern im Gegenteil: Es ist der Mangel an Vergnügen, der, wenn der Mensch sich endlich einmal ausleben kann, ihn zum Exzess treibt. Er vertritt die Vision einer harmonischen Gesellschaftsordnung, in der die Menschen in Liebeskommunen zusammenleben und auch die körperliche Liebe ohne moralische Zwänge entdecken können.

Sexualität ist für Fourier sehr eng mit Spiritualität verbunden. Er widmete sich daher ausführlich dem Studium antiker Kulturen und vor allem der griechischen Mythologie sowie deren religiösen Festen, bei denen die körperliche Liebe zu einer heiligen Handlung wird. Vor allem die Orgie ist für ihn der Inbegriff der freien Liebe, in der die Menschen ein neues Gefühl der intimen Begegnung haben können und ein stärkeres Gruppengefühl entstehen kann.

Aber wie so oft klaffen Theorie und wirkliches Leben ziemlich auseinander, denn Fourier schien Schwierigkeiten damit gehabt zu haben, seine provokativen Thesen auch umsetzen zu können. Er überwarf sich mit seinen Anhängern und war zeitlebens ein Sonderling, der seinen Tagesablauf pedantisch genau festgelegt hatte.

Weniger durch ihre Schriften als durch ihr ungewöhnliches Liebesleben wurde die Gräfin Franziska zu Reventlow (1871–1918) in den Kreisen der Bohème bekannt. Ihren eigentlichen Erfolg hatte sie weder als Schauspielerin, Sängerin oder Malerin, sondern als

Frau, die sich bei ihren zahlreichen Liebhabern jenseits von bürgerlichen Moralvorstellungen hemmungslos und zugleich unschuldig der Liebe hingab. Sie wurde von ihren Freunden zärtlich als die »heidnische Madonna« bezeichnet. Die Gräfin Reventlow verkörperte eine erotische Frauenrechtlerin und war eine der radikalsten Verfechterinnen der »freien Liebe«. In ihren zahlreichen Tagebuchaufzeichnungen beschreibt sie, wie sie bereits als junges Mädchen nicht nachvollziehen konnte, wieso man Liebe nur auf einen einzigen Menschen beschränken sollte. Sie erlebte den ekstatischen Rausch bis an die Grenzen des Wahnsinns und wurde von Männern und Frauen für ihre Fähigkeit bewundert, Glück genießen zu können.

In Ascona wurde Anfang des 20. Jahrhunderts der Versuch unternommen, eine alternative Gesellschaftsform zu gründen, die in ganz Europa als die Geburtsstätte des »neuen Menschen« bekannt wurde. Berühmte Denker und Künstler wie Hermann Hesse, C. G. Jung, Isadora Duncan, Lenin, Trotzki, Gräfin Reventlow, Erich Mühsam und Otto Groß engagierten sich für dieses Projekt einer utopischen Gesellschaft auf Monte Verità. Otto Groß wollte an diesem Ort sogar eine »Akademie zur Befreiung des Menschen« ins Leben rufen, doch seine berüchtigten Orgien in einem alten Stallgebäude waren heftig umstritten. Das Projekt scheiterte an der allgemeinen Unstimmigkeit, und die ehemalige Künstlerkolonie entwickelte sich zu einer kommerziellen Kuranlage mit Sanatorien und luxuriösen Villen.

Immer wieder ist in diesem Jahrhundert der Versuch unternommen worden, Liebe jenseits aller moralischen Einschränkung zu leben. Vor allem in den wilden 70er-Jahren des 20. Jahrhunderts wurde mit neuen Formen des Zusammenlebens und der sexuellen Freiheit experimentiert. Viele dieser Beziehungsformen scheiterten daran, dass das äußere Verhalten nicht mit einer tief verwurzelten Spritualität verbunden war. Dem spirituellen Lehrer Osho ist es zu verdanken, dass Spiritualität und Bewusstheit und natürliche Sexualität sich ergänzen durften. In seinem Ashram in Poona (Indien) wurde ein modernes Zentrum für Spiritualität und Lebensfreude geschaffen, das bis heute einen wichtigen Beitrag leistet zur globalen Entwicklung der Menschen. Allerdings hat sich im Zeitalter von Aids die sexuelle Experimentierfreude reduziert.

Das dionysische Streben nach der Befreiung durch Ekstase ist uns bis heute eigen. Sie kann zu einem unvergesslichen Erlebnis werden, das uns mit dem Göttlichen vereint und weit über die normalen Vorstellungen von Liebe und Zweisamkeit hinausgeht.

Die ekstatische Liebesorgie
Experimente für sehr bewusste Liebespaare

Sie benötigen:

- Augenbinden
- Massageöl
- Verschiedene Düfte
- Verschiedenen Stoffe
- Ungewöhnliche Materialien
- Klangschalen oder andere Instrumente
- Schokolade
- Salzige, saure oder bittere Speisen
- Viel Geduld, Großzügigkeit und Toleranz

Dieser Abschnitt ist in erster Linie für Paare gedacht, die sich ihrer Liebe füreinander sehr sicher fühlen und deshalb bereit sind, auch über die Grenzen der Zweisamkeit hinaus mit anderen Menschen Liebe teilen zu wollen. Sexuelle Treue ist für die meisten Paare ein ziemlich heikles Thema, über das selten gesprochen wird.

Alles im Leben ist vergänglich, unsere Körper altern, unsere Vorlieben ändern sich, und eines Tages müssen wir uns von diesem Leben verabschieden und eine neue Reise antreten. Vielleicht liegt im Wissen um die Endlichkeit aller Dinge dieser verständliche, aber dennoch absurde Wunsch begründet, zumindest eine Sache im Leben kontrollieren zu können. Aus diesem Grund sehnen sich die meisten Menschen wenigstens nach lebenslanger emotionaler Sicherheit, die sie in der sexuellen Treue zu finden meinen. In den meisten Fällen entspricht diese Vorstellung allerdings nicht der Realität, denn in vielen Partnerschaften hat zumindest einer bereits eine Affäre hinter sich. Da Seitensprünge es aber an sich haben, früher oder später entdeckt zu werden, ist der Schaden, der durch einen solchen Vertrauensbruch entsteht, meist viel größer, als wenn man sich zu gegebener Zeit über diese Thematik mit dem geliebten Menschen ausgesprochen hätte.

Wenn Ihnen diese Vorstellung von geteilter Liebe großes Unbehagen bereitet, wäre es sicherlich interessant, sich damit auseinander zu setzen, was hinter dieser Furcht verborgen liegt. Stellen Sie sich einmal ganz provokativ die Frage, ob es nicht von größerer Liebe zeugen würde, wenn Sie Ihren Partner zu einer wunderschönen Liebesnacht mit einem anderen Menschen beglückwünschen könnten, anstatt ihm Dramen zu liefern und ihn mit Vorwürfen zu überschütten …

Ich glaube, dass wir im neuen Jahrtausend auch unsere Vorstellung von Partnerschaft und Beziehung überdenken sollten. Wir können nicht einerseits danach streben, immer bewusster zu werden und uns geistig weiterzuentwickeln, und andererseits an alten und oftmals brüchig gewordenen Beziehungsmustern festhalten. Wir sollten uns ehrlich fragen, ob unsere Liebe von gegenseitiger Kontrolle und Besitzansprüchen geprägt ist oder ob wir bereit sind, gemeinsame Liebe und persönliche Freiheit miteinander zu verbinden. Je mehr wir uns selbst entwickeln und mit uns im Reinen sind, desto eher werden wir auch bereit sein können, dem Partner mit größter Achtung, Liebe und Respekt zu begegnen. Eifersucht hat fast immer mit Verlustängsten zu tun oder mit der eigenen Unsicherheit, für den Partner nicht mehr attraktiv zu sein.

Das einzig Sichere im Leben ist der Wandel. Haben Sie den Mut dazu, authentisch zu leben und sich die eigenen Wünsche ehrlich einzugestehen. Intimität kann nur mit großer Offenheit und Ehrlichkeit einhergehen. All diese Vorstellungen von liebevoller Partnerschaft und gleichzeitiger persönlicher Freiheit klingen im Moment für viele Menschen nach einer Utopie, und das ist sie vielleicht auch noch zu diesem Zeitpunkt der menschlichen Entwicklung. Doch nur wer den Mut hat zu träumen, wird eines Tages nach den Sternen greifen können!

Vorbereitung: Auseinandersetzung über Treue und Liebe. Selbst wenn Sie beschlossen haben, dass Sie Ihre Liebesbeziehung auf keinen Fall für andere Menschen öffnen wollen, ist es trotzdem interessant, sich mit dem Thema Treue und Liebe zumindest theoretisch auseinander zu setzen. In einer bewusst gelebten Partnerschaft ist das von großer Bedeutung. Schaffen Sie sich einen Rahmen, in dem Sie gut miteinander reden können: Unternehmen Sie einen Spaziergang, gehen Sie zu Ihrem Lieblings-Italiener, oder setzen Sie sich gemütlich auf Ihr Sofa zum Kuscheln. Versprechen Sie sich gegenseitig, dass egal was bei diesem Gespräch gesagt wird, dies vom anderen mit größter Achtung und mit Respekt aufgenommen wird. Keiner von Ihnen hat das Recht, dem Partner Geäußertes zu einem späteren Zeitpunkt vorzuwerfen.

Bei einer solchen Auseinandersetzung, die grundlegende Themen in Ihrer Beziehung anrührt, ist es wichtig, dass völlige Vertrautheit herrscht und jeder das Gefühl hat, ganz authentisch sein zu können. Es kann sein, dass Sie bei dem Gespräch erkennen, dass einer von Ihnen einen weiter gefassten Begriff von Liebe hat und gerne Neues ausprobieren möchte, der andere aber weiterhin an der gewohnten Zweisamkeit festhalten will.

Es gibt keine Patentlösungen für unterschiedliche Bedürfnisse in Beziehungen. Wesentlich ist, dass Sie sich liebevoll und mit großem Verständnis gegenseitig zuhören und Sie sich vielleicht dabei auch neu entdecken werden. Niemals sollte man jemandem eine Erfahrung aufdrängen, für die er noch nicht bereit ist. Seien Sie geduldig und liebevoll miteinander! Unter Umständen wird allein schon durch diese ehrliche Auseinandersetzung die Basis für zukünftige Veränderungen geschaffen.

Grenzen abstecken. Mehr noch als bei anderen Spielarten der Liebe ist es bei diesem Thema wichtig, sich vorab sehr genau abzusprechen, wie weit sich jeder von Ihnen öffnen möchte. Wenn Sie sich prinzipiell darüber geeinigt haben, dass Sie gerne gemeinsame Liebeserfahrungen mit anderen Menschen erleben möchten, ist es wichtig, sich der eigenen Grenzen bewusst zu werden. Wenn Sie noch keine Erfahrung mit Liebesorgien haben, sollten Sie klarstellen, wie weit der eventuelle Kontakt mit einem anderen Paar gehen sollte. Vielleicht genügt es Ihnen fürs Erste, sich gegenseitig bei der körperlichen Liebe zuzusehen. Vielleicht können Sie sich auch vorstellen, von anderen Menschen berührt zu werden oder diese zu berühren, aber trotzdem weiterhin sexuell mit dem eigenen Partner verbunden zu sein.

Beginnen Sie mit diesem neuen Liebesexperiment langsam, und spüren Sie immer wieder in sich hinein, wie sich das Erlebte zu jedem Zeitpunkt für Sie anfühlt. Am wichtigsten ist es für Sie beide, dass Sie sich der gegenseitigen Liebe sicher sein können und Sie aufeinander Rücksicht nehmen. Wenn einer von Ihnen aussteigen möchte, sollte das immer absolute Priorität haben. Geben Sie sich im Vorfeld dieses Versprechen, denn es ist ausschlaggebend dafür, auch anschließend ein gutes Gefühl miteinander zu haben.

Möglichkeiten der Kontaktaufnahme. Sicherlich fragen Sie sich nun, wie Sie auf andere Paare treffen können, um sich den Wunsch von geteilter Liebe zu erfüllen. Leider ist es nicht ganz so einfach wie beim Kennenlernen einer einzelnen Person, denn es ist nicht unbedingt üblich, in einer Kneipe auf ein nettes Paar zuzugehen und die beiden zu einem Drink nach Hause einzuladen. Aber wer weiß – vielleicht wird Ihnen auch das gelingen.

Wenn Sie in privater Atmosphäre einem Paar näher kommen möchten, empfiehlt es sich, eine Anzeige in einer seriösen Zeitschrift oder im Internet aufzugeben. Die Tantra-Webpage www.maithuna.de bietet die Möglichkeit zu kostenlosen Kontaktanzeigen und hat sogar eine Rubrik für Paare vorgesehen, die sich kennen lernen möchten. Die Chance, auf ein gleichgesinntes Paar zu treffen, ist bei dieser Webpage wahrscheinlich ein wenig größer, als wenn Sie auf einer normalen Kontakt-Webpage inserieren.

Sie können sich durch E-Mails bereits ein wenig besser kennen lernen und sich gegenseitig Fotos schicken, dann wird ein Treffen nicht mehr ganz so überwältigend sein – vorausgesetzt, die Fotos sind einigermaßen aktuell. Machen Sie sich trotzdem auf alle möglichen Überraschungen gefasst, denn die wenigsten Menschen sehen in Wirklichkeit so aus wie auf Fotos. Der Vorteil bei dieser Art der Kontaktaufnahme besteht darin, dass Sie sich das Paar selbst aussuchen können, allerdings kann es vielleicht ein wenig seltsam sein, diese tiefe Erfahrung, die Sie machen möchten, so zielgerichtet anzugehen.

Eine weitere Möglichkeit, auf Menschen mit ähnlichen Bedürfnissen zu treffen, besteht bei der Teilnahme an einem Tantra-Kurs für Paare. In einigen dieser Kurse wird nach dem offiziellen Programm ein gesonderter Raum als »Tempel der Liebe« zur Verfügung gestellt, in dem sich die Teilnehmer miteinander vergnügen können. Der Vorteil besteht darin, dass durch die gemeinsamen Übungen im Kurs bereits ein Vertrauensverhältnis hergestellt wurde und der körperliche Kontakt leichter fällt. Andererseits wird bei manchen Tantra-Kursen die Zielsetzung sehr stark auf die spirituelle Erfahrung gelenkt, sodass die Lust dabei manchmal verloren geht und es schwierig sein kann, sich nach dem offiziellen Programm wieder als sexuelles Wesen zu fühlen.

Eine dritte Variante der Kontaktaufnahme besteht darin, einen Pärchenclub (Swinger-Club) zu besuchen. Erkunden Sie sich bei Freunden, welcher Club zu empfehlen ist, oder suchen Sie im Internet. Hier können Sie auch an den Fotos ganz gut erkennen, wo Sie sich wohl fühlen würden. Achten Sie darauf, dass nur Paare zu diesem Club zugelassen werden, also Prostituierte, Zuhälter oder Spanner weitgehend ausgeschlossen sind. Außerdem ist es wichtig, dass der Club auf strenge Verhaltensregeln achtet. Wer ein anderes Paar körperlich kennen lernen möchte, kann sanft seine Hand auf den Arm des anderen legen. Es liegt aber immer bei einem selbst, ob man das zulässt oder im Zweifelsfall entschieden »nein« sagt und den Körperkontakt beendet.

Der Vorteil bei einem Club besteht darin, dass Sie umgeben sind von Menschen, die wahrscheinlich mehr Erfahrung auf diesem Gebiet haben als Sie und von denen Sie sich inspirieren lassen können. Der Nachteil besteht darin, dass Sie auch auf Menschen treffen werden, die vielleicht noch nicht so bewusst leben wie Sie selbst und deshalb nicht so gut zu Ihnen passen.

Am besten ist es natürlich, wenn ein Liebesspiel aus einem spontanen Augenblick heraus entsteht und es sich vielleicht an einem Abend mit Freunden ergibt, dass Sie sich alle auf eine liebevolle Weise näher kommen. Nichts ist geplant, sondern die Erotik entsteht aus der Situation. Der Nachteil davon könnte allerdings sein, dass es vielleicht ein wenig merkwürdig ist, wenn Sie sich dann anschließend wieder auf einer reinen Freundschaftsebene begegnen. Manchmal ist das nach einer solchen Grenzüberschreitung nicht mehr möglich.

Drogen. Gegen ein wenig Alkohol ist sicherlich nichts einzuwenden. Ein Glas Wein oder Champagner hilft den meisten, die erste Hemmschwelle zu überwinden und einengende Glaubenssätze abzulegen. Es ist allerdings Vorsicht geboten bei übermäßigem Alkoholgenuss – Sie könnten möglicherweise die Kontrolle verlieren und Dinge tun, die Sie später bereuen. Außerdem sind Sie nicht mehr so sensibel und können weder sich noch die anderen gut spüren. Bei Männern führt Alkohol auch zu einer Verminderung der Potenz.

Ich bin der Ansicht, dass ein bewusst lebender Mensch sich durch Drogen eher behindert auf dem spirituellen Pfad, und rate daher von Drogenexperimenten ab. Manchmal können sich durch Drogen Türen in neue Bewusstseinsebenen öffnen, aber anschließend wird man umso tiefer in die eigene Wirklichkeit zurückgeworfen, was zu Depression und Entzugserscheinungen führen kann.

Tantrisches Liebesritual

Wenn Sie ein anderes Paar durch eine Anzeige gefunden und Sie sich bereits zu einem Vorgespräch an einem neutralen Ort getroffen haben, können Sie sich das nächste Mal im privaten Rahmen besser kennenlernen.

Die richtige Atmosphäre ist wichtig. Damit Sie eine gemeinsame liebevolle Stimmung schaffen, ist es schön, sich im Kreis zusammenzusetzen, sich an den Händen zu halten und sich mit einer kurzen Meditation einzustimmen. Erinnern Sie sich an einen Moment, in dem Sie einen anderen Menschen total geliebt haben, und führen Sie sich dieses Bild noch einmal genau vor Augen. Fühlen Sie die Liebe in jeder Zelle Ihres Körpers, und senden Sie dann dieses Gefühl der Wärme und Zärtlichkeit in Gedanken an Ihren linken Nachbarn. Fühlen Sie, wie ein Liebesstrom durch den Kreis fließt, und spüren Sie die Verbundenheit mit der Gruppe. Senden Sie dann dieses Gefühl der Liebe in den Raum, in dem Sie sich befinden, und bitten Sie alle guten Geister der Liebe, Sie bei dieser Begegnung an diesem Ort zu dieser Zeit zu unterstützen.

Einer von Ihnen darf sich verwöhnen lassen. Beginnen Sie damit, dass einer von Ihnen sich in die Mitte des Kreises legt und eine Augenbinde anlegt. Die anderen Teilnehmer verwöhnen die Person in der Mitte mit unterschiedlichen sinnlichen Düften, Klängen und Berührungen. Lassen Sie ein Stück Seide über einen nackten Arm gleiten, und wickeln Sie den Fuß in Samt ein. Massieren Sie die Schultern mit einem warmen Stein, oder streichen Sie liebevoll mit einer Praline über die Lippen. Mit verbundenen Augen wird jede sinnliche Stimulierung noch intensiver und erotischer. Wenn Sie sich sehr vertraut miteinander fühlen, können Sie sich dazu ausziehen. Genießen Sie es, von mehreren Menschen sinnlich und liebevoll berührt zu werden, und spüren Sie genau hin, wie sich das für Sie anfühlt.

Es darf geliebt werden! Vergessen Sie alle Scham, und lösen Sie sich von der Vorstellung, wie Liebe und Sexualität gelebt werden muss. Vielleicht ergibt sich aus der liebevollen Massage eine erotische Stimmung, die dann zu intimeren Zärtlichkeiten führt. Falls Sie vorher mit dem Paar abgesprochen haben, dass kein Partnertausch stattfinden soll, können Sie mit Ihrem Geliebten eine sinnliche Massage austauschen und es genießen, bei Ihren intimen Liebkosungen beobachtet zu werden und den anderen bei der Liebe zuzusehen. Das kann sehr erregend sein und auch zu neuen Variationen inspirieren.

Spielvariante für forsche Paare. Wenn Sie bereits ein wenig mutiger sind, können Sie auch vorschlagen, dass sich alle Beteiligten ausziehen und sich die Augen verbinden. Gehen Sie zunächst einmal jeder für sich im Zimmer umher, und beginnen Sie, Ihre Umgebung nur mit den Händen zu erkunden – keiner sollte dabei sprechen. Wenn Sie einer anderen Person begegnen, dürfen Sie sie anfassen und sich sehr liebevoll auf diese Weise kennen lernen. Nehmen Sie die Reaktionen des anderen immer sehr ernst; wenn sich jemand vor Ihnen zurückzieht, müssen Sie das unbedingt respektieren.

Einen liebevollen Abschluss finden. Es gibt so viele Möglichkeiten, sich auf einer sehr tiefen Ebenen zu begegnen, und nur Sie selbst entscheiden, was sich für Sie richtig anfühlt oder wann Sie die Begegnung beenden möchten. Es ist sehr wichtig, die eigenen Grenzen zu respektieren und danach zu handeln. Vielleicht waren Sie bei dem Vorgespräch mit Ihrem Partner oder mit dem anderen Paar mutiger, als Sie sich nun in der Realität fühlen. Niemand kann Ihnen einen Vorwurf machen, wenn Sie den Abend anders erleben oder auch beenden wollen als vielleicht geplant. Seien Sie ehrlich und authentisch, dann werden Ihnen auch künftige Kontakte leichter fallen. Jeder Mensch hat ein anderes Tempo und verarbeitet tiefgreifende Erfahrungen auf unterschiedliche Weise.

Beenden Sie Ihre Liebesorgie mit einem gemeinsamen Abschluss. Umarmen Sie sich alle als Gruppe, und danken Sie sich für die gemeinsamen Erlebnisse. Es war auf alle Fälle eine wertvolle Erfahrung, ganz egal, ob der Abend genau nach Ihren Erwartungen verlaufen ist oder nicht.

Liebesspiele im Swinger-Club

Liebe passt an jeden Ort! Wenn Sie mit Ihrem Partner in tiefer Liebe verbunden sind und eine sehr bewusste Ebene des Vertrauens miteinander aufgebaut haben, ist es an jedem Ort möglich, tiefe und liebevolle Erfahrungen zu machen. Versprechen Sie einander, dass das Wohlergehen des jeweils anderen an diesem Abend stets Vorrang haben wird und Sie beide dafür Sorge tragen werden, dass sich keiner übergangen fühlt.

Bitten Sie alle guten Geister der Liebe, Sie mit an diesen Ort zu begleiten und Liebe zu verströmen an alle Menschen, mit denen Sie an diesem Abend in Berührung kommen werden. Für Ihre geistigen Helfer ist es sicherlich eine spannende Aufgabe, sich an diesem wollüstigen Ort aufzuhalten, den sie ohne Ihr Zutun vielleicht gar nicht erst kennen gelernt hätten.

Kleiderordnung. In den meisten Clubs gibt es einen Teil des Hauses, in dem Kleider getragen werden, und auf den so genannten Spielwiesen legt man Wert auf nette Wäsche oder läuft auch völlig nackt umher. Achten Sie darauf, dass Sie nur das tun, was sich auch gut für Sie anfühlt. Den Männern sei angeraten, der Partnerin das Tempo zu überlassen und sich auf sie einzustellen, da erfahrungsgemäß Männer mit anonymem Sex oft weniger Probleme haben als Frauen. Doch auch das ist je nach Paar verschieden.

Ganz wichtig! Sie können die ausgefallensten Erfahrungen mit einem oder mehreren Menschen machen, doch es hängt letztlich von Ihrer inneren Einstellung ab, wie Sie diesen Abend erleben werden. Seien Sie sich immer bewusst, dass Sie einen anderen Menschen vor sich haben und nicht nur einzelne Körperteile, die Sie mehr oder weniger erregend finden und berühren. Wenn Sie bei dem, was Sie tun, mit dem Herzen dabei sind, werden Sie überall bedeutungsvolle Erfahrungen machen können und sogar anderen Menschen Vorbild sein, wie Liebe noch bewusster und tiefer erfahren werden kann.

Kondome sind beim Liebesspiel natürlich ein absolutes MUSS!

Intimes Feedback. Tauschen Sie sich anschließend mit Ihrem Partner über die gemeinsamen Erlebnisse aus, und besprechen Sie, ob und inwiefern Sie das nächste Mal etwas verändern möchten. Wer keine Risiken im Leben eingeht, wird viele aufregende Erfahrungen versäumen. Alle Erfahrungen werden dazu beitragen, dass Sie das Mysterium der Liebe noch tiefer verstehen können – mit jeder Faser Ihres Seins!

Literatur

Anand, Margot: Tantra oder Die Kunst der sexuellen Ekstase. Goldmann, München 1996

Anand, Margot: Magie des Tantra. SkyDancing: Die hohe Schule der Erotik für Paare und Singles. Goldmann, München 2003

Giebel, Marion: Das Geheimnis der Mysterien. Antike Kulte in Griechenland, Rom und Ägypten. Patmos, Düsseldorf 2003

Haen, Renate/Jakob, Ilse: Du bist die Göttin. Weiblichkeit im Neuen Zeitalter. Lübbe, Bergisch Gladbach 1999

Husain, Shahrukh: Göttin. Taschen, Köln 2002

Isani, Sylvia Leela/Janson, Christine: Ein Fest der Sinne. Wohlfühlrituale für jeden Monat. Smaragd Verlag, Woldert 2001

Isani, Sylvia Leela/Janson, Christine: Die Tigerfrau. Das Handbuch für Kreativität, Lebenslust und Reife. Edition Innenwelt, Köln 2002

Isani, Sylvia Leela/Janson, Christine: Move & Relax, Meyer & Meyer Verlag, Aachen 2003

Isani, Sylvia Leela/Janson, Christine: Happy Body & Soul Training. Schön und fit ab 40. Meyer & Meyer Verlag, Aachen 2002

Muir, Charles und Caroline: Tantra – Tanz der Liebe. Hugendubel, Kreuzlingen 1999

Odier, Daniel: Tantra. Eintauchen in die absolute Liebe. Lübbe, Bergisch Gladbach 2001

Osho: Das Buch der Frauen. Die Quelle der weiblichen Kraft. Heyne, München 2000

Osho: Das Buch der Männer. Die Krise des Mannes als Chance zur Selbstfindung. Heyne, München 1999

Walker, Barbara G.: Das geheime Wissen der Frauen. Ein Lexikon. Arun, Engerda 2003

Walker, Barbara G.: Die spirituellen Rituale der Frauen. Zeremonien und Meditationen für eine neue Weiblichkeit. Heyne, München 2000